Die Skrophulose

das vergessene Miasma

Peter Gienow

Liebe Leserinnen und Leser

Die miasmatische Schriftenreihe hat es sich zur Aufgabe gemacht, Ihnen das miasmatische Wissen auf möglichst lebendige und einfache Weise näher zu bringen. Das geschieht durch eigene Schriften, aber auch durch Wiederveröffentlichung von vergriffenen Klassikern der miasmatischen Literatur.
Auch Sie können und dürfen sich an der Entwicklung und Verbesserung unserer/Ihrer Schriftenreihe beteiligen. Wenn Ihnen Fehler auffallen sollten, so senden Sie bitte eine korrigierte Foto-Kopie der fehlerhaften Seite an unten stehende Adresse.
Sind die Themen klar genug dargestellt oder haben Sie Wünsche für zukünftige Veröffentlichungen? Schreiben Sie uns doch einfach. Wir würden uns über Anregungen freuen.
Sollten in diesem Werk Arzneimittel und Dosierungen erwähnt werden, handelt es sich um die speziellen Erfahrungen des Autors. Daraus lässt sich nicht folgern, dass der Einsatz der Arzneien bedenkenlos geschehen kann. Daher sollte die Applikation auch einer homöopathischen oder spagyrischen Arznei immer unter größter Sorgfalt geschehen. Der Autor sieht sich daher gezwungen darauf hinzuweisen, dass weder eine Garantie, noch eine juristische Verantwortung oder irgendeine Haftung für Folgen, die auf fehlerhafte Angaben oder Anwendungen zurückgehen, übernommen werden kann.

Autor: Peter Gienow - Imkerweg 7 - 29351 Bargfeld (www.tsoraat.de)

Geschrieben mit Linux, LyX, LaTeX.
Lektorat: Barbara Asbeck, Birgit Schell-Lüngen

Für Barbara Asbeck und Birgit Schell-Lüngen, zwei gute Geister, ohne die ein Buch wie dieses, überhaupt nicht machbar wäre.

Inhaltsverzeichnis

Vorwort

Liebe Freundinnen und Freunde der Miasmatik,

viele Märchen beginnen mit den Worten »Es war einmal«.

Und wir alle hoffen, dass die Geschichte nicht endet: »und ist nicht mehr.«

Dieses Schicksal scheint die Skrophulose zu treffen, wenn wir ihr nicht mit Aufmerksamkeit und Achtsamkeit begegnen.

Je mehr wir uns mit den Miasmen Sykose, Syphilinie und Psora beschäftigen, desto weniger scheinen wir die Skrophulose zu brauchen.

Doch ist das wirklich richtig?

Die Skrophulose ist eng verbunden mit unseren Lebenserhaltungsmechanismen.

Sie ist ebenfalls eng verbunden mit dem Sinn, den wir aus unseren Erfahrungen ziehen.

Was aber wäre unser Körper wert, wenn es nicht etwas gäbe, das ihn am Leben hielte?

Reine Chemie oder lebendiges Wesen?

Wozu erleben wir so viele Eindrücke, wenn niemand sie verarbeitet?

Und damit sind wir bei einem Kernproblem, denn

- wo die Skrophulose aktiv ist, gibt es keine Garantie mehr, dass wir am Leben bleiben können,
- wo die Skrophulose aktiv ist, vergessen wir den Sinn, den wir im Leben haben,
- wo die Skrophulose aktiv ist, werden wir stumpf-sinnig und verstehen den Sinn in den einfachsten Geschichten nicht mehr.

Daher macht auch die Miasmatik nur Sinn mit der Skrophulose.

Die Skrophulose ist nicht leicht zu verstehen, nicht weil sie nicht leicht verständlich wäre, vielmehr weil uns die Verarbeitungsmechanismen abhanden gekommen sind, und auch dafür hat die Skrophulose gesorgt.

Daher beginnen wir in diesem Buch bei den Anfängen.

Wir errichten die Basis, aus der ein Verstehen der Skrophulose erwachsen kann.

Wir entführen Sie auf eine Reise in unsere Vergangenheit und machen Sie mit Schriften bekannt, die, wie die Skrophulose, dem Vergessen anheim gefallen sind.

Damit diese Schriften kein lebloses Etwas bleiben, sollten Sie sie mit ihrem Leben, mit Ihren Erfahrungen füllen, Sie sollten sie nähren, damit sie wachsen, groß und stark werden, wie Sie vielleicht Ihre Kinder nähren, damit sie groß und stark werden, oder, wenn Sie keine Kinder haben, Ihre Träume.

Vielleicht werden Sie dann erkennen, wie es funktioniert sinnhaft am Leben Teil zu haben »zum höheren Zweck unseres Da-Seins.«

Ihre Gienows

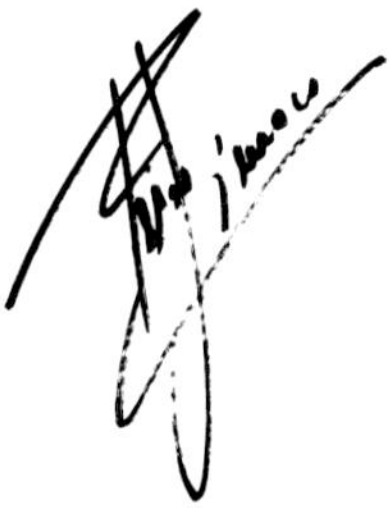

1. Die Skrophulose

Die Skrophulose, die Schweinchenkrankheit, bekam ihren Namen durch die rüsselartige Veränderung des Mundes, wenn das Lymphgewebe im Mundraum anschwoll und die Oberlippe vorschob.

Damit verdeutlicht die Skrophulose einige Punkte, um die es bei diesem Miasma gehen könnte:

- Mund
- Lymphe

Diese beiden Betonungen legen den Akzent der Skophulose auf das Verdauungssystem, zu dem der Mund die Eintrittspforte ist und den Stoffkreislauf, der seine Betonung durch die Lymphe erhält.

Die Skrophulose könnte, allgemein gesprochen, eine Störung der Ernährung sein.

Genauer, der Nahrungsaufnahme, -umsetzung und -ausscheidung.

Wir sehen hier den zentralen Prozess der Transformation, der in der Alchemie eine so wichtige Rolle spielt.

Dieser Prozess läuft in drei Phasen ab:

1. Die Nahrung wird aufgenommen und in ihre Bestandteile zerlegt
2. Die zerlegte Nahrung wird so umgewandelt (transformiert), dass die Stoffe in körpereigene Substanzen umgewandelt werden können. Hierbei findet eine Scheidung des Verdaulichen vom Unverdaulichen statt.
3. Das Verdauliche wird inkorporiert, das Unverdauliche ausgeschieden.

Wir erkennen hierbei gleich die drei Gesetze, die unsere Realität formen:

1. Gesetz der Anziehung = Nahrungsaufnahme
2. Gesetz des Ausgleiches = Nahrungstransformation

3. Gesetz der Abstoßung = Nahrungsausscheidung

Nahrung selber bekommt nach unserer Auffassung noch andere Akzente, wir unterscheiden:

1. Feste und flüssige Nahrung
2. Atmung
3. Eindrücke

Diese drei Nahrungsarten werden durch unterschiedliche Systeme verarbeitet:

1. Feste und flüssige Nahrung durch das Verdauungssystem
2. Atmung durch Lunge und Blut
3. Eindrücke über das Gehirn und den Nervenkreislauf

Mit dieser Einteilung sind wir der Auffassung von Papus schon sehr nahe gekommen, dessen Vorstellung einer synthetischen Physiologie wir in Teil 1 vorstellen.

1. Die Verdauung von fester und flüssiger Nahrung ist sehr eng an das Lymphsystem gekoppelt.
2. Die Verdauung der Atmung an die Lunge und das Blut.
3. Die Verdauung der Eindrücke an das Gehirn und das Nervensystem.

Auch hier erkennen wir leicht die drei Gesetze wieder:

1. Das Gesetz der Anziehung wirkt eher auf Atmung und Blut. Die Störungen erleben wir in den Lungenkrankheiten (Tuberkulinie) und der Anämie (Sykose), die beide zum Ast der Anziehung in unserem Miasmenbaum gehören.
2. Das Gesetz des Ausgleiches sehen wir in der Störung der Verdauung bei skrophulösen Prozessen.

3. Das Gesetz der Abstoßung erkennen wir an den zahllosen Nervenkrankheiten, die durch Syphilinie und Parasitose verursacht werden (MS, amyotrophe Lateralsklerose, Lähmungen). Die schnelle Verarbeitung von Eindrücken und Reflexbildung war zunächst ein Aspekt der Existenzsicherung, der Verteidigung, erst in zweiter Linie ein Prozess der Höherentwicklung und Geistesschulung. So nimmt es auch nicht Wunder, dass die Sinnesorgane, die die Eindrücke unserer verarbeitenden Instanz (Gehirn) vermitteln, so intensiv bei skrophulösen Prozessen beteiligt sind.

1.1. Die Positionierung der Skrophulose im dynamisch miasmatischen Modell

Bei der Bearbeitung der Miasmatik Samuel Hahnemanns ist uns sehr schnell aufgefallen, dass die Drei-Teilung der Miasmatik (Psora, Sykose, Syphilinie) sich in der Psora als aktive-, latente- und Erschöpfungsphase wiederholt.

Diese Triade auf der Ebene der Karzinogenie wiederzuentdecken, war auch nicht sehr schwer, da wir beobachten konnten, dass sich die Karzinogenie in Sykose und Syphilinie aufspalten lässt.

Die Skrophulose im mittleren Abschnitt des miasmatischen Modells zu sehen, gelang uns aber nicht, da wir im Beginn nur die Tuberkulinie kannten und auch die Skrophulose nur als Vorstufe der Tuberkulinie ansahen, wie es von so vielen miasmatischen Autoren vertreten wurde.

Erst als sich allmählich die Parasitose als passive Seite der Tuberkulinie zeigte, begannen wir auch die Stellung der Skrophulose zu hinterfragen.

Zu wenige Informationen führten dazu, dass die Skrophulose lange Zeit schwebend über unserem miasmatischen Modell verharrte, da sie nicht exakt positioniert werden konnte.

Erst als wir auf einen alten Text stießen, in dem das Autreten der Skrophulose in zwei Formen beschrieben wurde:

1. als erethische Form

2. als torpide Form

wurde uns bewusst, dass die Skrophulose in zwei Formen auftrat, die wir als Tuberkulinie und Parasitose kennengelernt hatten.

Das hieß, das die Skrophulose nicht die Vorstufe der Tuberkulinie darstellte, sondern die Tuberkulinie die aktive (erethische) Seite und die Parasitose die passive (torpide) Seite der Skrophulose.

Plötzlich fiel alles in perfekter Harmonie zusammen und die Skrophulose konnte das bis dahin freie Zentrum des Miasmenbaumes beziehen.

1.2. Die Skrophulose als Null-Potenzial

Im Vorwort zu diesem Buch sprachen wir das Phänomen an, dass die Skrophulose ins Vergessen geraten ist. Natürlich haben wir versucht, einen Grund dafür zu finden.

Und ...

wir glauben einen Grund gefunden zu haben.

Erinnern Sie sich noch an den Band zwei der Schriftenreihe?[4]

Dort finden Sie folgenden seltsamen Monolog:

> *Fragen wir die alten Kulturen woher das Universum kommt, so sagen sie: »Aus dem* NICHTS. *«*
>
> *Fragen wir die modernen Wissenschaftler woher das Universum kommt, so sagen sie: »Aus dem Nichts.«*
>
> *Wieviel Zeit musste vergehen, um zu diesen grundsätzlich anderen Erkenntnissen zu gelangen. Oder sind die Erkenntnisse vielleicht gar nicht so verschieden, wie uns der erste Anschein glauben macht?*
>
> *Stellen Sie sich vor, sie würden ein Stück Butter mit einem Messer zerteilen. Stellen Sie sich weiter vor, dass Ihr Messer so fein wäre, dass Sie nicht nur die Butter zerteilen könnten, sondern auch die Bestandteile, aus denen die Butter aufgebaut ist. Die Moleküle, Atome, Protonen, Neutronen, Elektronen, Tohus und Wabohus, Quarks und wie die ganzen Mikroteilchen der neuzeitlichen Physik heißen mögen.*
>
> *Was bliebe dann übrig von Ihrer Butter?*
>
> *»*NICHTS*!« sagen die alten Kulturen.*
>
> *»Nichts!« sagt die moderne Wissenschaft.*

Wir wissen natürlich nicht, ob Sie damals einfach darüber hinweg gelesen oder ob Sie sich mit diesem kurzen Abschnitt beschäftigt haben, wenn nicht, dann sollten wir es jetzt tun, denn in ihm ist das Geheimnis der Skrophulose verborgen.

Nach Auffassung der alten Kulturen geschah Folgendes:

> *Das* NICHTS *begann sich in alle Richtungen auszudehnen und schuf so die Unendlichkeit. Es war dunkel in dieser Unendlichkeit, da das Licht noch nicht geschaffen war. Alles war in diesem Urraum bereits enthalten, aber nichts war manifest. Alles war in vibrierender Erregung, da die Manifestation allen Seins unmittelbar bevorstand.*
>
> *Doch etwas fehlte noch ...*
>
> *Als das* LICHT *begann, die Unendlichkeit zu füllen, war es dann soweit. Die Schaffung unserer Welt konnte beginnen ...*

Erinnern Sie sich noch an diese Sequenz?

Vielleicht wissen Sie dann auch noch, dass aus dieser Ur-Schöpfung das Gesetz der Drei entstanden ist:

1.2.1. Das Gesetz der Drei

Das Gesetz der Drei besagt, dass nichts in diesem Universum existieren kann, das nicht aus den drei Grundkräften besteht. Alles besteht aus dem Nichts, dem unendlichen Nichts und dem unendlichen leuchtenden Nichts.

Um es mit anderen Worten zu sagen: »Alles in unserem Universum besteht aus der heiligen Bejahung, der heiligen Verneinung und der heiligen Versöhnung.

Oder um es mit anderen Worten zu sagen: »Alles in diesem Universum besteht aus männlicher Kraft, weiblicher Kraft und versöhnender Kraft.«

Oder um es mit anderen Worten zu sagen: »Alles in diesem Universum besteht aus Gott, Christus und heiligem Geist.«

Oder um es mit anderen Worten zu sagen: »Alles in diesem Universum besteht aus Brahma, Shiva und Vishnu.«

Oder um es mit anderen Worten zu sagen: »Alles in diesem Universum besteht aus Wotan, Wili und Weh.«

Oder um es mit anderen Worten zu sagen: »Alles in diesem Universum besteht aus Urs, Werdandi und Skuld.«

⋮

Mit anderen Worten, die heilige Dreiheit war vielen Kulturen bekannt. Aus ihr, glaubten sie, entstünde das Universum. Auch das bekannte Tao Te King geht auf diese Drei-Heit ein:

> *Das Tao gebiert Eins,*
> *Eins gebiert Zwei,*
> *Zwei gebiert Drei,*
> *Drei gebiert alle Dinge.*
> *Alle Dinge haben im Rücken das Weibliche*
> *und schauen auf das Männliche.*
> *Wenn männlich und weiblich sich verbinden*
> *atmen alle Dinge Harmonie.[9, Vers 42]*

1.2.2. Die drei Gesetze

Aus dem Gesetz der Drei sind drei Gesetze entstanden, die einen großen Teil der Aktivitäten in unserem Universum beeinflussen, sie wurden folgendermaßen genannt:

1. Das Gesetz des Ausgleiches
2. Das Gesetz der Anziehung
3. Das Gesetz der Abstoßung

Diese drei Gesetze stehen in enger Verbindung mit den konstituierenden Kräften unseres Universums wie Sie in Abbildung 1.1 auf der nächsten Seite sehen können.

Diese drei Gesetze können als die drei Säulen bezeichnet werden, aus denen unser miasmatisches Modell komponiert wurde.

1. links die Säule der Anziehung
2. mittig die Säule des Ausgleiches

Abbildung 1.1.: Die drei Gesetze

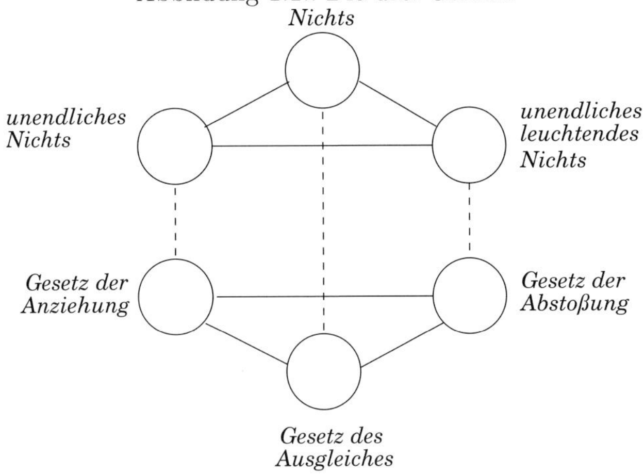

3. rechts die Säule der Abstoßung

Doch auch diese Darstellung erklärt noch nicht, warum die Skrophulose einfach ins Vergessen geraten konnte.

Gehen wir noch einen Schritt weiter:

In den miasmatischen Gesetzen[7] führten wir eine Darstellung des miasmatischen Modells ein, das in Säulen (Gesetze) und Ebenen eingeteilt wurde, Sie erinnern sich sicher:

Wir bezeichneten die Störungen der drei Gesetze symbolisch folgendermaßen:

- Störung des Gesetzes der Anziehung = _
- Störung des Gesetzes des Ausgleiches = $_o$
- Störung des Gesetzes der Abstoßung = $_+$

Dann teilten wir die miasmatischen Bewegungen in drei Spalten oder Säulen und drei Ebenen ein, denen wir die verschiedenen Gesetze zuordneten. Es entstand folgende Matrix:

	−	o	+
+	−+	o+	++
o	−o	oo	+o
−	−−	o−	+−

Die einzelnen Positionen bedeuten folgendes:

Syphilinie: Störung des Gesetzes der Abstoßung auf der Ebene der Abstoßung (+ +)

Karzinogenie/tertiäre Sykose: Störung des Gesetzes des Ausgleiches auf der Ebene der Abstoßung (o +)

Sykose: Störung des Gesetzes der Anziehung auf der Ebene der Abstoßung (- +)

Parasitose: Störung des Gesetzes der Abstoßung auf der Ebene des Ausgleiches (+ o)

Skrophulose: Störung des Gesetzes des Ausgleiches auf der Ebene des Ausgleiches (o o)

Tuberkulinie: Störung des Gesetzes der Anziehung auf der Ebene des Ausgleiches (- o)

Passive Phase der Psora: Störung des Gesetzes der Abstoßung auf der Ebene der Anziehung (+ -)

Latente Psora: Störung des Gesetzes des Ausgleiches auf der Ebene der Anziehung (o -)

Aktive Psora: Störung des Gesetzes der Anziehung auf der Ebene der Anziehung (- -)

Karzinogenie und Sykose III wurden zu einer Position zusammengefasst, da die Sykose III kein eigenständiges Miasma ist, aber oft so wirkt.

Was uns an dieser Darstellung wichtig erscheint, ist, dass hier die Skrophulose als (oo) in Erscheinung tritt. Sie repräsentiert das Gesetz des Ausgleiches auf der Ebene des Ausgleiches. Wie wir aus der Grafik 1.1 auf Seite 7 entnehmen können, entstand der Ausgleich aus dem Nichts, daher ist die Skrophulose als einziges Miasma in unserem Miasmenbaum NICHTs, das Nullpotenzial, und dieses Nichts hat die Tendenz, für uns nicht wahrnehmbar zu sein, im Nichts zu verschwinden.

Dieses Phänomen der Schöpfung aus dem Nichts beschäftigt auch die Wissenschaft. Eine Theorie, die daraus entstand, ist die Theorie der weißen und schwarzen Löcher.

1. Das weiße Loch schöpft das Universum
2. das schwarze Loch vernichtet es.

Aus diesem Grunde suchten wir nach den weißen und schwarzen Löchern auf der Gesundheits- und Krankheitsebene und kamen auf zwei Krankheiten:

1. den weißen Tod = Lepra
2. den schwarzen Tod = Pest.

Die Lepra haben Sie schon in der Psora kennengelernt, die Pest zumindest in unserem Schrifttum noch nicht. Zur Auffrischung der Erinnerung sollten wir uns beide Erkrankungen noch einmal anschauen.

1.3. Die Skrophulose als Lepra

Die Lepra lernten wir in der Psora[2] kennen.

Mit der Geschichte der Lepra eng verbunden ist die Geschichte der Tsoraat, erinnern Sie sich noch?

1.3.1. Tsora-at, die schändliche Krankheit

> Es besteht zwischen dem Ausdruck »Tsora-at« und den Begriffen »Form«, »Leid« und »Druck« ein innerer Zusammenhang. So gesehen hat eigentlich jeder Körper, jede Erscheinungsform mit dieser

> Krankheit etwas zu tun. Was Körper geworden ist und damit eine äußere Form angenommen hat, trägt ja die Merkmale der Verbannung und ist in diesem Sinne auch krank.
>
> Wenn sein eigentliches Mensch-Sein vorherrscht, dann läßt sich der Körper unaufdringlich im Hintergrund zurückhalten. Man spricht nicht von ihm, aber er ist doch da, der Gefährte des Menschen in dieser Welt der Verbannung, der Form-Werdung. Denn der Mensch vermag nur mit Hilfe des Körpers überhaupt zu erscheinen. Der Körper ist der Esel, mit dem er sich hier bewegt und der ihn trägt.
>
> Doch wenn sein Mensch-Sein des Weges nicht mehr kundig ist, dann gerät der Körper sogleich in Unruhe; gleich fängt er an sich zu beklagen: hoher Blutdruck, Diabetes, Krebs, Neurosen. Das ist dann der Ausbruch der unappetitlichen »Tsora-at«, des stinkenden widerlichen Ausflußes.
>
> Die »Tsora-at« ist Merkmal der Verbannung, sie ist recht eigentlich die Krankheit »Verbannung« selber, der Gott-Ferne Zustand. Diese Krankheit trägt der Mensch in der Verbannung als körperlichen Makel an sich.[2]

Die Tsoraat ist die Erkrankung der Form-und-Zeitwerdung des Menschen. Dazu ist aber die Form-und-Zeitwerdung eine notwendige Voraussetzung. Diese Form-und-Zeit-Werdung entspricht der Funktion eines weißen Loches in unserem Universum.

In einem weißen Loch strömt alles in die Existenz um in einem schwarzen Loch wieder vernichtet zu werden.

In der Erkrankung Lepra, die mit der Tsoraat in Verbindung steht wurden vier Phasen postuliert, die in Abhängigkeit von der Stärke des Immunsystems auftraten, das Lepra-Modell der Heilung.

Grafisch könnte es so aussehen:

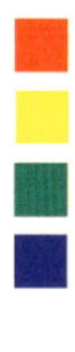

Beobachten wir die Heilungsreaktionen in unserem Organismus so erkennen wir jedoch, dass sich die vier Phasen des Lepramodells auf drei Ebenen der Heilung verteilen, denn sowohl die -Phase, als auch die -Phase scheinen auf eigentümliche Weise vom Organismus entkoppelt zu sein und eine Art Eigenleben zu führen, das man autonom nennen könnte und vom Gesetz der Abstoßung regiert wird.

Daher arbeiten wir mit einem modifizierten Lepra-Modell, das folgendermaßen aussieht.

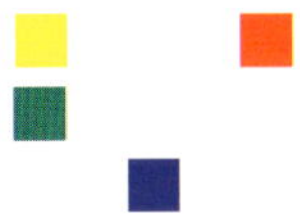

Die -Phase scheint ihrerseits zwischen drei Polen hin und her zu wechseln, einem latenten in der Mitte, einem aktiven links und einem passiven Pol rechts, weshalb wir stellvertretend für diese Drei-Einheit die Farbe blau in die Mitte positionierten. Diese drei Pole gehören zur Ebene der Anziehung.

Mit der Lepra-Erkrankung enstanden die drei Ebenen der Erkrankung:

1. Die Ebene der Abstoßung
2. Die Ebene des Ausgleiches
3. Die Ebene der Anziehung

1.4. Die Skrophulose als Pest

In einem weißen Loch wird ein Universum geschaffen, Raum und Zeit gebildet, in einem schwarzen Loch wird eine Welt vernichtet Raum und Zeit wieder ausgelöscht.

Die Pest als »Schwarzer Tod« hat etwa 1/3 – 2/3 der Menschheit der uns bekannten Welt ausgelöscht, weshalb beide Definitionen für ein schwarzes Loch im Schwarzen Tod erfüllt erscheinen.

Doch die Pest tat noch mehr.

In diesem Zusammenhang fiel uns auf, dass auch die Pest in drei Formen auftrat:

1. als Beulenpest
2. als abortive Pest
3. als Lungenpest

Grafisch sieht das folgendermaßen aus:

Wir können hier eine horizontale Verteilung der Erkrankung wahrnehmen. Die Pest fokussiert sich ausschließlich auf die Gesetze:

1. Lungenpest = Tuberkulinie = Gesetz der Anziehung
2. Abortive Pest = Skrophulose = Gesetz des Ausgleiches
3. Beulenpest = Parasitose = Gesetz der Abstoßung

Kombinieren wir Pest und Lepra, so entsteht folgendes Modell:

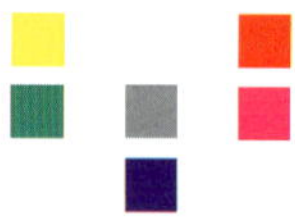

Wir können sicherlich schon die Struktur unseres bekannten miasmatischen Modells erkennen.

Das Wechselspiel zwischen dem Schwarzen und dem Weißen Tod sahen wir im Yin-Yang-Zeichen ☯ gut repräsentiert

Aus diesem Grunde haben wir die Skrophulose als Yin und Yang Symbol in unser bekanntes miasmatisches Modell eingebaut, und gleichzeitig den Aufbau von Raum und Zeit durch Metatrons Würfel, der die Gesetze zeigt, auf denen unsere Welt aufbaut, dargestellt. Auf diese Weise bekam unser miasmatisches Modell noch einmal eine Veränderung:

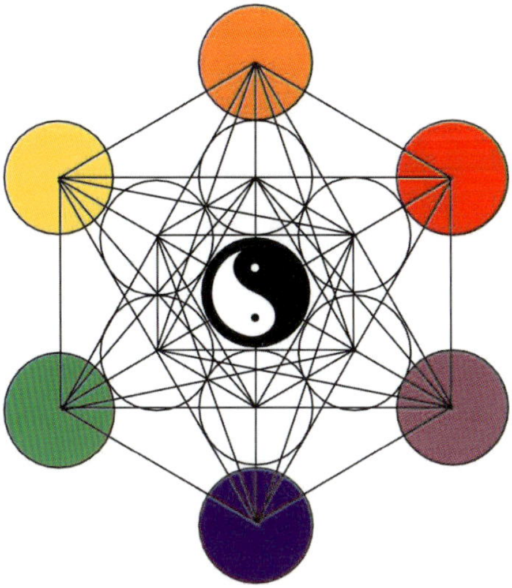

1.5. Die Skrophulose als Erkrankung des Lymphsystems

In der obigen Definition der Skrophulose als »Schweinchenkrankheit« wurden der Mund und das Lymphsystem akzentuiert.

Als wir versuchten Daten für diese beiden Systeme (Verdauung und Lymphe) zu sammeln, stießen wir auf eine eigenartige Schrift, die unser Verständnis dieser beiden Systeme unterstützen kann. Wir haben uns daher entschlossen, Ihnen an dieser Stelle den nahezu vollständigen Text dieser Schrift darzustellen, da wir sie für zu wertvoll halten, um auf sie verzichten zu wollen.

Lassen Sie sich in das Jahr 1886 entführen, in dem Papus (Encausse) seine synthetische Physiologie begründete.

> Encausse war das Kind einer spanischen Mutter und eines französisches Vaters, der beruflich Chemiker war. Er zog mit seiner Familie nach Paris als er vier Jahre alt war und erhielt auch dort seine Bildung. Bereits in jungen Jahren verbrachte er viel Zeit in der Bibliothèque Nationale und widmete sich den Studien der Kabbala, des Tarots, der Magie, Alchemie und den Schriften Eliphas Lévis.
>
> 1887 war er Mitbegründer der französischen Theosophischen Gesellschaft, trennte sich jedoch 1890 wieder von der Theosophie, gründete den esoterischen Zirkel Groupe indépendant d'étude ésoterique,

veröffentliche eine okkulte Zeitschrift mit dem Namen Traité méthodique de science occulte und wurde Mitglied im l'Ordre Kabbalistique de la Rose-Croix. Im darauf folgenden Jahr gründete Encausse zusammen mit Lucien Chamuel die Librarie du Merveilleux und veröffentliche monatlich die Zeitschrift L'Initiation.

Um die gleiche Zeit legte sich Encausse sein Pseudonym Papus zu. Es stammt aus dem Nykthemeron des Apollonius von Tyana. Papus bezeichnet darin den Geist der ersten Stunde. Des Weiteren bezeichnet Papus auch den Geist der Medizinwissenschaften. Am 7. Juli 1894 promovierte Gérard Encausse an der Pariser Universität zum Doktor der Medizin. Nach dem Tod von Marquis Stanislas de Guaita im Jahre 1897, wurde Encausse zum Präsidenten innerhalb de la Chambre de Direction de l'Ordre Kabbalistique de la Rose-Croix ernannt und Großmeister des ihm angeschlossenen Martinistenordens. 1901, 1905 und 1906 war er, auf Einladung von Zar Nikolaus II., in Sankt Petersburg. In erster Linie kam er als Arzt, jedoch auch um ihn in Esoterik zu unterrichten. Dabei gründete er eine Martinistenloge der auch der Zar selbst angehörte. Zugleich war Encausse beunruhigt über das zumeist blinde Vertrauen des Zaren und seiner Ehefrau in den Okkultismus. Er assistierte dem Zarenpaar bei wesentlichen Regierungsentscheidungen und warnte sie vor den Einflüssen Rasputins.

Während des 1. Weltkriegs meldete er sich als Arzt bei der französischen Armee und war während dieser Zeit in einem Militärkrankenhaus tätig. Hier steckte er sich auch mit Tuberkulose an und starb am 25. Oktober 1916 in Paris an. (Quelle: Wikipedia)

Viel Vergnügen beim Lesen seiner »Synthetischen Physiologie«.

Teil I.

Synthetische Physiologie nach Papus (Encausse)

2. Kraft und Stoff

Kraft und Stoff erneuern sich im menschlichen Organismus durch:

- den Kreislauf des Blutes (Zirkulation), den
- Kreislauf der Luft (Respiration).

Ihr Mittelpunkt ist die Brusthöhle.

2.1. Der Blutkreislauf (Zirkulation)

Wir beginnen mit demjenigen Kreislauf, welcher als Typus gelten kann, dem des Blutes.

Die Mitte der Abbildung 2.1 auf der nächsten Seite nimmt das Herz mit seinen vier Höhlungen ein:

- Die beiden oberen oder Vorhöfe (Aurikel).
- Die beiden unteren oder Herzkammern (Ventrikel).

Die rechte Herzhälfte enthält venöses, die linke arterielles Blut.

Aus der linken Herzkammer entspringt die Aorta (große Schlagader); von ihr gehen alle Arterien aus, die den Organismus in allen seinen Teilen mit Nahrung und Leben versorgen.

Am rechen Vorhof dagegen münden alle Adern, die aus allen Teilen des Organismus das seiner Nährkraft beraubte Blut herbeiführen (Venen).

Die Zirkulation verläuft also:

1. vom Herzen zu den Organen 2. von den Organen zum Herzen	} Großer Kreislauf

Weiterhin fließt das Blut:

Abbildung 2.1.: Der Blutkreislauf

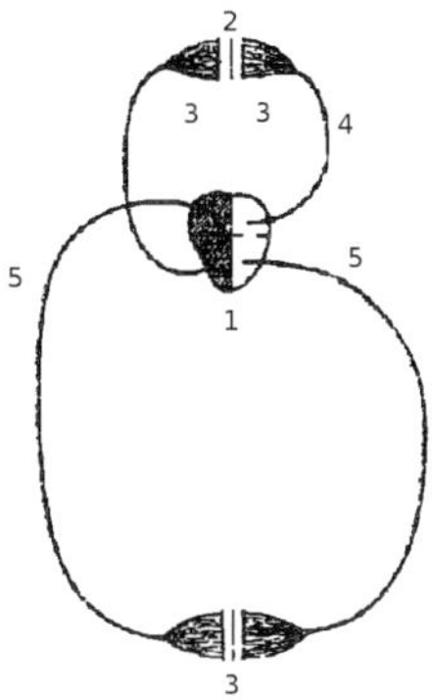

1. Das Herz 2. Die Lungen 3. Kapillar-Organe und Gefäße 4. Kleiner Kreislauf 5. Großer Kreislauf

1. vom Herzen zur Lunge
2. von der Lunge zum Herzen

} Kleiner Kreislauf

2.1.1. Erster Teil des großen Kreislaufes

Die Zufuhr von Kraft und Stoff in den Organismus

Der Zweck des Blutkreislaufes ist ein doppelter:

1. Zufuhr der zur Ernährung und Lebenstätigkeit notwendigen Bestandteile
2. Abtransport der nutzlos gewordenen Stoffe

Verteilung von Kraft und Stoff im Organismus

Ein Teil, der diese Aufgabe erfüllt, ist, wie aus der Abbildung 2.2 auf der nächsten Seite ersichtlich, der große Kreislauf, vor allem aber die Aorta und ihre Abzweigungen.

Abbildung 2.2.: Erster Teil des großen Kreislaufes

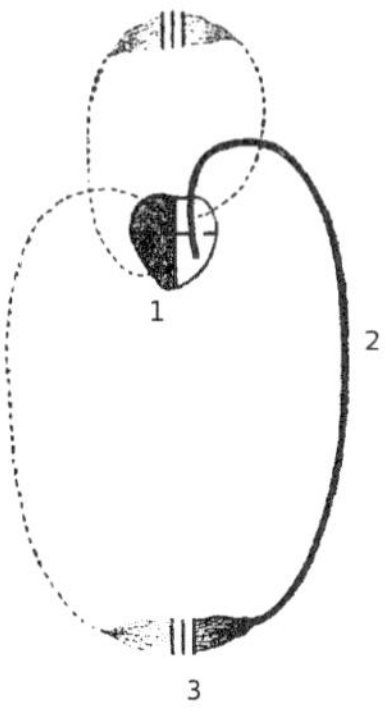

1. Das Herz 2. Die Aorta und ihre Zweige 3. Die verschiedenen Organe

Im großen Kreislauf scheinen auch die Hauptfunktionen der organischen Regeneration vereinigt zu sein. Ein Embryo hat noch keinen kleinen Kreislauf. Bei ihm tritt das Blut direkt durch das Foramen ovale (ovale Öffnung) aus der rechten Herzhälfte in die linke über.

Das Blut

ENCAUSSE unterteilt an dieser Stelle das Blut in zwei verschiedene Bestandteile.

1. Die Blutkörperchen
   a) die roten Blutkörperchen (Erythrozyten)
   b) die weißen Blutkörperchen (Leukozyten)
2. Das Blutserum (mit vielen Eiweißverbindungen)

Die Organe empfangen über das Blut eine doppelte Zufuhr:

1. Zufuhr an Kraft, die zur allgemeinen Lebenstätigkeit unentbehrlich ist.
2. Zufuhr von Stoff, nötig zur Entwicklung und zum Ersatz verbrauchter Materialien.

Abbildung 2.3.: Die Erneuerung der Kraft

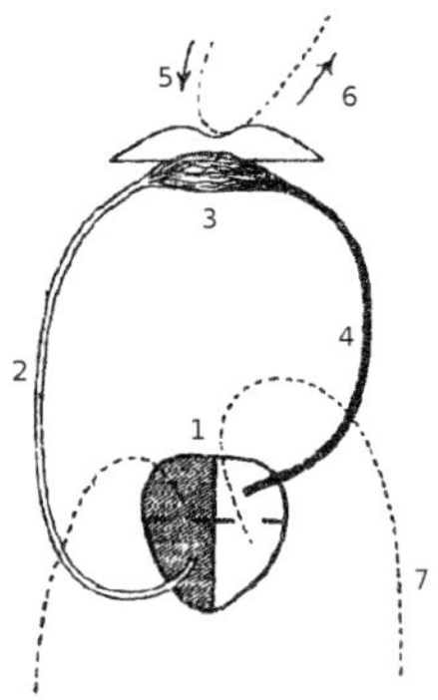

1. Herz 2. Lungenarterie 3. Lungen 4. Lungenvene 5. Luftzirkulation (Einatmung) 6. Luftzirkulation (Ausatmung) 7. Aorta

Die roten Blutkörperchen haben die Aufgabe, den Austausch der Gase zu leiten und den Organen die Kraft zuzuführen.

Das Blutserum hat die Aufgabe, die stofflichen Verluste zu ersetzen.

Die Funktionen des kleinen Kreislaufes

Die Erneuerung der Kraft Aufgabe des großen Kreislaufes ist es, den Organismus unter dem Einfluss des Blutes beständig zu verjüngen.

Aufgabe des kleinen Kreislaufes ist es, das Blut selbst durch den Einfluss der belebenden Kräfte zu erneuern, die ihm aus der Luft zugeführt werden. Die Tätigkeit der Regeneration erstreckt sich hier nur auf die Blutgase, und der kleine Kreislauf hat den Zweck, die Kräfte des Blutes und infolgedessen auch die Kräfte des ganzen Organismus wieder herzustellen.

Die stoffliche Grundlage des Blutes wird durch den Einfluss anderer Kreisläufe erneuert.

Ausgehend vom linken Ventrikel, gesättigt mit Kraft, breitet sich das Blut langsam im Organismus aus. Die roten Blutkörperchen sind mit Sauerstoff abgesättigt. Auch das Blutserum beinhaltet eine Menge Stoffe, die der Reparation dienen können. Dieser Prozess untersteht dem Gesetz der Abstoßung.

Abbildung 2.4.: Die Erneuerung des Stoffes

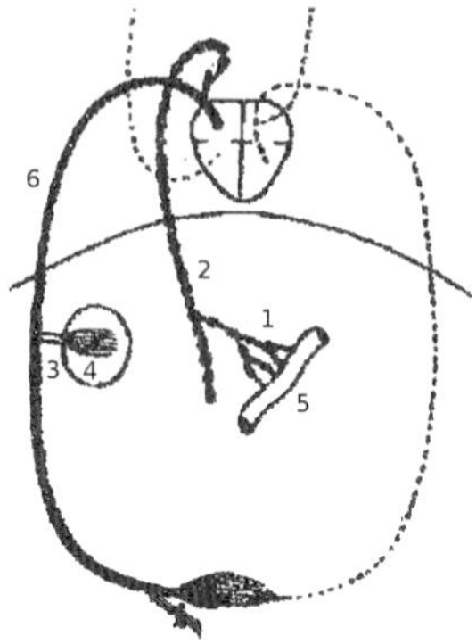

Brustkanal und Unterleberader (zweiter Teil des großen Kreislaufes)
1. Chylusgefäße 2. Brustkanal 3. Unterleberader 4. Leber 5. Eingeweide 6. Untere Hohlader

Das arterielle System verzweigt sich immer mehr, um in den Kapillaren die Organe zu versorgen. Sauerstoff und eventuell Substanzen werden an das Gewebe abgegeben. Im Austausch werden verbrauchte Materialien aufgenommen. Dieser Prozess untersteht dem Gesetz des Ausgleiches.

Das verbrauchte Blut sammelt sich in den Venen, die es zum Herzen führen. Dieser Prozess untersteht dem Gesetz der Anziehung.

Im kleinen Kreislauf verläuft der Prozess ähnlich. Nur werden verbrauchte Materialien abgegeben, um erneuerte aufzunehmen.

Die zugrunde liegenden Gesetze sind jedoch die gleichen.

2.1.2. Zweiter Teil des großen Kreislaufes

Die Erneuerung des Stoffes

Auch das Blut muss stofflich erneuert werden, da Erythrozyten und andere Bestandteile des Blutes nur eine beschränkte Lebenserwartung haben. Daher ist die Frage, die sich an dieser Stelle stellt, die Frage nach der Herkunft der neuen Blutkörperchen.

Die Antwort, die Encausse darauf gab, war bestechend einfach.

Abbildung 2.5.: Der Durchgang der eingenommenen Flüssigkeiten

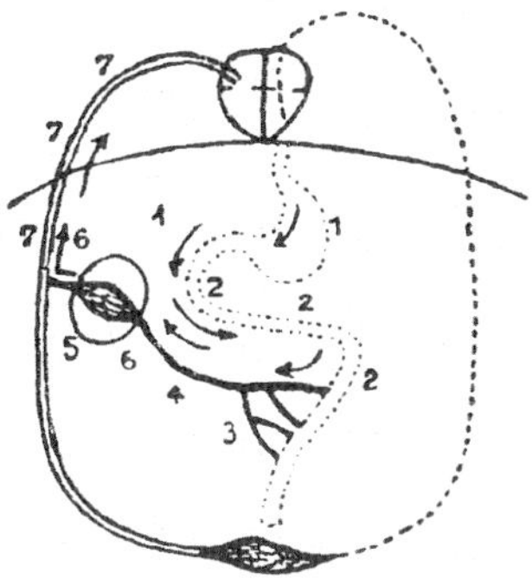

1. Magen 2. Dünndarm 3. Eingeweideadern 4. Pfortader 5. Leber 6. Unterleberader 7. Hohlader (Hohlvene)

Er schrieb:

Wir kennen alle den Ursprung dieser verschiedenartigen Elemente: die Ernährung.

Wir essen meist jeden Tag und das oft mehrmals. Durch dieses Essen und Trinken ersetzen wir die verbrauchten Materialien, und wie die im Brustkorb arbeitenden Lungen uns mit Kraft versorgen, so versorgen uns die in der Bauchhöhle liegenden Organe mit der Zufuhr des Stoffes.

Es gibt zwei Klassen von Gefäßen, um das Blut mit den Bauchorganen in Verbindung zu setzen; es sind

1. Die Unterleberader (Vena subhepatica), die sich mit der Hohlader (Vena cava) beim Austritt aus der Leber vereinigt

2. Der Brustkanal, der sich mit der linken Vena subclavia vereinigt

Die verschiedenen von uns aufgenommenen Flüssigkeiten gelangen zunächst in die Eingeweideadern. Diese Gefäße führen zur Pfortader (Vena portae), und die der Leber zugeführten Flüssigkeiten werden aus den Eingeweiden durch Vermittlung der Unterleberader dem allgemeinen Kreislauf zugeführt.

Abbildung 2.6.: Der Kreislauf der Kraft

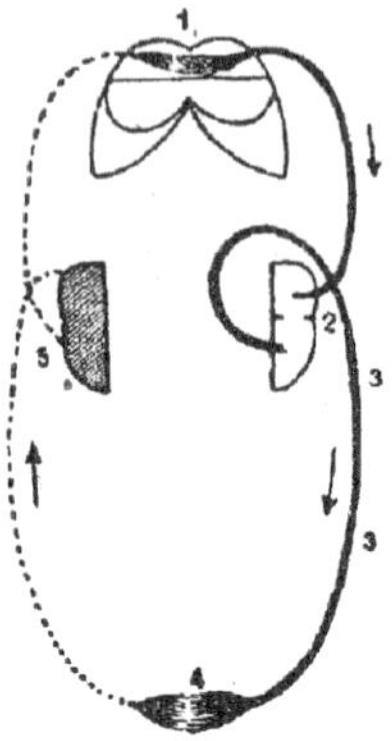

1. Erzeugung (Lungen) 2. Aufspeicherung (linke Herzhälfte) 3. Verteilung (Aorta mit Verzweigungen) 4. Organe 5. Rechte Herzhälfte

Der Brustkanal

Der Brustkanal und die Hohlvene führen von den verschiedensten Punkten des Organismus die Lymphe direkt zum Herzen.

Der Chylus ist bestimmt, in der Erneuerung der roten und weißen Blutkörperchen eine hervorragende Rolle zu spielen.

Allgemeine Übersicht des Blutkreislaufes

Das Blut führt dem Organismus Kraft und Stoff zu, die zur geordneten Tätigkeit der Organe nötige Kraft und den zum Ersatz der Substanzverluste unerlässlichen Stoff.

Wir können also wohl allgemein behaupten, dass das Leben im Blute seinen Sitz hat. Weiterhin könnten wir sagen, dass das Blutkörperchen der unmittelbare Sitz des Lebens ist.

2.1.3. Der Kreislauf der Kraft

Wenn wir den Kreislauf der Kraft im Organismus zusammenfassend betrachten wollen, so haben wir Folgendes zu beachten:

1. Die Kraft, der die Blutkörperchen als Träger dienen, hat ihren Ursprung in der Lunge, die das Zentrum der Krafterzeugung ist.

2. Die erzeugte Kraft passiert das Herz, das die Aufgabe hat, sie durch den Blutkreislauf in alle Teile des Körpers zu befördern.

Wenn wir die Lunge mit einem Schmelzofen vergleichen, wo die Kraft erzeugt wird, so können wir das Herz mit einem Depot vergleichen, in dem die erzeugte Kraft aufgespeichert wird, bevor sie durch den ganzen Körper verteilt wird.

Auf diese Weise regelt das Herz also den Blutkreislauf. Es schlägt schneller, das heißt es fördert eine größere Blutmenge in einer bestimmten Zeit, wenn wir eine unvermutete Mehrausgabe unserer Kraftvorräte und Muskelmaterie zu leisten, es schlägt gemäßigter, sobald wir weniger auszugeben haben.

Das Herz ist der große Regulator des Blutkreislaufes.

Aus ihrem Aufspeicherungsort verteilt sich die Kraft über die einzelnen Organe durch Vermittlung der Arterien, die das Blut zu jedem Punkte des Organismus hinleiten.

Die Kraft wird in der Lunge erzeugt (Gesetz der Anziehung), im Herzen gespeichert (Gesetz des Ausgleiches) und durch die Arterien verteilt (Gesetz der Abstoßung).

2.1.4. Der Kreislauf des Stoffes

Hat der Stoff nun auch ein Zentrum der Erzeugung, eines der Aufspeicherung und Verteilungsorgane, wie dies bezüglich der Kraft der Fall ist?

Wir wissen, dass zwei in der Bauchhöhle gelagerte Organe, der Magen und der Dünndarm die Bereitung des Chylus unter Mitwirkung verschiedener Sekrete (Speichel, Gallensaft und Bauchspeicheldrüsensaft) besorgen.

Wir wissen, dass die Leber das Vorratszentrum der organischen Materie ist, das Zentrum zur Aufspeicherung der glykogenen (zuckerbildenden) Stoffe.

Der Kreislauf der Kraft wird maßgeblich durch den Blutkreislauf bestimmt, der Kreislauf des Stoffes aber folgte dem Wege der Lymphe.

Die Organe, die zur Unterhaltung des Blutkreislaufes dienen, können in zwei große Klassen eingeteilt werden:

1. Zentralorgane (Lunge und Herz)

2. Verteilungsorgane (Arterien und Venen)

Abbildung 2.7.: Die drei Abteilungen des Blutkreislaufes

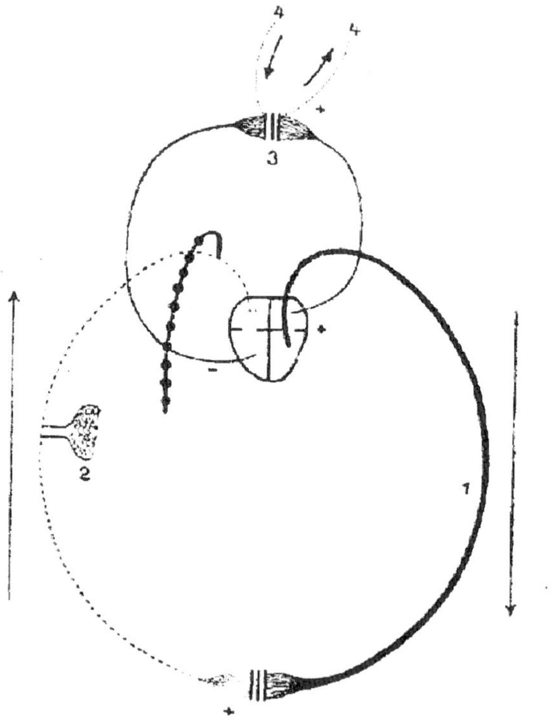

Großer Kreislauf: 1. (Starke Linie) Erster Teil: Verteilung von Kraft und Stoff.
2. (Punktierte Linie) Zweiter Teil: Erneuerung der Materie

Kleiner Kreislauf: 3. (Feine Linien) Dritter Teil: Erneuerung der Kraft
4. Ein- und Ausatmung (Gaswechsel)

Die Lunge ist das Organ der Krafterzeugung.

Das Herz ist das Organ der Kraftspeicherung.

Die Verteilungsorgane teilen sich in zentrifugale (Gesetz der Abstoßung) und zentripetale (Gesetz der Anziehung).

In diesen Verteilungsorganen befinden sich:

1. Blutkörperchen
2. Blutserum

2.1.5. Die Ergänzungs-Zirkulation

Die Luft

Für den krafterzeugenden Kreislauf ist ein anderer von großer Wichtigkeit, der der Luft. Dieser Kreislauf nutzt für seine Tätigkeit die gleichen Organe, unterscheidet sich aber in Ein- und Ausatmung.

Einatmung

Die Luft, die wir einatmen, können wir grob in zwei wichtige chemische Elemente teilen:

1. den Sauerstoff
2. den Stickstoff.

Sauerstoff ist aktiv und regenerierend.

Stickstoff ist untätig und passiv. Er mäßigt die energetische Tätigkeit des Sauerstoffes.

Die Kohlensäure, die immer in der Atmosphäre vorhanden ist, hat keinerlei Einfluss auf die Funktionen dieses ersten Abschnittes der Respiration.

Der Weg, den die Luft bei der Einatmung zurückzulegen hat, ist folgender:

1. Die Nase. (Die Atmung soll stets auf diesem Wege erfolgen, da die Luft durch Berührung der Nasenwände eine bestimmte Veränderung erleidet. Es ist bekannt, dass die Säugetiere in normalem Zustande die Luft nur durch die Nase aufnehmen können.

Abbildung 2.8.: Der Luftkreislauf (Einatmung)

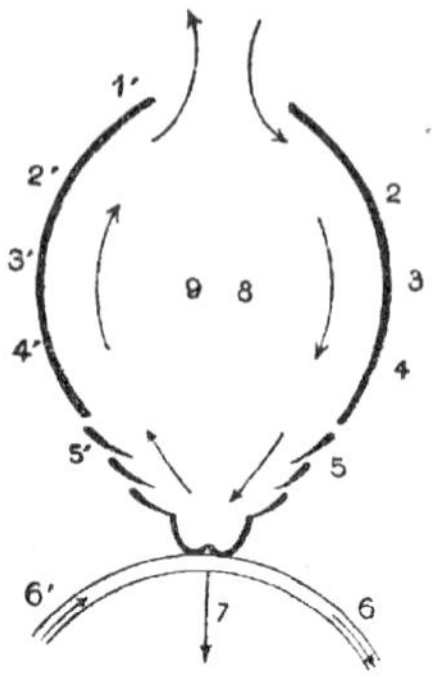

1. Nase 2. Kehlkopf 3. Luftröhre 4. Bronchien 5. Bronchialkapillaren 6. Blutkreislauf 7. Lungenbläschen

2. Der Kehlkopf
3. Die Luftröhre
4. Die Bronchien
5. Die Bronchialkapillaren
6. Die Lungenbläschen, in denen sich die Sättigung des Blutes mit Sauerstoff vollzieht.

Die Ausatmung

Nachdem sich die Luft größtenteils ihres Sauerstoffes entledigt und sich mit der durch Verbrennung organischer Substanzen gebildeten Kohlensäure gesättigt hat, verlässt sie die Lunge, um auf dem Wege ihres Eintrittes auch wieder auszutreten. So vollzieht sich der zweite Teil des Luftkreislaufes, die Ausatmung.

Der Weg den diese zurückzulegen hat ist folgender:

Abbildung 2.9.: Der Gaswechsel

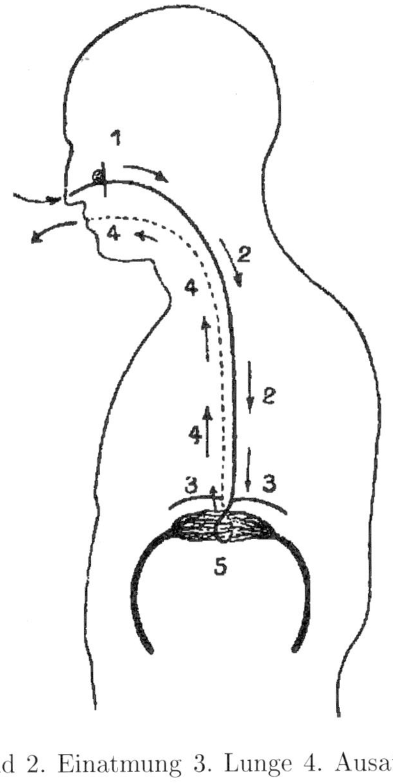

1. Nasenscheidewand 2. Einatmung 3. Lunge 4. Ausatmung 5. Blut (Kleiner Kreislauf)

1. Die Lungenbläschen
2. Die Bronchialkapillaren
3. Die Bronchien
4. Die Luftröhre
5. Der Kehlkopf
6. Die Nase (oder der Mund)

3. Erneuerung und Aufspeicherung des Stoffes

- Kreislauf der Lymphe.
- Kreislauf der Nahrungsstoffe.
- Ihr Mittelpunkt ist der Bauch.

3.1. Der Kreislauf der Lymphe

Die Beschäftigung mit dem Blutkreislauf hat uns gezeigt, dass es außer einem Hauptkreislauf noch einen oder mehrere Nebenkreisläufe gibt, die die Bestimmung haben, die Erneuerung der für die Zwecke des Hauptkreislaufes nötigen Elemente zu besorgen.

Gibt es nun für das lymphatische System einen eigenen Kreislauf?

Und wenn dies der Fall ist, ist er selbstständig oder wird er von einem Erneuerungskreislauf unterstützt?

Wir wollen sehen!

3.1.1. Der lymphatische Hauptkreislauf

Ein weißes Blutkörperchen, das den Brustkanal verlassen hat, kann nach einer gewissen Zeit dahin zurückkehren, das ist eine fest stehende Tatsache. Unter der Voraussetzung, dass ein weißes Blutkörperchen seine Wanderung beim Anfang des Brustkanals beginnt, sehen wir es folgenden Weg zurücklegen, um zu seinem Ausgangspunkt zurückzukehren.

Es passiert allmählich:

1. den Eingang des Brustkanals,
2. die linke Schlüsselbeinader,
3. die obere Hohlader (-vene),
4. die rechte Vorkammer,

Abbildung 3.1.: Durchgang der Lymphe

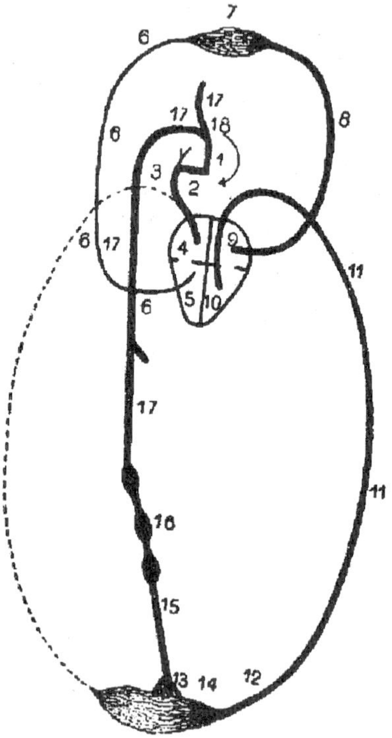

1. Eingang des Brustkanals 2. die linke Schlüsselbeinvene 3. die obere Hohlvene 4. der rechte Vorhof 5. die rechte Herzkammer 6. die Lungenarterie 7. die Lunge 8. die Lungenvene 9. der linke Vorhof 10. die linke Kammer 11. die Aorta 12. die Arterien 13. und 14. die Kapillaren 15. die lymphatischen Gefäße 16. die lymphatischen Ganglien 17. das große lymphatische Gefäß 18. Eintritt in den Brustkanal

5. die rechte Herzhälfte,
6. die Lungenschlagader,
7. die Lunge,
8. die Lungenader (-vene),
9. die linke Vorkammer,
10. die linke Herzhälfte,
11. die Aorta (große Schlagader),
12. die Schlagadern,
13. die arteriellen Kapillaren,
14. die arteriellen Kapillaren,
15. die lymphatischen Gefäße,
16. die lymphatischen Ganglien,
17. die lymphatische große Ader,
18. den Eintritt des Brustkanals-

Die Abbildung 3.1 auf der vorherigen Seite zeigt uns deutlich, dass ein Teil des lymphatischen Kreislaufes sich durch die Vermittlung der Blutgefäße, vor allem durch den ersten Abschnitt des großen Kreislaufes betätigt.

Wir haben schon gesehen, dass der Kreislauf der Lymphe nichts weiter darstellt, als die ständige stoffliche Erneuerung, die dem Blut eines seiner Elemente zuzuführen bestimmt ist. Deshalb ist die Erforschung des Lymphkreislaufes, den wir soeben betrachtet haben, nichts in sich Abgeschlossenes und nur zur größeren Klarheit seiner Verrichtungen besonders getrennt worden, während er in Wirklichkeit nur eine Ergänzung des Blutkreislaufes bildet.

Dessen ungeachtet sehen wir, dass die Organe in gleicher Weise einen wirklichen Kreislauf mit allen seinen Verzweigungen wie hinsichtlich des Blutes, so hinsichtlich der Lymphe zusammensetzen.

Bevor wir in unseren Betrachtungen fortschreiten, dürfte es zweckmäßig sein, den großen Lymphkreislauf in zwei Teile zu trennen:

Abbildung 3.2.: Die beiden Abteilungen des großen Lymphkreislaufes

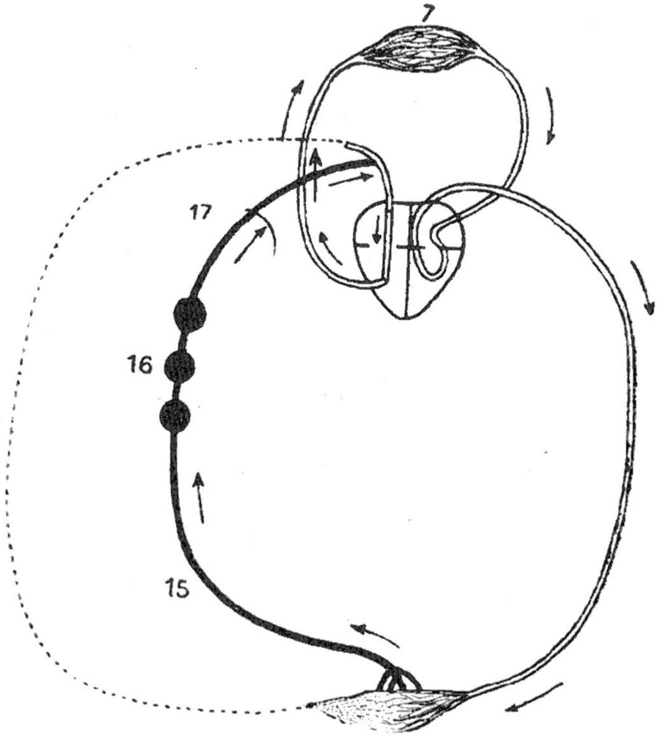

Die dicken Linien bedeuten den ersten, die dünnen den zweiten Kreislauf

1. Der eigentliche Lymphkreislauf, der von den Organen zur linken Schlüsselbeinader durch Vermittlung zahlreicher Ganglien (die eigentichen Herzen des Lymphsystems) hinströmt (dicke Linie in der Abbildung 3.2 auf der vorherigen Seite).
2. Die im Blutkreislauf verborgene Lymphzirkulation, die von der linken Schlüsselbeinvene zu den Organen geht (doppelte Linie in der Abbildung 3.2).

3.1.2. Die Ersatzteile des Lymphkreislaufes

Der beschriebene Kreislauf der Lymphe, der, bei der Schlüsselbeinader beginnend, zu ihr zurückkehrt, würde keinerlei Hilfe oder Materialersatz bedürfen, wenn die ihn zusammensetzenden Elemente keinerlei Einbuße erlitten; da dieselben jedoch durch die Unterhaltung der organischen Umbildungen auch materiell verarmen, so verbindet sich mit dem eben beschriebenen noch ein anderes Zirkulationssystem, um ihm die nötigen Ersatzelemente zuzuführen.

Hierauf angewandt, scheint der Ausdruck Kreislauf nicht sehr zutreffend zu sein; denn streng genommen ist hier keine Strömung vorhanden, die, von einem bestimmten Ort ausgehend, zu ihm zurückkehrt, nachdem sie einen Durchgang passiert hat, welcher den Kreis schließt. Indessen behalten wir die Bezeichnung Kreislauf wegen ihrer Klarheit und Einfachheit bei und werden später sehen, dass man – analog dem Blute – die von der Lymphe von den Eingeweiden bis zur Schlüsselbeinader durchlaufene Strecke füglich Kreislauf nennen mag.

Wir erinnern uns, dass die Ersatzzirkulation, die Blut und Lymphe durchschneidet, bei beiden die Form eines Halbkreises bildet.

Um nun zur Erneuerung der Lymphe überzugehen, so ist der Mittelpunkt dieser stofflichen Tätigkeit, der Ort, an dem sich die Lymphe erzeugenden Organe befinden, der Unterleib, gleichwie die Brust im Blute die Krafterneuerung besorgt.

Wenn die Nahrungsstoffe die erforderliche Wandlung durchgemacht haben, so heißen sie Chylus. Dieser läuft durch den Dünndarm und wird von seinen Zotten aufgesogen, geht dann in die Chylusgefäße und von da in den Brustkanal. Darauf wendet sich der Chylus zum Lymphstrom, durch welchen er später in den Blutstrom gelangt.

Somit legt, wie die Abbildung 3.3 zeigt, der Chylus folgende Strecken zurück:

Abbildung 3.3.: Kreislauf der Lympherneuerung

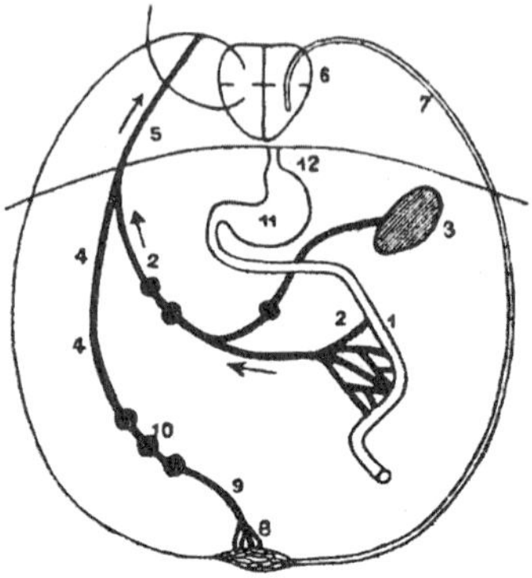

1. Dünndarm 2. Chylusgefäße 3. Milz 4. Lymphgefäße 5. Brustkanal 6. Herz 7. Aorta und Schlagadernstamm 8. Organe und Kapillaren 9. Ursprung der Lymphgefäße 10. Lymphganglien 11. Magen 12. Zwerchfell

1. Eingeweide
2. Chylusgefäße
3. Ganglien
4. Brustkanal

3.1.3. Zusammenfassung des Stoffkreislaufes

Der Lymphkreislauf bildet im Grunde genommen nur einen Teil desjenigen Kreislaufes, der der Erneuerung der im Blut enthaltenene Grundstoffe dient (Blutkörperchen und aufgelöste eiweißhaltige Substanzen), und ist somit nur ein Teil der Kreisläufe des Gesamtorganismus.

Die Leber dient als Magazin, in welchem die Vorratsstoffe des Körpers als Glykogen größtenteils aufbewahrt werden. Die Abbildung 3.4 zeigt, wie die Venen für die Leber dieselben Dienste verrichten, wie die Chylusgefäße für die Milz; das soll heißen, dass die assimilierbaren Substanzen in zwei Klassen zerfallen:

Abbildung 3.4.: Erneuerung der Materie (allgemeine Zusammenfassung)

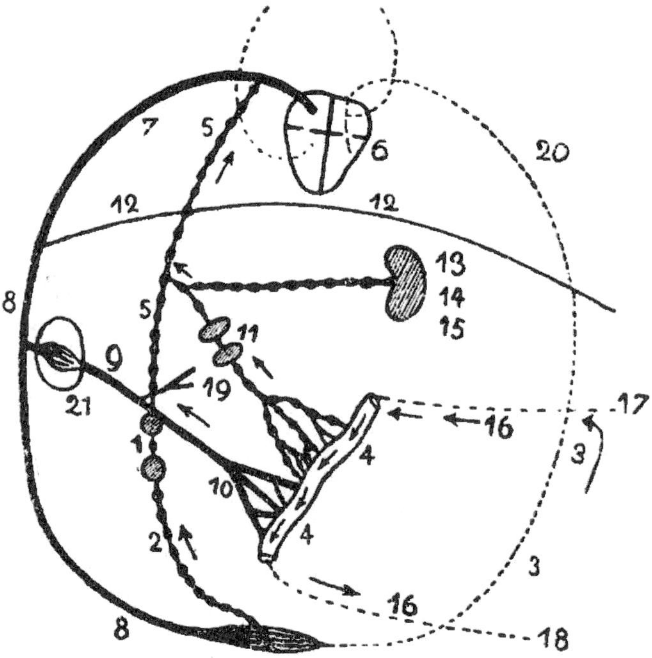

Lymphatischer Kreislauf (Milz)
Kreislauf der aufgelösten Substanzen (Leber)
1. Sammelpunkt des Liquor (flüssiger Teil des Blutes; Blutserum) 2. Lymphatisch 3. Kreislauf der Nahrungsmittel 4. Dünndarm. Erzeugung 5. Brustkanal 6. Herz 7. Unterleberader (V. hepatica) 8. Untere Hohlader (Vena cava inferior) 9. Pfortader (Vena portae) 10. Venen 11. Ganglien 12. Zwerchfell 13. Milz 14. Sammelpunkt des Cruor (fester Teil des Blutes; Blutkörperchen) 15. Verdichtung 16. Nährmittel 17. Einsaugung 18. Absonderung 19. Chylusgefäße 20. Aorta 21. Leber

Abbildung 3.5.: Kreislauf der Nährstoffe (Halbschema)

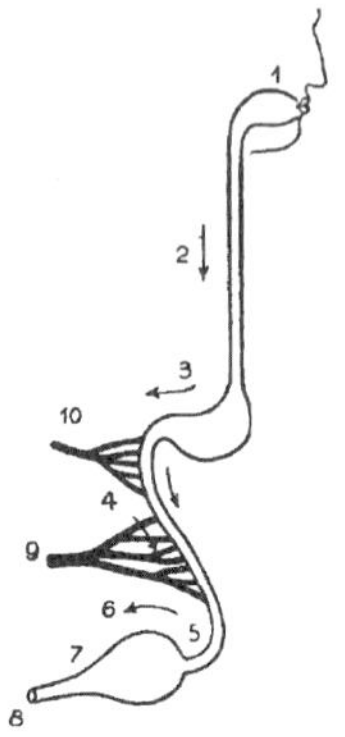

1. Mund 2. Speiseröhre 3. Magen 4. und 5. Dünndarm 6. Blinddarm 7. Mastdarm 8. After 9. Venen 10. Chylusgefäße

1. die erste (die flüssigere) eilt direkt in die Venen und von da zur Leber
2. die andere zu den Chylusgefäßen und sofort entweder in den Brustkanal oder zu den lymphatischen Ganglien und der Milz

3.1.4. Kreislauf der Nährstoffe

Wie wir sahen, wird der Kreislauf der Kraft durch einen anderen ergänzt, – den Luftkreislauf.

Mit Hilfe der Nasengänge hält die Lunge eine Verbindung zur umgebenen Atmosphäre.

Das Auge empfängt Eindrücke aus der äußeren Welt, um sie dem Gehirn mitzuteilen.

Eine analoge Verbindung findet sich im Unterleib, wo wir durch die Nahrung Kontakt zur Außenwelt haben.

Dieser Kreislauf steht in engster Beziehung zu dem der *materiellen Erneuerung*, ebenso wie derjenige der Luft zu dem der *Krafterneuerung*, wie der der Sinnesorgane zur *Eindruckserneuerung*.

Dem Kreislauf der Nährstoffe liegt die organische Notwendigkeit zugrunde, ihre unterschiedliche Menge in eine assimilierbare Substanz, den *Chylus*, zu verwandeln.

Bei diesem Prozess umfasst der Kreislauf der Nährstoffe drei Perioden:

1. Nahrungsaufnahme (Gesetz der Anziehung).

2. Nahrungsumwandlung; während dieser erleiden die Substanzen bestimmte Verwandlungen mit dem Zwecke, sie alle in Chylus zu verwandeln. Dieser scheidet die Fremstoffe aus, um selbst assimiliert werden zu können. Die assimilierbaren Substanzen werden durch die Eingeweide und die Chylusgefäße absorbiert (Gesetz des Ausgleiches).

3. Ausscheidung; die nicht verdaubaren Stoffe werden ausgeschieden (Gesetz der Abstoßung).

Diese drei Perioden entsprechen genau der Ein- und Ausatmung. Tatsächlich sind die Nährstoffe der eingeatmeten und die Auswurfstoffe der ausgeatmeten Luft analog (siehe Abbildung 3.5).

3.1.5. Erster Abschnitt (Gesetz der Anziehung)

Der erste Abschnitt des Kreislaufes erstreckt sich vom Mund bis zum Zwöffingerdarm, und die Nährstoffe durchlaufen allmählich die folgenden Organe:

1. Mund. Die Stoffe verändern sich (Beginn der Verdauung)

2. Schlund und Speiseröhre

3. Magen und Zwölffingerdarm (Verwandlung in Chylus)

3.1.6. Zweiter Abschnitt (Gesetz des Ausgleiches)

Im Dünndarm findet die Verteilung des Chylus statt. Die Fettstoffe sind verschmolzen. Die Chylusbildung kommt zustande. Dann beginnt die Aufsaugung (Absorption) der assimilerbaren Stoffe. Sie gehen zu den Chlylusgefäßen.

Abbildung 3.6.: Kreislauf der Nährstoffe (Verdauung)

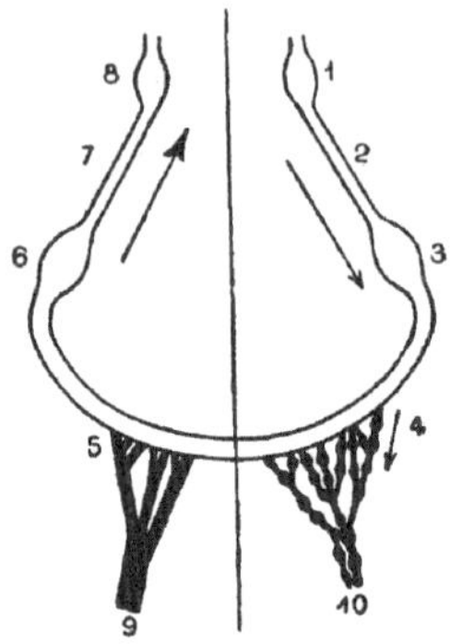

1. Schlund 2. Speiseröhe 3. Magen 4. und 5. Dünndarm 6. Blinddarm 7. Mastdarm 8. After 9. Venen 10. Chylusgefäße

3.1.7. Dritter Abschnitt (Gesetz der Abstoßung)

Wie wir gesehen haben, dienen beim Luftkreislauf dieselben Organe der Aufnahme und der Ausscheidung. Bei den Nährstoffen ist das nicht der Fall. Das Verdauungssystem zerfällt in drei Pole mit unterschiedlicher Funktion. Der Mund nimmt auf, der After scheidet aus.

Die Speiseröhre führt die Stoffe zum Magen, der Dickdarm führt die Stoffe zum After.

Der Weg geht also folgendermaßen weiter:

1. Blinddarm (Hüter der Schwelle)
2. Mastdarm
3. After

Die Abbildung 3.6 fasst alle angegebenen Punkt noch einmal zusammen.

4. Erneuerung und Aufspeicherung der Kraft

- Kreislauf des Nervenfluids (Innervation)
- Ihr Zentrum ist der Kopf

4.1. Allgemeines über den Kreislauf des Nervenfluids

Die bisher beschriebenen Kreisläufe sind verhältnismäßig leicht zu erforschen; bei dem des Nervenfluids ist dies keineswegs der Fall.

Das Nervenfluid existiert tatsächlich, ohne dass man es mit der Wärme oder Elektrizität verwechseln dürfte, von denen es sich, wenn es ihnen auch in einzelnen Punkten gleicht, besonders durch die Schnelligkeit der Ausbreitung unterscheidet.

Wir wollen hier nicht eingehend die Natur des Nervenfluids diskutieren, das heißt, ob seine Bewegung und Empfindung aufgrund einer örtlichen Schwingung zustande kommen, die sich vom Punkt ihrer Entstehung fortpflanzt, wie dies bei den Tönen der Fall ist oder aufgrund einer besonderen Kraft, welche die Nerven durchzieht. Ein Etwas durchzieht sie: das ist eine unbezweifelbare Tatsache, und von diesem Etwas, welches wir Nervenfluid nennen wollen, gehen wir zur Schilderung der Strömung über, welche sich durch unseren Organismus erstreckt.

In den Blut- und Lymphgefäßen bewegen sich die Blutkörperchen unter dem Einfluss des durch die vasomotorischen Nerven übetragenen Antriebes.

Die Erythrozyten kreisen in den Blutgefäßen und erfüllen auf ihrem Laufe ihre physiologische Aufgabe; die Zellen verharren dagegen in dem nervösen Kreislauf am Platze und betätigen sich mittels einer zylindrischen Achse. Im ersten Falle wird die Kraft in die Nervenendungen gebannt und die Blutkörperchen wirken automatisch; im zweiten Fall beobachten wir hingegen Stetigkeit der Zellen und automatische Kraft.

Die Analogie (gegenseitige Entsprechung) zwischen den Arterien (Zentrifugalgefäßen) und Bewegungsnerven, zwischen den Venen (Zentripetalgefäße) und

Empfindungsnerven ist ja genügend bekannt, sodass wir Erörterungen über diesen vorläufigen Punkt vermeiden könnten.

Zweifellos existiert ein nervöser Kreislauf; freilich können wir nicht behaupten, ihn ganz zu kennen. Wir wollen zunächst die Entdeckungen der Experimentalwissenschaft synthetisch behandeln und das Fehlende ergänzen, soweit es notwendig ist, von bewiesenen Tatsachen und wohlbegründeten Hypothesen auszugehen und so in zusammenhängender Betrachtung des Nervensystems alles zu würdigen, was Anspruch auf Wahrscheinlichkeit und Wissenschaftlichkeit hat.

4.2. Bewusster Kreislauf – Reflexer Kreislauf

4.2.1. Die Aufgabe des Nervensystems

Wir sind bei der Erforschung des Lymph- und Blutkreislaufes dahin gekommen, im menschlichen Organismus zwei Prinzipien anzunehmen:

1. die Kraft
2. den Stoff.

Der Lymphkreislauf hat uns gezeigt, wie sich die organische Materie unaufhörlich erneuert; aber wir haben ebenso gesehen, dass es in unserem Körper Akkumulatoren gibt, wo sich der augenblicklich unverbrauchte Überschuss aufspeichert; wahrscheinlich liegen die Leber, die Milz und die Lymphganglien dieser Verrichtung ob.

Der Blutkreislauf hat uns gelehrt, wie die Blutkörperchen die Kraft in verschwenderischer Ausführlichkeit durch den ganzen Körper tragen, und wie diese sich in der Lunge erneuert; aber was die Akkumulatoren dieser Kraft betrifft, so haben wir sie bis jetzt noch nicht im Geringsten erläutert, und gerade hier liegt eine der Hauptfunktionen des nun zur Besprechung kommenden Kreislaufsystems vor.

Das Nervensystem nimmt die im Organismus zirkulierende Kraft und unterwirft sie zwei Arten von Modifikation.

Ein Teil dieser Kraft speichert sich in den Nervenzellen der grauen Substanz des Markes und erzeugt so die Erregbarkeit der Zellen und folglich den Ursprung der psychischen Phänomene (Erscheinungen). Ein anderer Teil bleibt in den Ganglien des großen Sympathikus in Reserve für besondere Fälle.

Die Nervenganglien erfüllen in Hinsicht der Kraft dieselbe Aufgabe, wie die Lymphganglien in Hinsicht des Stoffes; und in der Tat, wenn wir uns das über die Körperchen, die durch die Blutgefäße kreisen, und das über die steten Nervenzellen Gesagte vergegenwärtigen, so werden glänzende Analogien (Gegenseitigkeits-Entprechungen) unsere Behauptungen bestätigen.

Durch den Blutkreislauf kreisen zweierlei Elemente:

1. die roten Blutkörperchen
2. die weißen Blutkörperchen.

Letztere sind für die Lymphe charakteristisch.

Auch in den Nervenzellen begegnen wir zweierlei Elementen, die aber unbeweglich sind:

1. die vielpoligen Zellen des Markes und der Gehirnzentren
2. die einpoligen Zellen der Ganglien des großen Sympathikus.

Die Analogie (Entsprechung) zwischen dem Blut-, Nerven- und Lymphsystem lässt sich unschwer durchführen, und wenn wir erst weiter vorgeschritten sind, müssen wir uns mit diesem Gegenstande ausführlicher beschäftigen. Einstweilen wollen wir das Nervensystem unter dem Gesichtspunkt seiner Zusammensetzung kurz behandeln.

4.2.2. Allgemeine Zusammensetzung des Nervensystems

Das erste, was uns auffällt, sind zwei Formen anatomischer Struktur (Aufbauweise):

1. Graue Struktur der Zentren.
2. Weiße Substanz der Leitungsdrähte.

Die Zentren

Die Nervenzentren zerfallen in zwei Klassen:

1. Bewegung erregende (motorische) Zentren, vorzugsweise aktiv, verbreitet durch Mark und Gehirn.
2. Ganglienzentren des großen Sympathikus (Kraftaufspeicherungsknoten), von denen wir schon gesprochen haben.

Bewegung erregende Zentren Das Mark überträgt durch Leitungen seiner grauen Substanz die Bewegung auf die einzelnen Teile des Organismus und empfängt von ihnen auf demselben Wege die Empfindungen.

Das Mark bildet eine Reihe einzelner Zentren, die von der bewussten Hirntätigkeit unabhängig sind (reflexiv). Wenn man will, so ist nichts im Wege, das Mark als aus einer Reihe von Einzelgehirnen zusammengesetzt zu betrachten, die mit der Nerventätigkeit in Kopf, Brust und Leib korrespondieren, und zwar stellt das Mark in Höhe einer jeden dieser Regionen charakteristische Eigentümlichkeiten dar.

Das Gehirn ist das Zentrum der Leitung und bewussten Erregung des ganzen Körpers; es ist das wahre Nervenzentrum, und in ihm liegt der Ursprung der wichtigsten menschlichen Funktionen, der psychischen (seelisch-geisten).

Somit haben wir zwei Kreisläufe zu erforschen:

1. Den bewussten Kreislauf des Gehirns, das das Generalzentrum ist.
2. Den unbewussten Kreislauf des Markes, das ein anderes Zentrum bildet und sich einer in gewisser Hinsicht unabhängigen Lebenstätigkeit erfreut.

Die Leitungen Die weiße Substanz besteht fast ausschließlich aus leitenden Fäden. Die Mitte eines jeden einzelnen derselben bildet die gerade Verlängerung einer Nervenzelle (Zylinderachse), und die Nerven sind durch Vereinigung einer großen Anzahl solcher Fäden zu einer einzigen Schnur gebildet, gerade wie ein Telegraphenkabel durch die Zusammensetzung einer größeren Anzahl von Metallfäden entsteht.

Ein bedeutender Unterschied besteht hinsichtlich des Gewebebaues der Leitungen zwischen den Bewegung erregenden Zentren der grauen Masse und den Ganglienzentren, gleichwie der Bau der Arterien und Venen sich von dem der Lymphgefäße unterscheidet.

Die Bewegung erregenden Leitungen unterscheiden sich ferner durch den Umstand in ihren Verrichtungen, ob sie von dem vorne oder hinten gelegenen Teile des Nervensystems entspringen. Die aus der linken Herzhälfte stammenden Blutgefäße unterscheiden sich ebenso in ihren Tätigkeiten von denen der rechten Hälfte.

Die vorderen Nervenleitungen sind zentrifugal und führen die dem Zentrum des Organismus entspringenden Reize zur Peripherie (Oberfläche) – die Bewegungsnerven sind den Arterien analog – die hinten gelegenen Leitungen sind zentripetaler Natur und führen die an der Peripherie (Oberfläche) entstandenen Empfindungsreize dem Zentrum zu (die Empfindungsnerven sind den Venen analog).

Das Nervensystem ist doppelt:

wir haben ein

1. rechtes und
2. linkes Nervensystem,

deren jedem eine Hirnhälfte als Mittelpunkt dient. Die Vereinigung beider Systeme geschieht durch Kreuzung.

Die Kreuzungen der Leitungen:

1. Die rechten Leitungen gehen zur linken Hemisphäre (Hälfte).
2. Die linken Leitungen gehen zur rechten Hemisphäre.

Nur einige verbindende Fasern machen eine Ausnahme.

Verbindende Fasern existieren zwischen den beiden Hirnhemisphären (Corpus callosum) und zwischen der rechten und linken Hälfte des Rückenmarkes. Da beide Systeme den gleichen Bau haben, so genügt es, eines von ihnen zu betrachten, um beide kennenzulernen.

Die schematische Abbildung 4.1 auf der nächsten Seite zeigt, wie das Nervenfluid in seinem Laufe die folgenden beiden Wege zurücklegen kann, indem es vom peripherischen Empfindungsorgan ausgeht:

1. Es durchläuft die Empfindungsnerven, gelangt zum hinteren Rückenmarksganglion, dem allgemeinen Durchgangspunkt, und dann geraden Weges zum hinteren Gehirn. Hier enwickelt sich dann eine Erscheinung, deren Ergründung Sache des Psychologen und Philosophen ist, nicht des Physiologen. Nachdem dieser Reiz sich ausgewirkt hat, eilt das Nervenfluid zum Vorderhirn, welches es seinerseits dem Hirnganglion (gerippter Körper) vermittelt, wo der Akt sich wiederholt; von hier übertragen die Bewegungsnerven den Nervenreiz dem peripherischen Empfangsorgan.
2. Das Fluid durchläuft die Empfindungsnerven, gelangt zum Rückenmarksganglion, passiert das Mark und geht zu den Bewegungsnerven über. Dieser Vorgang spielt sich in den Reflexnerven ab.

Abbildung 4.1.: Bewusster (dicke Striche) und reflexer Kreislauf (punktierte Linie)

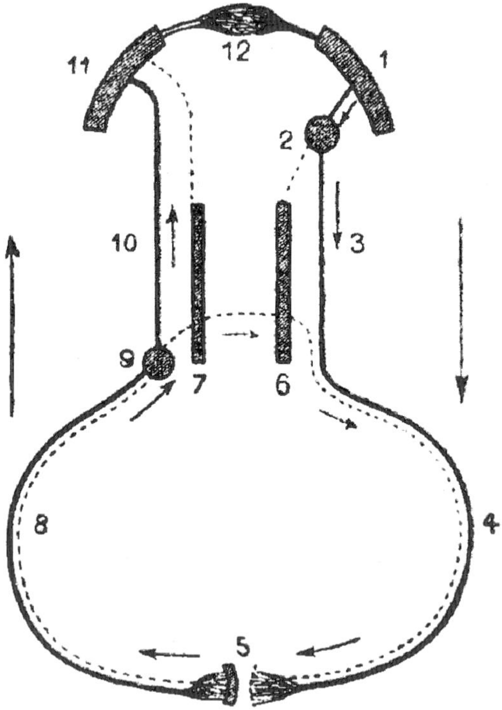

1. Vorderhirn 2. Ganglien der Hirnbasis 3. Bewegender Strang 4. Bewegungsnerv 5. Periphere Organe 6. Vordere graue Marksubstanz 7. Hintere graue Marksubstanz 8. Empfindungsnerv 9. Hinteres Markganglion 10. Empfindender Strang 11. Vorderhirn 12. Psychische Funktionen

Bewusster Kreislauf

Als erstes Problem stellt sich uns die Frage, ob sich das in den Bewegungsnerven zirkulierende Fluidum wesentlich von dem in den Empfindungsnerven zirkulierenden Fluidum unterscheidet.

Wir nehmen das nicht an, und hier ist der Grund dafür:

Ein Nerv ist an und für sich weder bewegend noch empfindend, sondern muss den Gesichtspunkt berücksichtigen aus dem man ihn betrachtet. Trifft eine Empfindung ein aufnahmefähiges Organ, beispielsweise die Augen, so läuft der solchermaßen hervorgerufene Strom vom Gegenstande der Empfindung zum Gehirn und ist also mit Rücksicht auf das aufnehmende Gehirn als zentripetal und hinsichtlich der Empfindungsursache als zentrifugal zu bezeichnen.

Sehen wir die Empfindung erzeugenden Augen als aktiv an, so folgt mit Rücksicht auf das Gehirn, dass sie lediglich den Eindruck empfangen und also nur die Rolle eines passiven Begleiters spielen.

Das Gehirn arbeitet seinerseits als Zentrale, die die zugegangenen Eindrücke verarbeitet und weiterleitet, wenn man es mit den anderen Zentralen vergleichen will, die die Physiologen bis heute noch nicht erforscht haben. Ein psychischer Kreislauf entsteht und verläuft also, sofern er verschiedene Geisteskräfte in Bewegung setzt, die der Philosoph Kant in bewunderungswürdiger Weise klassifiziert hat. Die Eigenart unseres Werkes zwingt uns, uns jetzt eingehender mit diesen zu beschäftigen.

Das Ergebnis des psychischen Kreislaufes ist die Bildung (mit Hilfe der Einbildungskraft, des Gedächtnissen, der Urteilskraft usw. usw.) einer dem Gehirn eigenen Erscheinung, der Idee.

Die Idee ist für die Zellen des Vorderhirns das, was der materielle Gegenstand, von dem die Wahrnehmung ausgeht, für die aufnehmenden Augenzellen ist.

Der Denkprozess ist im wahren Sinne des Wortes eine »Verdauung«, und gleicherweise, wie durch die intestinale Verdauung in den Organismus neue Zellen eingebracht werden, die den der Außenwelt entnommenen Nährstoffen enstammen, führt auch die cerebrale Verdauung Ideen in den Verstand und besonders in das Gedächtnis ein, die den von außen her aufgenommenen Empfindungen bzw. Wahrnehmungen entspringen.

Die Übereinstimmung der intestinalen und cerebralen Zirkonvulutionen ist – wenigstens vom makroskopischen Standpunkte aus – nicht erst heute festgestellt worden.

Der Denkprozess zerfällt in drei große Vorgänge:

1. Aufnahme der Empfindungen bzw. Wahrnehmungen; dieser Vorgang gehört in des Gebiet der Sensibilität.
2. Umformung der Empfindung in Ideen, Festhalten oder Weiterleiten derselben zu den Willenszentren: Verstand und Gedächtnis
3. Abgabe nach außen in Form von Handlungen oder Worten, das Ergebnis der Umformung der Idee in den Willenszentren: Wille

Sensibilität, Verstand und Wille: das ist die erste Grundlage für jede psychologische Studie.

Mit dem Durchlaufen dieses »Dreibundes« gelangen die Empfindungen aus der Außenwelt zum Gehirn, wie die Nahrungsmittel zum Magen.

Die Ideen dagegen sind das Ergebnis innerlicher Arbeit.

Weiter sind die bewussten Regungen: der Blick, das Wort, die Geste oder die Tat, das Resultat der durch den Willen vollzogenen Umwandlung der Ideen in Bewegungen.

Ich glaube, dass diese Auslegung einfach, klar und leicht fasslich ist.

Was sagt der Anatom oder der Physiologe dazu?

Er sagt uns: »Nehmt die Schädelhöhle und betrachtet das Innere derselben im Querschnitt! Ihr werdet drei Stufen entdecken:

1. Eine erste erhöhte Stufe hinter dem Stirnknochen, wo die Vorderwindungen des Gehirns, die den Willen beherrschen, ihren Sitz haben.
2. Eine mittlere Stufe, unterhalb der vorhergehenden, in der in großen Gruppen die Ein- und Ausgangsöffnungen der zwölf Nervenpaare liegen und der mittlere Teil des Gehirns ruht, der Träger der intellektuellen Kräfte (Verstand und Gedächtnis).
3. Schließlich gibt es unter dieser zweiten noch eine tiefere Stufe, in der das Kleinhirn und das Hinterhirn, das Organ des Empfindungsvermögens der Sensibilität sich befindet.

Das Gehirn ist – wie alle anderen physischen Organe – ein leitendes, stützendes – aber kein bildendes Organ[1].

[1] Es gibt glaubhaft überlieferte Fälle, in denen Menschen ohne große Auffälligkeiten bis zum Ende Ihres Lebens existieren konnten, obwohl das Gehirn sich in Wasser oder Eiter verwandelt hatte, wie die Obduktion unzweifelhaft beweisen konnte.

Es liefert für alle seelischen Funktionen eine immer gleichbleibende organische Grundlage. Diese Grundlage ist die Neurone[2], die mit Dendriten[3] und zylindrischer Achse versehene Nervenzelle. Die Neurone ist – was die Sensibilität anbelangt – genau das Gleiche wie die Empfangsrolle der Telegrammannahme. Diese Rolle produziert die Depesche nicht, sie empfängt dieselbe vollkommen passiv, und die über sie hingleitende Schreibfeder bzw. Nadel bewegt sich nur nach den Weisungen des auf der Aufgabestation tätigen Beamten.

Aber wir wissen, dass dieser »Schreiber«, die telegrafische Nadel, sich nicht von der Stelle rühren würde, wenn der Draht, der den Aufgabebeamten mit dem Empfangsapparat verbindet, nicht von einem Strom, in diesem Fall dem elektrischen, durchflossen wäre.

Für das Nervensystem gilt genau das Gleiche.

Ein Strom, Nervenkraft genannt, durchläuft die Nervenzentren und verleiht ihnen die nötige Spanung. In den Sinnesorganen verläuft er zentripetal, in den Bewegungsorganen zentrifugal; aber seine Richtung spielt hier zunächst keine Rolle. Wir müssen vor allem feststellen, dass er besteht, und das ist die Hauptsache.

Auch seinen Ursprung brauchen wir nicht zu erörtern. Wird diese »nervöse« Kraft durch eine direkte Umwandlung des Blutes in Nervenzellen hervorgerufen? Oder wird sie vielmehr im Kleinhirn erzeugt? Das ist für uns im Augenblick nicht von Wichtigkeit. Wir stellen nur fest, dass, wenn das Gehirn den leitenden Nervengrundstoff bildet, die Blutzirkulation hierzu den Strom, die »nervöse Kraft« liefert, den Ausgangspunkt der ganzen Stufenleiter der psychischen Zentren, und dies genügt fürs erste vollkommen.

Diese »nervöse Kraft« ist im ganzen Organismus und für alle Organe des Nervensystems die gleiche. Sie ist ebenso bei den hohen Funktionen des Gedankens, als auch bei den einfacheren Aufgaben der Assimilation[4] oder der Betätigung der verschiedenen Drüsen beteiligt. Und noch mehr: Wenn dem Organismus eine schwere Gefahr droht, z. B. durch den Angriff von Bakterienkolonien[5] auf die Eingeweide, so wird die gesamte verfügbare nervöse Kraft auf dieses Angriffsfeld gerichtet, um Phagozytose[6] oder eine andere Art der Abwehr zu erzeugen, und die psychischen Funktionen – ihrer Kraft beraubt – setzen aus

[2] Neurone = Nervenzelle

[3] Dendriten = baumartige Verästelungen

[4] Assimilation = Umwandlung und Verarbeitung aufgenommener Stoffe im menschlichen Körper.

[5] Bakterienkolonien = zusammenhängende Bakterienkulturen.

[6] Phagozytose = Aufnahme von Bakterien durch weiße Blutkörperchen.

und werden unwirksam.

Diese Erscheinung geht im Falle einer schweren Erkrankung im menschlichen Körper, als auch in jedem anderen lebenden Organismus vor sich, der mit cerebro-spinalen[7] Zentren ausgerüstet ist.

Selbst in weniger ernsten Fällen kann man die gleiche Erscheinung beobachten. So bemerkt man, dass bei einem so genannten »nervösen« Wesen, das heißt einem solchen, in dem sich die »nervöse Kraft« leicht entwickelt, unter dem Einfluss einer heftigen Erregung die gesamte »nervöse Kraft« unvermittelt zum Herz-Nervengeflecht zurückströmt, darauf tritt ein plötzlicher Erguss des Nervenstromes in das Gehirn und – Ohnmacht folgt, eine Erscheinung, die sich mit der größten Leichtigkeit erklären lässt.

Die Neurone und die »nervöse Kraft« sind also Werkzeuge, die anderen Kräften zur Erzeugung der psychischen Handlungen zur Verfügung gestellt sind. Das diese Empfangsorgane in Bewegung setzende Moment ist im Menschen die Empfindung.

Die Empfindung ist das Mittel, durch das sich der denkende Organismus mit der Außenwelt in Verbindung bringt. Sie tritt mit verschiedenen bestimmten Kennzeichen auf:

1. Sie ist nach Klassen geordnet, das heißt sie wird getrennt aufgenommen nach den verschiedenen Empfangsorganen, den so genannten Sinneswerkzeugen, die die Empfindungen in verschiedene »Befehle« auflösen, und zwar nach Gefühl (= Erfassung des Gewichts, Wärmegrades, der Form usw.), Geschmack (In-Berührung-Bringen mit dem Munde), Geruch, Gehör oder Gesicht. Demnach empfängt das Gehirn Form-, Geschmacks-, Geruchs-, Licht- und Tonwahrnehmungen, die alle durch ein besonderes Sinneswerkzeug aufgenommen und hiernach verschiedenartig behandelt werden.

2. Nachdem die Empfindung – wie das Licht durch das Prisma – zerstreut worden ist, wird sie wieder in einem bestimmten Bereich der Nervenzentren gesammelt. Sowohl die Sehnerven, als auch die Geruchs-, Geschmacks-, Gefühls- und Gehörnerven konzentrieren sich in Neuronen-Anhäufungen oder -Knoten, die ihren Sitz auf dem Grunde des 4. Ventrikels in der Höhe des allgemein als Nacken bezeichneten Körperteils haben. Nicht durch die Augen selbst empfangen wir eine Gesichtswahrnehmung wirklich, sondern durch den hinteren, in der Nackengegend gelegenen Teil

[7] cerebro-spinal = des Gehirn und Rückenmark betreffend.

des Gehirns; das gleiche gilt für alle anderen Empfindungen bzw. Wahrnehmungen.

3. Die durch ihren Aufnahmepunkt eingedrungene Empfindung wird von den verschiedenen Nervenorganen erfasst, verdichtet und »verdaut«. Daraufhin dient sie dann zum Aufbau der »Geistesbilder«, der Ideen, der Endergebnisse der psychischen Arbeit, das »Eidolon« der Griechen.

Mit volkstümlich einfachsten Worten könnte man zusammenfassend sagen: Die Idee ist das Ergebnis der Gehirnverdauung (zerebrale Verdauung).

Gleicherweise wie der Darmverdauung (abdominale Verdauung) das Endziel gesetzt ist, die von außen aufgenommenen Nährstoffe in menschliche Substanz umzuformen, hat die Gehirnverdauung das Ziel, die von der Außenwelt empfangenen Empfindungen in persönliche seelische Bestandteile oder »Ideen« umzuwandeln.

Die Idee bildet in der Tat ein Betätigungsfeld der menschlichen Persönlichkeit, das die Merkmale des individuellen Charakters eines jeden Einzelnen trägt. »Das Gehirn erzeugt den Gedanken, wie die Nieren den Harn ausscheiden.«

Eine Eiche entsteht nicht in einem Augenblick! Ein Samenkorn dieses Baumes muss hierzu in ein günstiges Erdreich gesenkt werden, und die Einwirkungen der Sonne, der atmosphärischen Luft und die erforderliche Spanne Zeit müssen hinzukommen, damit der herrliche Baum entsteht, den wir bewundern. Und auch die Erde kann ohne das erforderliche Samenkörnchen weder einen Baum noch auch nur die kleinste Pflanze erzeugen.

Der unbekannte Philosoph Claude de St. Martin war es, der in seiner hervorragenden Denkschrift diese Frage der »angeborenen« Idee gelöst hat.

Im Gehirn existieren »Ideen-Samen«, seelische Keime, die von der Empfindung genährt, von der nervösen Spannung erwärmt und von der inneren Sonne bzw. dem Selbstbewusstsein (Geist) ihre Färbung und Leuchtkraft erhalten. Erst aus all dieser Arbeit ensteht die Idee.

Die Vererbung wirkt verhängnisvoll und schicksalsgleich auf den Verstand ein; das persönliche Temperament, die Folge des Vorherrschens eines Keimblättchens über die anderen, beeinflusst die Nervenkraft und ihre Zirkulation. Die innere seelische Verfassung (Liebe oder Hass; Wahrheit oder Irrtum, Freude oder Schmerz) wirkt ihrerseits auf die Färbung der Ideen im Augenblick ihrer Assimilation oder ihrer intellektuellen Festsetzung ein.

Eines der Merkmale der abdominalen[8] Verdauung ist die Auflösung des Ver-

[8] Abdominal = den Unterleib (Bauch) betreffend.

dauungsvorganges in verschiedene Verrichtungen (Aktionen). Die Mehlprodukte, Fleischstoffe und Fette werden in aufeinander folgenden Zentren umgebildet und zum Schluss übernehmen die Därme eine letzte, endgültige synthetische[9] Revision (Sichtung).

Auf den ersten Blick scheinen die Empfindungen bei ihrer Aufnahme an Stelle eines einheitlichen Aufnahmemittels der Empfindung 5 verschiedene zentrale (Sinne), die die vielartigen Gefühlswahrnehmungen, sowie die des Geschmacks, des Geruchs, die feineres des Gehörs und des Gesichts in den 4. Ventriculus leiten, dessen Kern seine Wurzeln in das mittlere Gehirn, den Träger der Verstandeskraft leitet.

Das ist in der Tat das Wesentlichste der Gehirnfunktion. Ich gestatte mir, hier an die elementarsten Grundsätze der Physiologie vom Nervensystem zu erinnern.

Das Mark hält keinerlei Eindrücke fest. Die hintere graue Substanz nimmt eine Empfindung auf, die automatisch zur vorderen grauen Substanz befördert und in Bewegung umgesetzt wird. Das ist die rein automatisch, maschinell funktionierende Reflexerscheinung. Wenn die Markstränge nicht bis ins Gehirn führen, bleibt alles nur »Reflex«, nichts von dem, was als Empfindung eintritt, bleibt hier zurück, und die Empfindung tritt aus dem Menschen als Bewegung, als Handlung, wieder aus.

In jedem bestehenden cerebralen Organ bildet sich als erste, grundlegende Eigenschaft die Möglichkeit der Konservierung jeder wahrgenommenen Empfindung aus. Diese Empfindung kann deutlich erkennbar als zentrifugale Bewegung – wie im Mark – zurückgestrahlt werden, aber sie kann auch in irgend einem Teil des mittleren Gehirns als in das Gedächtnis eingeordnete Idee festgehalten werden, um erst sehr viel später eimal als Bewegung, sei es nun in Worten oder sonstwie, zur Äußerung zu kommen.

Neben dem Zentrum der Empfindungsaufnahme und dem die Bewegungsbefehle aufgebenden Zentrum verfügt das Gehirn über eine ganze Reihe ihm eigener Organe, die der Betätigung der so genannten Verstandeskräfte dienen.

Der Verstand beherrscht die Umwandlung der Empfindung in seelische Bilder, in Ideen, ferner die Einordnung der Ideen in das Gedächtnis, alles Arbeiten, die von der Phantasie, dem Vorstellungsvermögen, an diesen Ideen vollzogen werden und endlich auch die Erschließung dieser Ideen gegenüber den Bewegungsorganen des Vorderhirns.

---

[9] Synthetisch = zusammenfassend.

Jede zur Idee gewordene Empfindung kann also einen vollkommen selbständigen Teil der individuellen seelischen Veranlagung bilden. Der gleiche Vorgang geht in den abdominalen Zentren vor sich, wo jede verdaute und assimilierte Substanz dazu berufen ist, einen unabhängigen Teil des physischen Organismus zu bilden, sei es nun, dass sie sich sofort in eine aktive Zelle umformt, sei es, dass sie eine »Reservestellung« in einer Lymphganglie oder einer Fettschicht bezieht, wo sie gleich der im Gedächtnis in Reserve gehaltenen Idee verbleibt, bis sie später zur gegebenen Zeit nutzbar gemacht wird.

Man wird hier sicher einwenden, dass wir das Problem der Umwandlung der Empfindung in Ideen nicht lösen!

Wir haben diese Absicht zunächst auch gar nicht, wir wollen einzig versuchen, diese Fragen ein wenig zu lichten, indem wir dazu die analogische Methode zu Hilfe rufen.

Was bemerken wir bei der Verdauung einer kleinen Menge Faserstoff durch den Magen, bei der Peptonisation[10] oder der Humanisation[11], wenn wir diese Erscheinungen in großen Zügen studieren?

Wir sehen, dass neben dem durch die Magendrüsen erzeugten Magensaft auch die durch die Blutzirkulation hervorgerufene organische Wärme und verschiedene Bewegungen, die vom Nervensystem – besonders vom großen Sympathikus[12] – ausgehen (abgesehen von den Ausscheidungsprozessen der Drüsen), erforderlich sind.

Damit dieses dem Tierreich entstammende Faserstoffteilchen in menschliche Zellen umgewertet werde, müssen zwei höheren Gebieten entstammende Kräfte hinzutreten: die vom Brustkorb ausgehende Blutwärme und der nervöse Anreiz, der vom Kleinhirn durch den inneren Nervenstrang kommt. Dieser Nervenstrang leitet bis in die vordere graue Substanz, in der der große Sympathikus seine Quelle hat.

Sollte für die Idee nicht das Gleiche gelten?

Ist zur Umwandlung von Empfindungen in Ideen nicht außer der örtlichen nervösen Spannung und den Neuronen, die nur die Rolle stofflicher Leitungen spielen, auch das Auftreten höherer Kräfte erforderlich, von denen die eine den universalen Bereichen der Natur und die andere göttlichen Bereichen entstammt, jenen unbekannten Gebieten des Physiologen, in denen der Geist herrscht?

Ich versuche, begreiflich zu machen, dass jeder Aufstieg, jede Entwicklung, wenn

[10] Peptonisation = Verdauung des Eiweißes.

[11] Humanisation = Umwertung von tierischen in eine menschliche Zelle.

[12] Großer Sympathikus = der beiderseits des Rückenmarkes gelegene Nervenknotenstrang.

man sie von ihrem wahren Gesichtspunkt aus betrachtet, die Unterstützung zweier höherer Kräfte voraussetzt: zwei Opfer, zwei Rückbildungen (Involutionen), und dass kein Grund vorhanden ist, dieses Gesetz, das überall Gültigkeit hat, nicht auch auf die Psychologie, und selbst auf die elementare, anzuwenden.

Ziehen wir hierbei nur einen unserer volkstümlichen Vergleiche:

Nehmen wir ein Holzscheit, ein kleines Teilchen eines ehemals herrlichen Baumes. Dieses Scheit ist gebildet aus:

1. Ein wenig Erde, die mit vieler Mühe von der Wurzel eines Baumes aufgenommen und bis in die Zweige hinaufgetrieben worden ist.
2. Ein wenig Erd-Atmosphäre, die durch das Chlorophyll in die Blätter und in die anderen Atmungsorgane der Pflanze aufgenommen und von da aus durch das ganze Gebilde verteilt worden ist.
3. Ein wenig Sonne, die gleichfalls in der Baummasse festgehalten wurde.

Stellen wir nun ein alchemistisches Experiment an:

Wir legen das Holzscheit ins Feuer! Sogleich wird die aufgenommene Sonne als Licht und Wärme entweichen, die Atmosphäre in vielartiger Gasform aufgehen und die Erde als Asche zurückbleiben.

Um diese Erde zum Baum werden zu lassen, bedurfte es des Opfers, der Abgabe, der Involution zweier höherer Kräfte:

1. der Erd-Atmosphäre und
2. der Sonnenstrahlen.

Das Gleiche gilt auf allen Gebieten der Natur.

Das veranlasst uns nun, der Auswirkung anderer als der rein physischen Kräfte in unserem rein stofflichen Gehirn (=in unserem Bespiel der Erde im Baum) nachzugehen, und wir können sagen, dass der Mensch mit der physischen Welt durch die Empfindung verbunden ist, und dass er weiter auch mit anderen Bereichen in Fühlung steht:

1. durch das Gefühl
2. die Intuition oder innere Erleuchtung.

In der Schöpfung geht in der Tat alles ineinander über und kein Gebiet kann ohne Zusammenhang mit den anderen erfasst und studiert werden.

Aber wir wollen nicht vorgreifen und auf unser Thema, die Empfindung zurückkommen.

Diese Empfindung bietet sich der aus einem höheren Bereich herabkommenden Kraft dar, die das Gehirn ausschließlich als Ruhepunkt benutzt, und die wir »Geist« nennen.

Der Geist oder das Selbstbewusstsein gibt der Empfindung – neben der Umwandlung in die Idee – die persönliche Note desjenigen Individuums, in dem die Umwandlung vor sich geht. Der erzeugte Gedanke wird, entsprechend dem Wesen des Geistes, der das Gehirn beherrscht, seine besondere Färbung haben. Der Gedanke wird andererseits auch eine eigene »Energie« aufweisen, entsprechend der »Spannung« des Verstandes, der die Empfindung transformiert, der sie, wenn mir dieser Ausdruck gestattet ist, verbifiziert = versprachlicht (in Laute, Worte, Gesten usw. umsetzt).

Die Empfindung wird also auf dreierlei Weise umgewandelt:

1. Sie wird unter dem Einfluss der Nervenspannung, die in den rein physischen Organen, den Neuronen, besteht, ins Leben gerufen. Das ist die anatomisch-physiologische Seite der Frage.

2. Die Empfindung wird vom Verstand »verdaut«, der addiert, subtrahiert, multipliziert, schließlich die Brüche ausmerzt und mit Ausgleich des Quotienten der zum Geistesbild, zur persönlichen Idee wird, dividiert; die Empfindung wird in Handlung umgesetzt = verbifiziert, sie erfährt den Einfluss der Kraft, die jeden auf die Welt kommenden Menschen erleuchtet.

3. Endlich wird die Empfindung noch in den Bereich des Verstandes geleitet und erfährt die Erleuchtung des Geistes. Ihre Färbung erhält sie durch das dem fleischlichen Menschen eigene Licht, in das ein Funke des göttlichen Geistes inkarniert ist. Die Idee ist von violettem, dunklen Farbton, wenn der Geist das Gehirn eines in Zweifeln befangenen Wesens zum physischen Träger hat; sie ist von hellem, weißen oder sonnenhaften Licht, wenn es sich um ein Gehirn handelt, das von der Gegenwart des wahren Gottes oder vom Strom der großen Weltenliebe erfüllt ist.

Vita – Verbum – Lux (Leben – Wort – Licht):

das sind die Schlüssel zu den drei Kräften, die aus der Höhe zu uns herabsteigen, um einen aus der Außenwelt eindringenden Anreiz in eine kleine, zitternde Flamme, die menschliche Idee zu verwandeln.

Die Mehrheit der Philosophen des Altertums dachte sich die Idee als Bild. Dieser Gedanke kommt in dem Begriff »Eidolon« zum Ausdruck.

Wenn uns irgendein Ereignis vom »Unsichtbaren«, vom Jenseits gezeigt werden soll, so geschieht dies meistens durch eine ganze Reihe »lebender Bilder«, die uns im Traume, während des natürlichen Schlafes, erscheinen. So haben viele göttlich inspirierte Kunstwerke in diesen Bildern, Erscheinungen oder Klängen ihren Ursprung. Es darf nicht in Verwunderung setzen, dass wir hier auf Träume und göttliche Künste zu sprechen kommen; die wahre Wissenschaft trennt Tatsachen und Geschehnisse nicht in »ernste bzw. akademische = geistige« und in »nicht ernste bzw. weltliche«. Alles Bestehende hat Anspruch auf ernsthaftes Studium, und die Traumbilder bestehen – was nun auch immer ihre reale Ursache sein mag.

Diese Sprache in Bildern ermöglicht die Verständigung mit jedem Menschenhirn, ohne dass hierzu die Anwendung der dem angeredeten Menschen eigenen Sprache erforderlich ist. Beweise hierzu liefert uns der Film, der, wenn er gut aufgenommen ist, von jedem Menschen gleichermaßen verstanden wird.

Es ist dies im wahren Sinne des Wortes eine Weltsprache, eine genaue Nachahmung der Sprache des »Unsichtbaren« oder – wenn man diesen Ausdruck nicht gelten lassen will – eine Imitation der Traumsprache und auch der der Empfindung entnommenen Geistesbilder.

Jede Empfindung wird also zunächst in ein Geistesbild oder eine Idee umgewandelt. Diese Idee kann unmittelbar von der Kraft gebildet werden, die die Gedanken formt, sie vereinigt, trennt und gruppiert: die Fantasie, das Vorstellungsvermögen.

Die Idee kann aber auch im Gegensatz hierzu sofort im Gedächtnis festgehalten und immobilisiert (stillgelegt) werden, aus dem die Fantasie sie eines Tages wieder hervorsuchen wird.

Aus dem Bereich des Verstandes hervorgegangen, durchläuft die Idee den Bereich des Willens und wird zur gedanklichen Kraft, zum dynamischen Bild, das fähig ist, die Bewegungsorgane des Körpers zu beeinflussen, und das durch diese an die Außenwelt weitergegeben werden kann.

Die anatomische Physiologie einerseits, die anatomische Pathologie andererseits haben lange den Bewegungszentren der artikulierten Sprache, der Verbindung der hierzu erforderlichen Ideen und einer Unzahl diesbezüglicher Tatsachen nachgeforscht. Wir brauchen hier nur in Erinnerung zu bringen, dass die Neurone einfach eine Leitung, ein Träger ist, der in gewissen Ausnahmefällen auch von jedem anderen Organ ersetzt werden kann. Man konnte erleben, dass Gelähmte, von Feuer bedroht, unter dem Einfluss der Todesgefahr plötzlich wieder laufen konnten. Man muss also mit dem Studium der zerebrale Ortsbestimmung, wie auch mit jeder anderen Forschung dieser Art, sehr vorsichtig sein.

Der Bewegungsreiz geht von seinem Zentrum, dem Gehirn zur Peripherie.

Was bedeutet denn tatsächlich die Bewegung, die ich unter dem Einflusse meines Willens ausführe?

Schließlich doch nur den graphischen Ausdruck des in meinem Gehirn gebildeten Begriffs und nichts weiter. Wenn ich schreibe oder spreche, so verstoffliche ich nur das Bild des in meinem Hirn aufsteigenden Wortes mit der Hand bzw. dem Kehlkopf, und einige Formen von Sprachlähmung zeigen aufs deutlichste, dass ein Ausdrucksmittler bestehen bleibt, wenn der andere zerstört ist. So kann ein der Sprache Beraubter das gedachte Wort trotz aller Mühe nicht aussprechen, aber es niederschreiben, und umgekehrt.

In beiden Fällen, Empfindung und Bewegung, ist zweifellos ein Bild vorhanden als Ursprung des Nervenreizes; doch im ersten Falle ist das Bild physischer Natur und beeinflusst den peripheren Gefühlssinn, im zweiten psychischer und wirkt auf die Nervenzentren. Es ist also kein Grund erfindlich, dass das Nervenfluid, welches beide Zentren erregt, verschiedenartig sei: es wechselt die äußeren Umstände der Bewegung, sonst nichts.

Die Abbildung 4.2 auf der nächsten Seite stellt bildlich die bezeichnete Theorie dar.

Wir sehen auf dieser Abbildung vor den Augen einen dreieckigen Punkt, der ein beliebiges Objekt der Sinnenwelt darstellt.

Das besagte Objekt ruft eine Empfindung hervor, die durch die nervöse Leitung läuft und das rezeptive Hirnzentrum beeinflusst.

Dann tritt das Gehirn in Tätigkeit und ruft als Gegenwirkung den psychischen Kreislauf hervor; durch diesen Vorgang weckt der Eindruck die im Gedächtnis enthaltenen Ideen, der Vergleich kommt zustande und der geometrische Gedanke z. B. bekommt intellektuelles Leben. Die Einbildungskraft verbindet diese verschiedenen Bestandteile, bildet den Gedanken einer geometrischen Figur, eine Quadrates usw.

Dieses Quadrat ist ein Gedanke, ein rein psychisches Gebilde, übt aber nichtsdestoweniger eine Einwirkung auf die Bewegungsorgane aus, gleich der, die ein

Abbildung 4.2.: Psychisch-nervöser Kreislauf

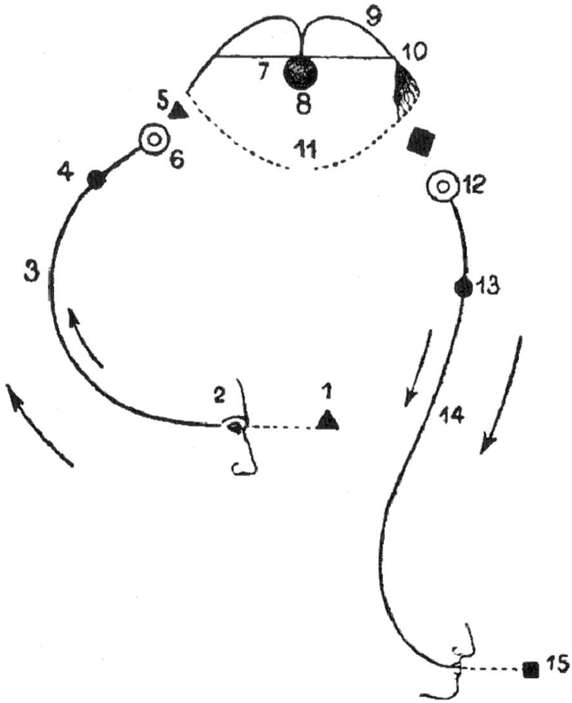

1. Stofflicher Gegenstand 2. Die Augen 3. Empfindungsnerv 4. Ganglion 5. Empfindung 6. Rezeptionszentrum (Gehirn des Hinterkopfes) 7. Intelligenz 8. Gedächtnis 9. Urteilskraft, Unterscheidungsvermögen 10. Einbildungskraft 11. Psychischer Kreislauf 12. Wille 13. Ganglion der Hirnbasis 14. Bewegungsnerv 15. Ausdruck des Gedankens mittels des Wortes

Abbildung 4.3.: Bewusster Kreislauf (1. Teil)

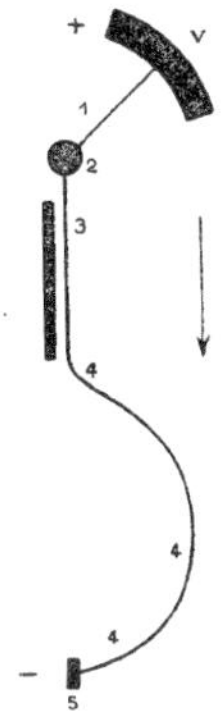

V Vorderhirn (Vorstellungswille) 1. Leitung dazu 2. Hirnganglion 3. Vordermark 4. Motorische Faser 5. Bewegungszentrum (Äußerung)

sinnlicher Gegenstand auf die Sinnesnerven ausübt; ebenso wie der Blick das Bild aufnimmt und es in seinem Hintergrunde abmalt zur Aufnahme durch den *inneren* Sinn, bedient der vom Willen gelenkte Kehlkopf sich des Wortes, um den Gedanken eines Quadrates zu beschreiben, zu *äußern.*

Verlauf Betrachten wir nunmehr den Weg, den das Nervenfluid durchläuft, unter dem Gesichtspunkte des bewussten Kreislaufes (siehe Abbildung 4.3) und nehmen als Ausgangspunkt das Vorderhirn, das man gemeinhin als Ursache der Bewegung ansieht.

Alle motorischen Nervenbündel gehen zuerst zu den Hirnganglien (gestreifter Körper und linsenförmiges Mark). Von da begibt sich das Fluidum zum Vordermark, durchläuft es und gelangt schließlich zu den Organen der Bewegung.

Kreislauf der Bewegung Man muss wissen, dass alle Nervenfasern, die dem Gehirn entspringen, mögen sie zu den peripheren Organen gehen oder nicht, zuerst die Ganglien der Hirnbasis durchkreuzen; bekanntlich ist das mit dem Empfindungsnerven nicht der Fall; wir werden bald sehen warum.

Zusammengefasst ist der Weg für den Kreislauf des Bewegungs*reizes* (siehe Abbildung 4.4 auf der nächsten Seite):

Abbildung 4.4.: Kreislauf des Nervenfluids

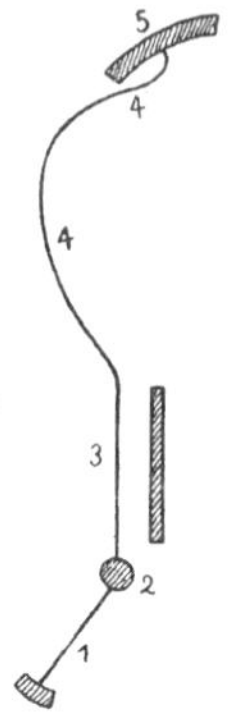

1. Empfindungsnerv 2. Hinteres Markganglion 3. Hinterer Strang daselbst 4. Fasern, die direkt vom Mark zum Hirn gehen 5. Kleinhirn

1. Aufriss erster Ordnung: Nerven, die vom Gehirn zum Ganglion gehen
2. Ganglion
3. Aufriss zweiter Ordnung: Nerven, die vom Ganglion zum Mark gehen
4. Aufriss dritter Ordnung: Nerven, die vom Mark zu den Organen gehen (der so genannte eigentliche Nervenmotor)
5. Aufnahme des Nervenreizes (Bewegungszentrum)

Bewusster Kreislauf Schon sahen wir, dass es bei Empfindung und Bewegung auf den Gesichtspunkt ankommt, unter dem man die Frage betrachtet. Beim Bewegungskreislauf wohnt der treibende Gedanke im Gehirn, und der Reiz läuft zentrifugal; gegenteilig verläuft der Empfindungskreislauf: da kommt der Reiz von der Peripherie her, welche also die Rolle eines wirklichen Gehirnes spielt; der Reiz ist zentripetal.

Wenn wir Abbildung 4.4 derart drehen, dass das Gehirn als graphische Darstellung der Peripherie erscheint, und umgekehrt, so ergibt sich ein wechselseitiges Verhältnis, aus dem ein seltsamer anatomischer Umstand ersichtlich ist, der aber das Gesagte bestätigt.

In der Tat: ehe die Empfindungsnerven in das Mark treten, durchqueren sie ein Ganglion und gelangen alsdann unmittelbar ins Gehirn, ohne sich erst noch anderweitig zu verzweigen. Das hintere, mit den Empfindungsnerven in Beziehung stehende Ganglion hat für sie dieselbe Bedeutung, wie das Hirnganglion für die vorngelegenen Nerven. Aus diesem Grunde wenden sich jene direkt zum Kleinhirn und die Bewegungsnerven zum Mark und von da zu den Organen.

4.3. Bewusster Kreislauf

4.3.1. Kreislauf der Empfindungen

Zweifellos stellen alle Empfindungsnerven Antemedullarganglien[13] dar. Die Arbeiten des Dr. LUYS, seit 1865 veröffentlicht, die man unglücklicherweise ohne vernünftigen Grund aus der Liste der klassischen Bücher gestrichen hat, lassen keinen Zweifel hinsichtlich der Existenz der Anteterminalganglien, welche im Verlauf der Sehnerven liegen. Die einfache und die vergleichende Anatomie, die Pathologie und bis zu einem gewissen Grade die Physiologie bestätigen die Behauptungen des Dr. LUYS, die man indes trotz des Mangels an anderen, besseren oder schlechteren, die sie hätten ersetzten können, nicht angenommen hat.

Jedenfalls steht fest, dass der bewusste Empfindungskreislauf umfasst:

1. Ein Empfangs- oder Spezialorgan
2. Einen Empfindungsnerv (Aufriss erster Ordnung)
3. einen hinteren Markstrang
4. Direkt vom Mark zum Kleinhirn verlaufende Nervenfasern (Aufriss dritter Ordnung)

4.3.2. Unbewusster (reflexer) Kreislauf

Wir haben den Verlauf der Nervenfasern geschildert. Sie gehen direkt vom Gehirn aus und gehen zu den Organen an der Peripherie, und umgekehrt. Gewisse Markstränge werden durch diese Fasern gebildet, und das Mark ist also nur ein Durchgangspunkt; dessenungeachtet vollziehen sich gewisse Handlungen ohne Mithilfe des Gehirns; das sind Reflexhandlungen.

[13] Vorrückenmarksganglien

Abbildung 4.5.: Die Markvergrößerungen und ihre Sondertätigkeit

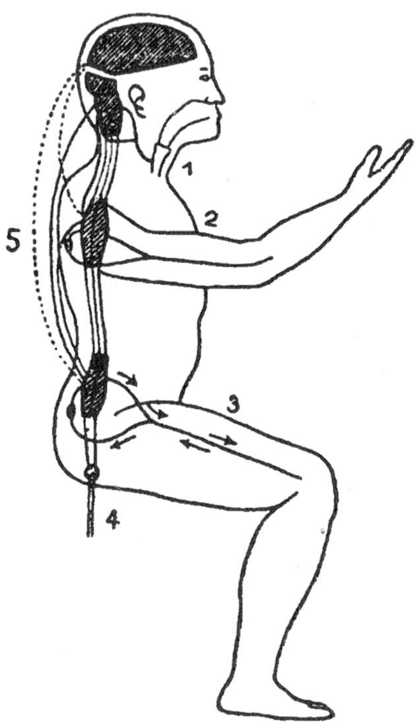

1. Kehlkopf 2. Obere Gliedmaßen 3. Untere Gliedmaßen 4. Genitalzentrum 5. Verbindungsfasern

Wenn wir zum Beispiel geradeaus gehen, so vollführen die Beine ihre Bewegungen rein reflektorisch und das Gehirn kann währenddessen mit einem ganz anderen Gedanken beschäftigt sein. In diesem Falle durchläuft der nervöse Kreislauf eine andere Bahn, die wir im folgenden beschreiben wollen.

Ensprechend einer jeden der großen Abteilungen, in welche der Organismus zerfällt (Kopf, Brust, Leib), zeigt das Mark jedesmal eine charakteristische Verdickung auf. An jeder solcher Verdickung entspringen die Nerven, die die damit in Zusammenhang stehenden Organe innervieren, zum Beispiel im Kopf jene für den Schlund, in der Brust für den Arm, im Leibe für die Beine.

Diese verschiedenen Abteilungen des Markes sind im wesentlichen nicht selbstbestimmender Natur. Sie vermitteln erstens die Verbindung untereinander mittels besonderer Fasern und zweitens die Verbindung mit dem Gehirn durch die Leitung anderer besonderer Fasern.

Jedes dieser Zentren kann also wirken

1. allein
2. im Verein mit anderen
3. im Verein mit dem Gehirn.

Die Abbildung 4.5 auf der vorherigen Seite zeigt die besprochenen Gegebenheiten.

Der nervöse Strom kann von der Peripherie ausgehen und zurückkehrend den Kreis schließen, ohne das Gehirn erreicht zu haben.

Was geht in diesem Falle vor?

Die Abbildung 4.6 auf der nächsten Seite beantwortet diese Frage.

Ausgehend vom Zentrum A der Reizaufnahme, geht der Strom durch den Empfindungsnerv 1 und passiert dann das Ganglion 2; doch anstatt zum Gehirn aufzusteigen, erregt er die hinten gelegenen grauen Markzellen. Von da kann er verschiedene Bahnen durchlaufen.

1. Entweder wendet er sich geraden Weges zu den vorderen oder Bewegungszellen des Markes, wo er in dasselbe eintritt, und eilt von da zur Peripherie (Bahn 3, 4, 5, 6, B)
2. oder er vereinigt sich mittels der Kommisurfasern mit den höheren oder niederen Zentren zu gemeinschaftlicher Betätigung (Bahn 3, 7, 8, 9, 10, B)

Abbildung 4.6.: Reflex-Kreislauf

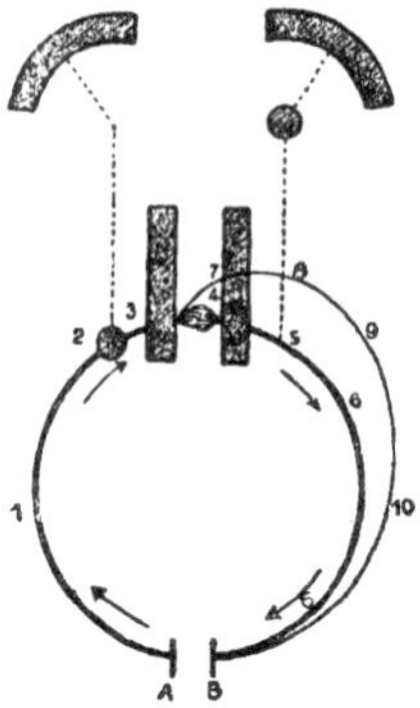

Das Experiment zeigt, dass zum Beispiel ein auf ein Bein ausgeübter Reiz, wenn er schwach genug ist, auf das Glied zurückwirkt, das heißt der nervöse Strom kehrt auf reflexem Wege zum Ausgangspunkt zurück, ohne dass ein anderes Zentrum als das der Ankunft erregt worden wäre.

Ist der Reiz stärker, so vereinigt sich die Stromkraft mit den autonomen oberen Zentren und die entsprechenden Glieder geraten gleichfalls in Bewegung, im Verein mit den ersteren oder getrennt. Die Abbildungen 4.5 und 4.6 zeigen den Gang dieser absolut reinen Reflexbewegung. In diesen Fällen wurzelt der Ausgangspunkt der Erregung in der Peripherie.

Zusammenfassend können wir sagen, dass bei dieser Art Kreislauf nichts Unbegreifliches bleibt, obwohl er sich nur in seinem Wesen von dem bewussten unterscheidet, dass es ihm nämlich an der verwandelnden Kraft der Empfindung fehlt, der *Einbildungskraft*.

Jedem durch die Markzentren empfangenen Eindruck entspricht stets ein anderer reflexer, während jeder durch das Gehirn vermittelten Empfindung eine Idee verschiedener Art entsprechen kann, dank dem Gedächtnis, der Ideenassoziation und vor allem der Einbildungskraft; Fähigkeiten, die der Reflexwirkung entbehren, soweit wir sie kennen und erforscht haben.

4.3.3. Gangliennervensystem

Kreislauf des Gangliennervensystems

Die Erforschung der Reflexhandlungen, wie auch der komplizierteren Phänomene rein zerebralen Ursprunges hat uns eine wichtige Eigenschaft der Nervenzelle offenbart: ihre Erregbarkeit.

In der Erregbarkeit begründet sich der eigenartige Charakter der Nervenzelle. Wir wissen tatsächlich, dass die Zelle allemal in Schwingungen gerät, sobald ein Reiz auf sie wirkt. Wurzelt der Reiz in der Außenfläche, so pflanzt sich die Schwingung zum Zentrum fort (Empfindungsstrom); wirkt der Reiz hingegen auf die Zentralzelle unter dem Einfluss einer Vorstellung, so pflanzt sich die Schwingung in Richtung Peripherie fort (Bewegungsstrom).

Entsprechend kann man sagen: die Zelle arbeitet wie der Kolben einer Dampfmaschine.

Diese Arbeit ist zweifellos sehr wichtig; sie betrifft bestimmte Erscheinungen von beschränkter Dauer, wie die bewussten Bewegungen, die Empfindungen usw., nicht aber andere, die eine davon verschiedene Kategorie von Bewegungen begründen.

Der Zusammenhang der Bauchorgane z. B. lässt sich nicht besser erklären, als durch eine unaufhörliche Zufuhr des Nervenfluid.

Wenn die Wesenheit der vielpoligen Nervenzelle ihre aussetzende Erregbarkeit ausmacht, so ist es augenscheinlich, dass für weitere Tätigkeiten neue Arten von Nervenzellen erforderlich sind, und das ist der Grund, warum es Ganglien-Nervenzellen gibt.

Im Gebiete der Bauchorgane und überhaupt aller derer, deren Leben auf ständiger Bewegung beruht, wie z. B. die Arterien, trifft man entweder Ganglien oder Nervenfäden, die mit dem großen Sympathikus zusammenhängen. Die histologische Basis dieser Ganglienzellen unterscheidet sich ebenso wie die jener Nervenfäden von der des vorbetrachteten Systems.

Erinnern wir uns, dass wir bei der Materie in den Lymphganglien wahre Vorratsspeicherungen gefunden haben, und vergessen wir nicht, dass wir für die Kraft gleiche Organe noch nicht feststellen konnten. Die Ganglien des großen Sympathikus zeigen uns ihre Tätigkeit durch die Analogie selbst.

Wirken die vielpoligen Nervenzellen in gewisser Hinsicht wie die Blutkörperchen oder, wenn man will, wie der Kolben einer Dampfmaschine, indem sie die Kraft nach Bedürfnis und Vorhandensein zur Verteilung bringen, so wirken die Ganglienzellen gleich den lymphatischen oder, um bei unserem Bilde zu bleiben, wie das Triebrad der Dampfmaschine: sie speichern die durch das ganze Nervensystem verbreitete Kraft auf, sie *bewahren* den Kraftüberschuss und ergänzen ihn, wenn Mangel daran ist. Mit einem Worte:

- Das System des großen Sympathikus steht im selben Verhältnis zum Nervensystem, wie das System des Lymphkreislaufes zum Blutkreislauf.

In vorliegender Erforschung der Kraftverdichtung treffen wir auf dieselben zusammensetzenden Elemente wie bei der Erforschung der Stoffverdichtung: ein Verbreitungs- und ein Erneuerungssystem. Wir wollen das im folgenden verdeutlichen.

Das System des großen Sympathikus

Im besprochenen Teil der Wirbelsäule erscheint auf jeder Seite eine Reihe Nervenganglien, die von oben nach unten eine ununterbrochene Kette bilden.

In diese Ganglien münden Nervenfäden ein, die aus dem Marke entspringen, während Verzweigungen mit neuen Ganglienkörpern von da zu den Organen gehen, das heißt zu den Eingeweiden und Gefäßen.

Solchermaßen setzt sich der große Sympathikus anatomisch betrachtet zusammen: eine Reihe Ganglien, die durch Verbindungsfäden zusammenhängen.

Die Abbildung 4.7 auf der nächsten Seite, die wir den »Abbildungen des Nervensystems« von Alavoine entnommen haben, veranschaulicht trefflich die anatomische Gliederung der Zentralstation des großen Sympathikus.

Kreislauf durch die Nervenröhrchen

Wir haben schon auf die zahlreichen Analogien zwischen dem System des großen Sympathikus und dem des Lymphkreislaufes hingewiesen und gesehen, wie die in den Arterien unverbraucht bleibende Kraft zum Wiederaufbau des Organismus durch die Lymphgefäße geleitet in den Magazinen (Ganglien) verdichtet und endlich der Zirkulation wieder einverleibt wird.

Genauso verhält es sich mit der Nervenkraft. Ihr Überschuss verlässt das Mark und speichert sich, geleitet durch die Nervenfäden des großen Sympathikus, in den Ganglien auf, diesen Reservezentren, um von da in die verschiedenen Organe der Bauchhöhle verteilt zu werden. Diese funktionieren ohne Unterlass, ohne Pausen, nicht wie die des willkürlichen Lebens.

Folgendermaßen vollzieht sich also dieser Kraftverteilungsvorgang:

Abbildung 4.7.: Großer Sympathikus nach Alavoine

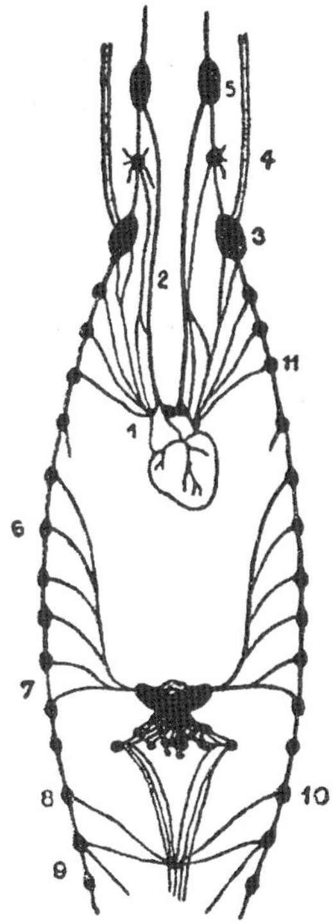

1. Herzgeflecht 2. Vordere Nervenfäden der Hirnganglien 3. Unteres Hirnganglion 4. Mittleres Hirnganglion 5. Oberes Hirnganglion 6. – 11. Rückenmarksganglien 7. Halbmondförmiges Ganglion 8. Eingeweidegeflecht 9. Bauchgeflecht 10. Eingeweidegeflecht

1. Austritt aus dem Mark (vordere graue Masse)
2. Geflecht des großen Sympathikus bis zum Ganglion
3. Eintritt ins Ganglion (Aufspeicherung)
4. Austritt aus dem Ganglion. Übergang durch das Nervengeflecht des Ganglions zum Plexus[14].
5. Gang zu den Organen
6. Eintritt in die Organe

Abbildung 4.8 auf der nächsten Seite veranschaulicht die verschiedenen Phasen des zurückgelegten Weges.

Bislang haben wir im Gange unserer Darstellung keinen allgemein anerkannten Autor angeführt, aus dem einfachen Grunde, weil die physiologischen Daten, die unserer Arbeit zugrunde liegen, solche sind, die in jedem Werke als elementar verzeichnet und überall anerkannt werden. Was dagegen den großen Sympatikus betrifft, so sind die darüber verbreiteten Anschauungen weder so klar noch allgemein bekannt, wie die vorhergehenden. Wir geben also in einem Auszug aus dem Wörterbuche der medizinischen Wissenschaften von Dr. M. DUVAL wieder, was dieser Autor in dem Artikel *»Der große Sympathikus«* sagt. Man ersieht daraus die Tatsächlichkeit des nervösen Kraftkreislaufes vom Mark zu den Organen durch die Ganglien:

> »Anatomisch betrachtet stellt der große Sympathikus keinen genau abgegrenzten Teil des encephalo-rachitischen[15] Nervensystems dar, weil jedes Ganglion der Kette mit dem rachitischen Paar durch mehrere, gewöhnlich zwei Fäden in Verbindung steht, den so genannten Verbindungsfäden, und weil die Erforschung der Missbildungen bei der Sektion dieser Zweige zeigt, dass die sie zusammensetzenden Fasern wenigstens größtenteils Wurzeln sind, durch welche das Mark die sympathischen Ganglien versorgt, keineswegs aber Fasern, welche von den Ganglien zum Marke gehen.
>
> Man kann nicht sagen, dass die verschiedenen sympathischen Ganglien nicht imstande wären, die Rolle von Zentren zu übernehmen, aber zweifellos nur zeitweilig, denn sie verlieren schnell ihre Eigenschaften, trennt man sie vom cerebro-spinalen[16] Nervensystem.

[14] Plexus = Netzgeflecht
[15] Vom Gehirn und Rückenmark ausgehend.
[16] Hirn-Rückenmark

Abbildung 4.8.: Nervöser Kreislauf des großen Sympathikus

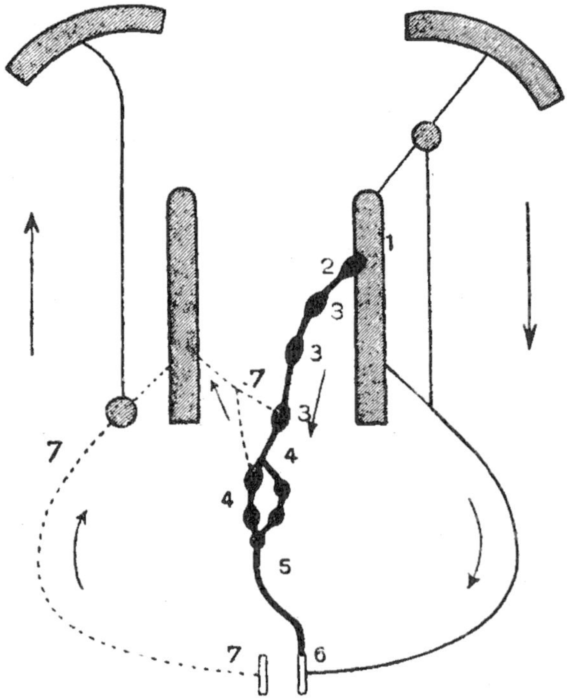

1. Vordere graue Markmasse 2. Fäden aus dem großen Sympathikus 3 – 3 – 3. Ganglien 4. Plexus 5. Fäden, die zu den Organen gehen 6. Glattfaserige Organe 7. Empfindungsfäden des großen Sympathikus, die zur hinteren grauen Markmasse gehen

> Diesem Systeme unterstehen sie ohne Frage direkt, insofern z. B. die Herzganglien die Bewegungen dieses Organes leiten, ihrerseits durch die Herznerven (des Pneumo-Gastrikus und des Sympathikus) den Einfluss der grauen Bulbomedullar-Achse empfangen.«

Die Abbildung 4.8 auf der vorherigen Seite zeigt die verschiedenen Eigenschaften, die man dem großen Sympathikus beilegen kann. Die Zahlen und Pfeile geben die Stromrichtung an. Die punktierte Linie, die in der grauen hinteren Wirbelsäule endet, bezeichnet schematisch die Empfindungsvermittlungen im großen Sympathikus.

Dieser beschriebene Kreislauf durch die Nervenröhren ist leicht zu begreifen, wir gehen also, ohne uns weiter in Einzelheiten zu verlieren, über zum

Kreislauf der nervösen Erneuerung – Das Kleinhirn

Wir haben gesehen, dass das Nervensystem zur Kraft im selben Verhältnis steht, wie das Lymphsystem zum Stoff: wir haben den bewussten und unbewussten Kraftkreislauf erforscht und sogar das Vorhandensein von Kraftmagazinen erwiesen; was bleibt uns noch übrig zu untersuchen?

Es ist der Ursprung der Nervenkraft, ferner die Mittel, die der Organismus in Tätigkeit setzt, um das, was er aus dem Blute zieht, in Nervenkraft zu verwandeln, das Organ oder die Organe, die diesen Verrichtungen vorstehen, und den Gang, den diese ohne Aufhören sich erzeugende Kraft verfolgt, um den unaufhörlichen Verbrauch von organischer Arbeit zu ersetzen.

Man muss gestehen: im Verfolg unserer Untersuchung hat sich uns kein Problem dargeboten, das in solches Dunkel gehüllt gewesen wäre, wie dies. Aber wir können bereits sagen, dass die Nervenzelle direkt dem Blute die ihr nötige Kraft entnimmt, um alle Verrichtungen zu versehen.

Die vielpolige Nervenzelle besitzt als charakteristische Eigentümlichkeit eine besondere Erregbarkeit.

Kraft und Stoff, durch das Blut herbeigebracht, sorgen dafür, dass diese Erregung nicht unterbrochen wird. Dies ist aber auch alles, was wir wissen.

Noch müssen wir den Ort bestimmen, der das Zentrum der nervösen Krafterneuerung enthält, und endlich das Hauptorgan dieser Verrichtung.

Es ist höchst interessant zu bemerken, dass jede Abteilung des von uns bisher erforschten Organismus, Brust und Bauch, die Organe besitzt, die erforderlich sind, um seine bestimmten Verrichtungen auszuführen; in der Tat sehen wir alle für die Erzeugung der Materie nötigen Organe im Bauche, wie die Verteilungsorgane von Kraft und Stoff in der Brust ihren Sitz haben. In ihr haben wir auch den Mittelpunkt der Erneuerung der allgemeinen organischen Kraft festgestellt. Welche Verrichtung werden wir dem Teil, der uns jetzt beschäftigt zuweisen müssen, dem *Kopfe?*

Hier ist der Ort, der den *bewussten* und den *psychischen Kreislauf* enthält. Die Hirnhälften und die Ganglien der Hirnbasis spielen dabei eine Rolle.

Aber gibt es nicht noch andere Organe im Gehirn?

Zweifelsohne: in der hinteren, unteren Partie, in einer besonderen Höhlung befindet sich ein Organ mit noch wenig bekannten Verrichtungen: das *Kleinhirn.*

Das Kleinhirn weist Nervenzellen besonderer Art auf, ganz verschieden von denen der gewöhnlichen grauen Zentren; sie ähneln durch bestimmte Eigentümlichkeiten den Nervenzellen der Ganglienzellen. Die Nervenzellen des Kleinhirns sind PURKINGES Zellen genannt worden.

Erinnern wir uns, dass wir für den nervösen Kreislauf den Satz aufgestellt haben: *einer besonderen Verrichtung entsprechen immer besondere Zellen?*

Wir fragen uns somit: Mit welcher Sonderverrichtung stehen diese Kleinhirnzellen im Zusammenhange?

Seit 1865 betrachtete LUYS[17] das Kleinhirn als ein die Nervenkraft erzeugendes Becken und gründete diese Behauptung auf zahlreiche Beweise aus der Physiologie. Außerdem wurden sie durch die Versuche unterstützt, die verschiedene Gelehrte (MAGENDIE, LONGET, WAGNER u. a.) über das Kleinhirn anstellten.

Man findet diese Arbeiten nicht in den Werken der klassischen Physiologie erwähnt, wenigstens nicht unter dem gedachten Gesichtspunkte, und die Theorie, die im Kleinhirn ein beigeordnetes Zentrum sieht, trägt weder der eigentümli-

[17]Dr. JUL. BERNH. LUYS wurde am 17. August 1828 in Paris geboren und starb am 21. August 1897 in Divoune. Seit dem Jahre 1857, in welchem er das Doktorat erwarb, veröffentlichte er wichtige Arbeiten, darunter eine sehr bedeutende über die erblichen Krankheiten (1863). Lange Jahre war er Chefarzt der Salpétriere (berühmtes Hospital in Paris) und stellte als Frucht dieser Tätigkeit eine Reihe von Lehrsätzen über Erkrankungen des Nervensystems auf.

Ein Magnetiseur veranlasste ihn in Lyon, Experimente über den Magnetismus anzustellen. Auf diese Weise wurde der Anstoß zu einer unermesslichen Zahl höchst bedeutsamer Entdeckungen gegeben, die er in Lehrsätzen formulierte. Mittels Suggestion und unter Anwendung von Magneten wies er wissenschaftlich nach, dass es möglich sei, Krankheiten in den Hypnotisierten zu übertragen.

Dr. Luys hinterließ eine große Zahl wichtiger Werke über den Bau und die Verrichtungen des Gehirns und Nervensystems, sowie verschiedene andere über den Magnetismus, die großen Ruf erlangt haben.

chen histologischen Bildung dieses Organs und seiner Nachbarorgane Rechnung, noch verschiedener Tatsachen der vergleichenden Anatomie und Pathologie, die LUYS erwähnt.

Im folgenden geben wir eine Äußerung dieses Autors wieder, in der er treffend zum Ausdruck bringt, worauf wir schon hindeuteten *(*LUYS, *Das Nervensystem S. 422):*

> Wir sehen also aus diesen Experimenten an lebenden Tieren, dass die induktiven (den Einzelfällen folgernd) Behauptungen, welche wir allein auf die anatomische Beschaffenheit der in Betracht kommenden Hirnteile gründeten, eine großartige Bestätigung in der experimentalen Physiologie finden.
>
> Bis jetzt sahen wir im Kleinhirn einen Apparat, welcher einen eigenartigen nervösen Strom erzeugt; derselbe sammelt sich ununterbrochen und verteilt sich gegen die Bewegungszentren der Spinalachse hin in einer Form eines konstanten Stromes mit Hilfe ausführender Kleinhirnfasern; er ist gleichmäßig über beide Körperhälften verteilt, und die Einheit der Bewegungen leitet sich lediglich daher; es genügt, seinen Lauf auf einer Seite des Körpers zu unterbrechen, und man wird plötzlich entweder Bewegungen eines Reiters oder einer rotierenden Achse gewahren, oder ähnliche Erscheinungen, die einzig auf die ungleiche Verteilung der Seitenkräfte als Ursache zurückzuführen sind, welche sich in die Bewegungszentren der Spinalachse verzweigen, und auf das Übergewicht der einen von ihnen zeigen.

Wir werden zeigen, dass, selbst wenn nachgewiesen würde, dass das Kleinhirn diese Obliegenheiten nicht verrichtet, die Lehre vom Kreislauf des Nervenfluids kein Hindernis sein würde. Das ist ja die Eigentümlichkeit streng synthetischer Systeme, dass ein Irrtum einer geringfügigen Einzelheit ihren Zusammenhang nicht stört, während das genaue Gegenteil bei den analytischen Systemen zuftrifft, wo eine einzige falsche Behauptung einen unlösbaren Widerspruch zu allen denen darstellt, die dem System als Basis dienen, und es völlig umstürzt.

Verlauf

Um zu unserem Studium der Kreislauf-Erneuerung zurückzukehren, könnte man den Verlauf desselben etwa folgendermaßen bestimmen (siehe Abbildung 4.9 auf der nächsten Seite):

Abbildung 4.9.: Erneuerungskreislauf der Nervenkraft (nach Dr. Luys' Theorie)

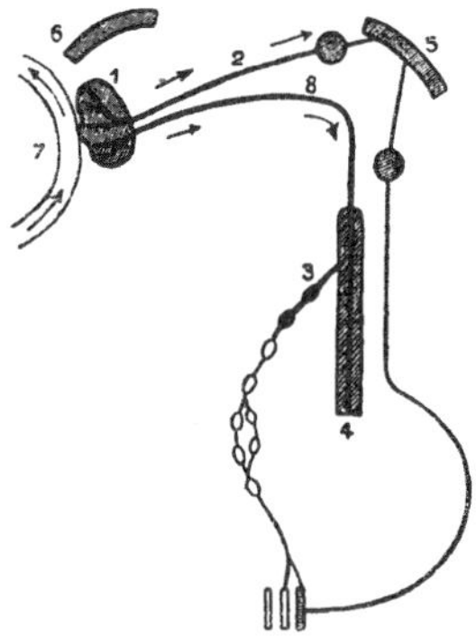

1. Kleinhirn 2. Oberes Kleinhirn-Stielchen 3. Ganglion des großen Sympathikus 4. Vorderes Mark (graue Substanz) 5. Vorderhirn 6. Hinterhirn 7. Blutkreislauf 8. Unteres Kleinhirn-Stielchen

1. Verwandlung der allgemeinen Kraft des Blutes im Kleinhirn in Nervenkraft.
2. Verteilung dieser Kraft in den grauen Bewegungszentren des Hirns und Rückenmarks; obere und untere Ansätze im Kleinhirn.
3. Verdichtung dieser Kraft in den Ganglien des großen Sympathikus.

4.3.4. Allgemeine Zusammenfassung

Zusammengefasster Kreislauf des Nervenfluids

Wir kennen zwar die verschiedenen Abschnitte, die die Kraft im Nervensystem durchläuft, wollen aber noch einen Blick darauf werfen, indem wir diese Frage im Zusammenhange betrachten. Die Abbildung 4.10 auf der nächsten Seite bringt alle unsere Schlüsse vollkommen zur Darstellung.

Die im Blute befindliche Kraft geht zum Kleinhirn, verfeinert sich dort und verwandelt sich in Nervenfluid. Diese Nervenkraft breitet sich durch das ganze System der grauen Zentren aus, hauptsächlich in den vorderen motorischen Teilen.

Abbildung 4.10.: Allgemeine Zusammenfassung

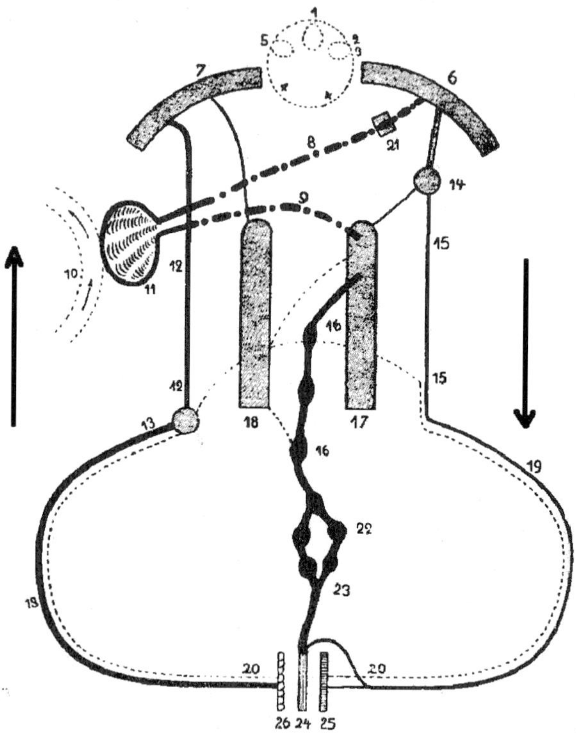

1. Gedächtnis 2. Einbildungskraft 3. Wille 4. Psychischer Kreislauf 5. Intelligenz (Verstand) 6. Vorderhirn 7. Hinterhirn 8. Obere Hirnbrücke 9. Untere Hirnbrücke 10. Blutkreislauf 11. Kleinhirn 12. Empfindungs-Leitung 13. Gefühlsnerv 14. Bewegende Hinterganglien 15. Bewegende Leitung 16. Großer Sympathikus 17. Vordermark 18. Hintermark 19. Bewegungsnerv 20. Reflexe 21. Stillingscher Knoten 22. Geflecht 23. Nervengeflecht 24. Organe mit glatten Fasern 25. Organe mit rauen Fasern 26. Empfindungsorgan

Die Nervenzellen treten in Tätigkeit entweder unter dem Einfluss eines äußeren Reizes, hervorgerufen durch einen beliebigen Gegenstand der Sinnenwelt (zentrischer Empfindungsstrom), oder unter der Einwirkung einer Idee, die von Innen nach außen wirkt (zentrifugaler Bewegungsstrom). Zwischen den Kreisläufen der Empfindung und Bewegung gibt es noch einen dritten, den psychischen Kreislauf.

Der Empfindungskreislauf nimmt folgenden Verlauf:

Vorwärtsbewegung
1. Empfangende Organe der Empfindung (Herstellung)
2. Empfindungsnerv
3. Hinteres Markganglion (Verdichtung)
4. Empfindungsstrang
5. Hinterhirn (Umwandlung)

Zwischenteil. Verwandlung der Empfindung in Denken und des Gedankens in Bewegung. Psychischer Kreislauf.

Rückwärtsbewegung
6. Der wie ein sinnlich wahrnehmbarer Gegenstand tätig wirksame Gedanke (Herstellung)
7. Leitung vom Vorderhirn zur Ganglienmasse
8. Hirnganglienmasse; Bewegungsfeld (Verdichtung)
9. Bewegender Strang und Bewegungsnerv
5. Empfangsorgan. Bewegungsstelle (Umwandlung)

Der reflexive Kreislauf legt einen weniger verschlungenen Weg zurück, wie wir jetzt sehen werden.

Vorwärtsbewegung
1. Empfindungsorgan
2. Empfindungsnerv
3. Hinteres Ganglion
4. Leitung vom Ganglion zum Mark
5. Hintere Nervenzelle des Markes

Umformung der Empfindung in Reflexbewegung. Übergang vom hinteren zum vorderen Teil.

Abbildung 4.11.: Bewusster Nervenkreislauf

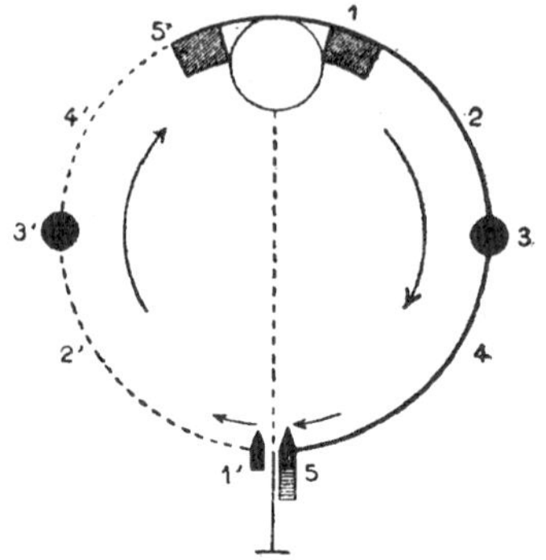

1. Vorderhirn 2. Vorderer Nervenfaden 3. Hirnganglion 4. Bewegungsstrang und -nerv 5. Bewegungsnerv
1'. Empfindungsorgan 2'. Empfindungsnerv 3'. Hinteres Markganglion 4'. Empfindungsstrang 5'. Hinterhirn

Rückwärtsbewegung {
6. Bewegungsorgan (vordere Nervenzelle)
7. Bewegungsnerv
8. Bewegungsstelle

Die Abbildungen 4.11 und 4.12 auf der nächsten Seite bringen in erläuternder und übersichtlicher Weise diese Anlage zur Darstellung

Indessen; alle Organe funktionieren nicht in dieser absatz- und stoßweisen Art, wie die den Willensimpulsen unterworfenen, bisweilen auch die mit den Reflexreizen zusammenhängenden, für welche beide der geriffelte Bau ihrer Fasern charakteristisch ist.

Die Eingeweideorgane und die Gefäße arbeiten unaufhörlich; ihre Innervation (Nervenkraftbeeinflussung) vollzieht sich auch nach einer besonderen Anlage, und sie bestehen aus *glatten* Fasern.

Die Nervenkraft geht durch eine Reihe von Ganglien, wo sie sich verdichtet, um sich in ununterbrochene Nervenkraft umwandeln zu können. Von diesen Ganglien geht sie zum Plexus (Zuammenhang von Ganglien), hört da auf vor-

Abbildung 4.12.: Reflexer Nervenkreislauf

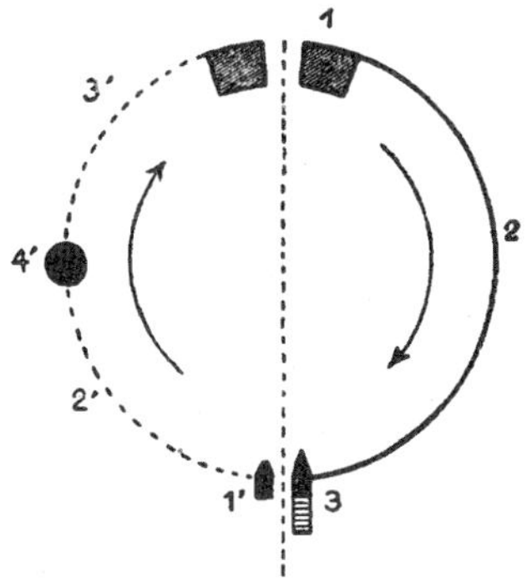

1. Vordere graue Markmasse 2. Bewegungsnerv 3. Bewegungsorgan 1'. Empfindungsorgan 2'. Empfindungsnerv 3'. Leitung vom Ganglion zum Mark 4'. Hinteres Markganglion

zudringen und speichert sich auf. Nun kann sie einem doppelten Zwecke dienen:

1. Der ununterbrochenen Tätigkeit der glattfaserigen Organe.

2. Als allgemeiner Sammelplatz der im Organismus überschüssigen Kraft.

Man vergleiche Abbildung 4.13 auf der nächsten Seite.

Die Kraft des Markvorderteils geht durch das System des großen Sympathikus, um in der Folge bei den glatten Organen anzulangen.

So sehen wir denn, wie eine und dieselbe mannigfach veränderte Kraft allein den Verrichtungen des Nervensystems obliegt, und dass diese Kraft ihrerseits weiter nichts ist, als eine Abänderung der allgemeinen Kraft des menschlichen Organismus, die das Blut herbeischafft und durch den ganzen Körper führt. Die Einheit der Kraft ergibt sich in der Physiologie wie in der Physik.

Abbildung 4.13.: Kreislauf der nervösen Verdichtung und Leitung

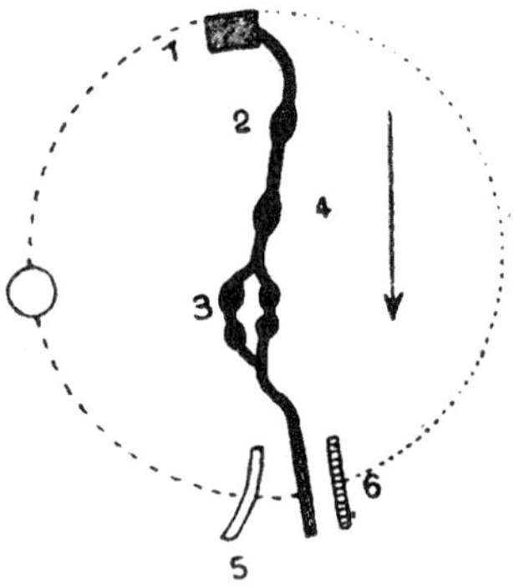

1. Vorderes Mark 2. Ganglion des großen Sympathikus 3. Plexus 4. Großer Sympathikus 5. Glattfaserige Organe 6. Riffelfaserige Organe

5. Allgemeine Absonderungszentren

5.1. Extraperitoneale (außerhalb des Bauchfells gelegener Teil des Unterleibes)

- Abdominale Absonderung (Mastdarm)
- Thorax-Absonderung (Nierenkreislauf)
- Kopf-Absonderung (Genitaler Kreislauf)

5.2. Vierter Rumpfabschnitt

Allgemeines Absonderungszentrum

In der vorstehenden Abhandlung über verschiedene im menschlichen Wesen tätige Kreisläufe haben wir, könnte man uns vorwerfen, mit Stillschweigen einen Teil der im Bauche enthaltenen Organe übergangen. So haben wir im Besonderen nichts vom Mastdarm, nichts vom Harnapparat und nichts vom Geschlechtsapparat gehört.

Zunächst ist zu bemerken, dass all diese Organe *außerhalb des Bauchfells* liegen, wenigstens zum größten Teil. Malfatti teilt die im Bauch gelegenen Organe in *extra-* (außerhalb) und *intraperitoneale* (innerhalb gelegene) ein; bei Brust und Kopf geht das freilich nicht, weil in jener der Herzbeutel und das Rippenfell alle Organe einschließen und in diesem die Hirnhäute die gleiche Aufgabe erfüllen.

Welche Verrichtungen gehen von den Organen aus, die wir noch zu betrachten haben?

Welche Beziehungen können wir zwischen ihnen und den verschiedenen Abschnitten, in welche der Rumpf zerfällt, konstatieren?

Dies müssen wir nun untersuchen.

Jeder der besprochenen großen Kreisläufe besitzt ein eigenes Zentrum. So umschließt der Bauch die ins Bauchfell eingebetteten Organe, die zur Erneuerung des Stoffes notwendig sind (Lymphkreislauf der Erneuerung und Kreislauf der

Abbildung 5.1.: Absonderungskreisläufe

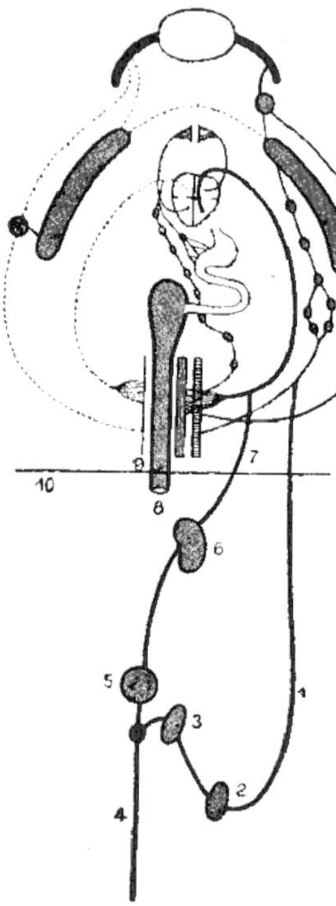

1. Nervengeflecht vom sympathischen Ganglion bis zum Hoden 2. Hoden 3. Samenbläschen 4. Harnröhre 5. Harnblase 6. Niere 7. Nierenschlagader 8. After 9. Mastdarm (peritonealer Teil) 10. Bauchfell

Nährstoffe); die Brust enthält die Organe, die für den Kreislauf der Kraft und des Stoffes erforderlich sind (Blutkreislauf) und für die Erneuerung der Kraft (Luftkreislauf); und im Kopf endlich befindet sich das Zentrum des bewussten nervösen Kreislaufes.

Wir wollen nunmehr nachweisen, dass ein jedes der Organe, mit denen wir uns noch beschäftigen müssen, das Mittel besitzt, um die jedem der drei Rumpfabschnitte entsprechende Absonderung zu bewerkstelligen.

Absonderungsorgan des Bauches

Der Mastdarm Die nicht assimilierbaren Stoffe und die Ausscheidungsprodukte des Unterleibes (Galle usw.) häufen sich im Mastdarm an, um von da nach außen zu gelangen. Der rein sekretorische Teil dieser Leitung liegt außerhalb des Bauchfells, wie die Abbildung 5.1 auf der vorherigen Seite veranschaulicht.

Zweifellos ist der Mastdarm das Absonderungsorgan des Bauches. Man entschuldige, dass wir so allgemeine Ausdrücke gebrauchen, wie Kopf, Brust, Bauch, aber es ließ sich nicht umgehen, wollten wir verständlich sein in allem, was uns noch zu sagen bleibt.

Absonderungsorgan der Brust

Die Nieren Die gasigen Produkte des Blutkreislaufes werden durch die Lunge im zweiten Tempo des Luftkreislaufes ausgetrieben. Die aufgelösten Substanzen verfolgen einen anderen Weg unter dem Einflusse eines besonderen Kreislaufes (Nierenkreislauf), der beim Durchgang des Blutes durch die Nieren stattfindet. Letztere sondern mittels des Blutes und einer besonderen Vorrichtung eine eigene Flüssigkeit ab, den Harn.

Der in den Nieren erzeugte Harn durchläuft die Harnleiter, sammelt sich in der Blase und geht von da nach außen durch die Harnröhre. Wir sehen also, dass da ein wirklicher Kreislauf stattfindet mit seinen charakteristischen Merkmalen in allen Einzelheiten.

Zwei erzeugende Organe, die Nieren. Zwei Leiter, zwischen dem Entstehungs- und Sammelpunkt, die Harnleiter. Ein Sammelorgan, die Blase. Ein Verteilungsorgan, die Harnröhre (siehe Abbildung 5.2 auf der nächsten Seite).

Bemerken wir noch nebenbei, dass die Nieren-Schlagadern aus der Brust kommen, ungeachtet der damit verbundenen bedeutenden Entfernung.

Abbildung 5.2.: Organ der Brustabsonderung

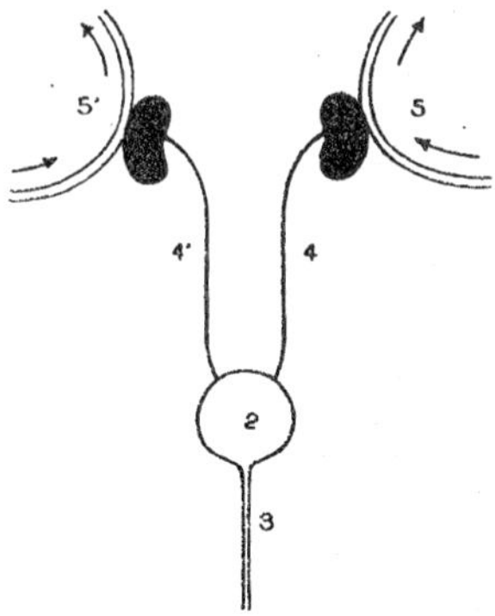

1. Niere (Erzeugung) 2. Blase (Sammlung) 3. Harnröhre (Verteilung) 4. Harnleiter 5. Blutkreislauf

Absonderungsorgan des Kopfes

Die Geschlechtswerkzeuge Es ist nicht schwer nachzuweisen, dass der Mastdarm das Absonderungsorgan des Bauches ist; auch nicht schwieriger in Wirklichkeit, zu demselben Schluss für die Nieren zu kommen, hinsichtlich des Blutkreislaufes; aber, können wir wetten, ein Träumer gescholten zu werden, wenn wir den Nachweis unternehmen, dass die *Geschlechtswerkzeuge die Verrichtung ausüben, zu gegebener Zeit die in den Ganglien angesammelte überschüssige Nervenkraft abzusondern.*

Die Arbeiten der zeitgenössischen Embryologen haben eine so vollkommen homologe (einander entsprechende) Beziehung zwischen den männlichen und weiblichen Geschlechtswerkzeugen nachgewiesen, dass man keinen Unterschied zwischen ihnen findet, wenn man sie wissenschaftlich und allgemein betrachtet und morphologische (Gestalts-)Besonderheiten außer acht lässt.

Die Abbildung 5.3 auf der nächsten Seite zeigt die Beziehungen auf, die z. B. zwischen den Hoden und dem großen Sympathikus bestehen. Wir unseres Teiles sehen in den Hoden tatsächlich Nervennieren mit der Aufgabe, die überschüssige Nervenkraft im geeigneten Augenblick abzusondern.

Diese Absonderung wird von einer gewissen vibrierenden Bewegung der bewuss-

Abbildung 5.3.: Absonderungsorgan der Nervenkraft

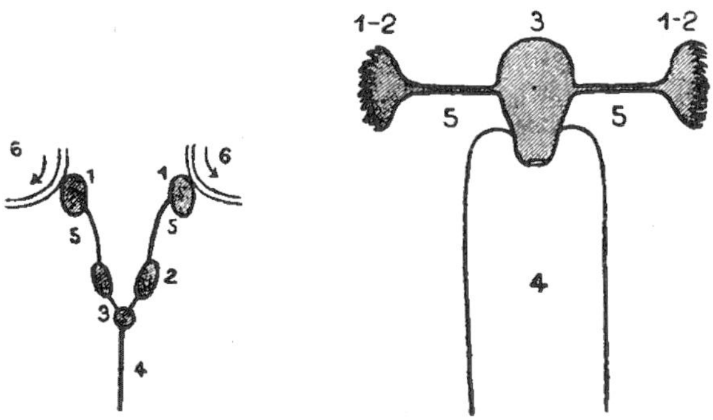

Männlicher Teil
1. Hoden 2. Samenbläschen
3. Vorsteherdrüse 4. Glied
5. Samenstrang 6. Blut

Weiblicher Teil
1. – 2. Eierstöcke
3. Gebärmutter
4. Scheide 5. Trompeten

ten und unterbewussten nervösen Zentren begleitet, die eine charakteristische angenehme Empfindung im Gefolge hat. Dieselbe wiederholt sich mit mehr oder weniger Lebhaftigkeit, jedesmal wenn eine Absonderung nervösen Fluids (in Freude, Begeisterung, Liebe usw.) stattfindet; sehr treffend hat L. LUCAS in seiner *»Neuen Medizin«* dies nachgewiesen. Wir scheinen uns zwar in Hypothesen zu bewegen, doch warum sollen wir eine Idee verschweigen, die uns seit langem schon beschäftigt?

Wir sehen in den Hoden etwas den Ganglien des großen Sympathikus Ähnliches im abgeänderten Sinne. Diese Ganglien entwickeln sich längs der Wirbeläule in eben derselben Gestalt wie die übrigen Ganglien des Nervensystems; hernach ziehen sie sich durch den Unterleib hin, bis sie ihren Bestimmungsort erreichen. Die Spermatozoen (Samentierchen) wären also tatsächlich Nervenzellen des organischen Lebens, aber begabt mit Eigenbewegung.

Auf diese Weise finden unter anderem das Gedächtnis, die Instinkte und Krankheits-Vererbung in den männlichen Zeugungsstoffen der Befruchtung ihre Erklärung. Letztere hätten danach keine anderen besonderen Eigentümlichkeiten, als die von Nervenzellen im allgemeinen. Es leuchtet ein, dass die volle Erschließung dieser Vermutung ein eigenes sehr eingehendes Studium erfordern würde; vielleicht veröffentlichen wir eines Tages eine Arbeit darüber. Hier beschränken wir uns darauf, eine besonders markante Tatsache anzuführen:

Die Spermatozoen zeigen unter der Einwirkung salpetriger Säure dieselbe Bewegung, wie die Nervenzellen.

Um zum Schluss zu kommen: Wir stellten einen Kreislauf fest, der dem Geschlechtsapparat entspricht und das allgemeine Gesetz aller überhaupt möglichen Kreisläufe erkennen lässt.

Wir finden da:

- Einen Erzeuger (Hoden und Eierstöcke)
- Einen Leiter (Samenstrang und FALLOPISCHE Trompete)
- Einen Sammler (Vorsteherdrüse und Sammelbläschen oder Gebärmutter)
- Einen Verteiler (Harnröhre oder Scheide)

6. Schluss

Wir stehen am Schlusse. Vor unseren Augen zogen alle Verrichtungen des menschlichen Organismus nacheinander vorbei, wobei wir sie, wie wir in der Einleitung sagten, unter dem allgemeinsten Gesichtspunkte darzustellen suchten, ohne jemals ihren Endzweck in der Natur aus dem Auge zu lassen. Unser Wunsch war es nicht, in diesem *Versuche* eine Abhandlung über Physiologie zu schreiben, die würdig unter den erleuchteten Erkenntnissen unserer Meister genannt wird. Die vorliegende Studie soll nur eine bescheidene Arbeit sein, die sich auf die Elemente der Physiologie gründet.

Der besondere Gesichtspunkt, in dem wir die verschiedenen Tätigkeiten des Organismus darstellten, veranlasst uns, das Vorhandensein von Kreisläufen im allgemeinen anzunehmen, deren Bewegung gleichem Gesetz gehorcht; und wiewohl der angewandte Ausdruck nicht in allen Fällen genau stimmt, wenn wir ihn dem Wortstamme nach betrachten, so ist es doch zweifellos, dass wir bestimmte Verrichtungen Kreislauf nennen können, sei es auch nur, um der Notwendigkeit enthoben zu bleiben, einen neuen Ausdruck zu schaffen, der die Frage auch nicht klarer gestalten würde. Wir werden weiter unten noch darauf zurückkommen.

Nehmen wir es vor der Hand für ausgemacht an, dass, wenn wir die Physiologie aus dem allgemeinsten Gesichtspunkte betrachten, das Vorhandensein einer aufsteigenden und fortschreitenden Bewegung der stofflichen Grundbestandteile im Organismus zweifellos erscheint, also eine Art Zuchtwahl (Selektion), die sich im Innersten der physiologischen Vorgänge abspielen würde.

Unser Körper zerfällt in drei Teile oder Zentren, von denen jedes seine umschließenden Häute besitzt. Der unterste Teil ist der Bauch, dessen wesentliche Organe unmittelbar vom Bauchfell und danach von der Haut umgeben sind. In der Mitte die Brust mit dem Rippenfell und Herzbeutel als erster und der Haut mit den Knochen als zweite Hülle, oben der Kopf, wo sich die Hirnhäute und danach ein knöcherner Behälter finden.

Die offenbare Analogie, die zwischen den drei Häuten: Bauchfell, Brustfell und Hirnhäuten, besteht, hat einige Autoren veranlasst, eine Ähnlichkeit auch unter den eingeschlossenen Organen selbst zu suchen.

Abbildung 6.1.: Allgemeines Schema des Kreislaufgesetzes

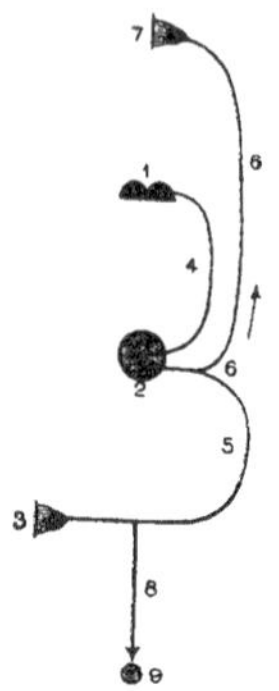

1. Erzeugung 2. Sammlung 3. Allgemeiner Verbrauch 4. Leitung von Erzeugungs- zum Sammelplatze 5. Leitung vom Sammel- zum Verbrauchsplatze 6. Leitung des verfeinerten Teiles 7. Verfeinerungsorgan 8. Leitung der abgesonderten Menge 9. Absonderungsorgan

So sehen sie im Gehirn ein Eingeweide bestimmter Art, ebenso in der Lunge, und dergleichen mehr.

Ein Wiener Doktor, Juan Malfatti de Montereggio, den wir schon wiederholt zitiert haben, behauptet sogar, dass jede einzelne der erwähnten Abteilungen des Organismus in Wahrheit ein Ei sei mit eigenem Embryo und entsprechendem Mutterkuchen und Strängen, außer den vorhängenden Organen.

Folgen wir dieser Betrachtungsweise, so hat der Bauch außer seinen Hüllen als Mutterkuchen die Leber und Milz und als Embryo den Magen. Die Unterleibsglieder erscheinen dann als Organe, die in direktem Abhängigkeitsverhältnis zum *Bauchei* stehen.

Das Brustei besäße als Mutterkuchen die Lungen, als Embryo das Herz, die Arme sind seine Ausdrucksorgane.

Und endlich das Kopfei würde als Mutterkuchen die Augen und Ohren haben (Malfatti sagt: »Das Gehirn nährt sich von Licht und Harmonie«) und als Embryo das Gehirn.

Man sieht hieraus, dass man eigentlich auch noch weitergehen und die Folgen dieser angenommenen Lehren annehmen müsste.

Wie dem auch sei, die Dreiteilung scheint sogar durch die Physiologie selbst geboten. In der Tat sehen wir, dass der Bauch zweifellos die Werkstatt ist, in der der für den ganzen Organismus nötige Stoff ausgearbeitet wird; dass er, einmal bereitet, in der Leber oder den Lymphganglien sich aufspeichert, alsdann zum oberen Gewahrsam aufsteigend, der Brust, mittels zweier großer Leiter, der Unterleberader und des Brustkanals; dass er in der Brust eine neue Umwandlung bewirkt, indem sich ein Teil von ihm durch noch wenig bekannte Vorgänge in Kügelchen (Erythrozyten) verwandelt und die Berührung oder Vereinigung mit einem anderen Elemente, der Kraft, durch die zugleich chemische und elektrische Erscheinung der Atmung bewirkt, woraus sich ergibt, dass die im Leibe mit stofflichen Ersatzteilen und in der Lunge mit dynamischen belebenden Elementen gesättigte Flüssigkeit zu allen Punkten des Organismus geführt wird, um ihnen Nahrung, Wärme und Leben zu bringen; dass die so herbeigeschafften nährenden Vorräte sich nicht ganz aufbrauchen und bestimmte Apparate in Aktion treten, um sorgsam den Kraftüberschuss, der bei Austritt aus den Arterien nicht verbraucht wurde, für das Lymphsystem zu sammeln, welches ihn für die größeren Gelegenheiten seiner Verwendung in Reserve hält; die Kraft verursacht, unter dem Einfluss dieser besonderen Ansammlung, die Entstehung einer bemerkenswerden Reihe von Erscheinungen, die von der Tätigkeit des Nervensystems abhängen; dass die Nervenzellen, mit dieser Kraft gesättigt, die Erscheinungen der Reflextätigkeit und die kompliziertesten des Bewusstseins hervorrufen, zur selben Zeit wie diese, das System des großen Sympathikus umwandelnde dynamische Tätigkeit, in ununterbrochene dynamische Tätigkeit übergehende, den Gang aller Organe leitet, die ohne Stöße und Unterbrechungen arbeiten, wie die Schlagadern und die Apparate des vegetativen Lebens; dass eine einzige Klasse von Stoff, welche das Blut herbeiholt, die Substanz für die so verschiedenen Zellen des Organismus bereitet, gleichwie die Embryonalzelle sich in die verschiedenen von ihr erzeugten Arten verwandelt und eine einzige, verschiedentlich modifizierte und aufgespeicherte Kraft alle die Erscheinungen des natürlichen und ebenso alle die des seelischen Lebens des Menschen leitet.

Seit 1853 verteidigte ein wahrhafter Gelehrter, der noch heute fast unbekannt ist (L. LUKAS) in seiner *»Neuen Medizin«* aufgrund ausgeführter Experimente den Gedanken von der Einheit der Kraft, welche alle natürlichen und seelischen Handlungen des Menschen verrichtet; und sollte jemand meinen, dass dies neue wissenschaftliche Ansichten seien, den könnten wir nach LUCAS berichtigen, dass als erster dasselbe klar und einfach HIPPOKRATES gesagt hat, der die einheitliche Kraft mit einem Ausdruck benannte, der in unsere Sprache übersetzt bedeutet: »das, was sich bewegt«.

Den Stoff erzeugen und in Reserve halten, die Kraft verdichten und aufbewahren, zuletzt diese Kraft und diesen Stoff für die Arbeit der Zentralorgane verteilen, das sind zusammengefasst die drei großen Tätigkeiten der drei Abschnitte, in welche der menschliche Körper zerfällt.

Füget zur Ergänzung eine Einleitung für den extraperitonelaen (außerhalb des Brustfelles gelegenen Teil) hinzu, der aus dem Organismus die verbrauchten, unverwendbaren Stoffe entleert und außerdem die für die Funktionen der Erneuerung eigenen Elemente umschließt, und ihr habt euch eine allgemeine, aber vollständige Idee über die behandelte Frage gebildet.

* *

*

Wir deuteten oben den allgemeinen Begriff an, welchen wir bei unserer Forschung mit dem Worte Kreislauf verbanden, und versprachen, die weite Fassung zu rechtfertigen, welche wir ihm geben.

Konstruieren wir ein Schema (siehe Abbildung 6.1 auf Seite 84), das bildlich alle Kreilaufsysteme bietet, abgesehen von unbedeutenden Einzelheiten.

Unter 1 sehen wir das der Erzeugung eigene Organ; nehmen wir beispielsweise den Blutkreislauf, so haben wir bei 1 an die Lungen zu denken: von hier zweigt sich eine Leitung (4) ab, die Lungenader, die das Erzeugungs- mit dem Sammelorgane (2) verbindet, dem Herzen. Vom Herzen geht das Organ der allgemeinen Verteilung aus, die Aorta; die Aorta liefert allen Organen die zur Verteilung des Blutes nötigen Arterien.

Jedoch ein Teil der Blutkraft wandelt sich in Nervenkraft, und wir können diese Verwandlung als einen wahrhaften *Verfeinerungsprozess* betrachen. Wir sehen dies an der Leitung (6 – 6), die mit dem Organ (7) (dem Gehirn, nach Dr. Luys) in engster Verbindung verbunden steht.

Endlich haben wir auch ein Absonderungsorgan, bestehend in einem Leiter (8), *der Nierenschlagader,* und einem besonderen Organ, der Niere.

Die schematische Zeichnung ist so gemacht, dass man an Stelle der Zahlen den entsprechenden Namen der verschiedenen Organe fast aller Kreisläufe setzen kann, wie Tabellen 6.1 auf der nächsten Seite und 6.2 auf Seite 88 zeigen.

Tabelle 6.1.: Allgemeine Aufstellung der Beziehungen und Unterschiede zwischen den verschiedenen Organen des menschlichen Körpers (Synthetische Physiologie)

Nummern	Allgemeine Gesichtspunkte	Zentrifugale Kreisläufe		Röhrenkeisläufe		Zentripetale Kreisläufe	
		Blut	Nervenfluid	Lymphe	Nervenfluid	Blut	Nervenfluid
1	Erzeugung	Lunge	Vorderhirn	Arterielle Haargefäße oder Zellengewebe	Vordermark	Venenhaargefäße	Empfindungs- organ
2	Aufspeicherung	Rechtes Herz	Graue vordere Markzentren	Lymphganglien (Lymphgeflecht)	Sympathische Ganglien und Geflechte	Rechtes Herz	Markganglien; Ganglien
3	Verbrauch	Verschiedene Organe	Motorisches System der gerillten Fasern	Adernsystem	Glattfaserige Organe	Lunge	Hinterhirn
4	Leitung von 1 nach 2	Lungenader	Fasern der Umkreisungen zu den Ganglien	Lymphgänge von den Haargefäßen zu den Ganglien	Fäden vom Mark zu den Ganglien	Adern	Empfindungsnerv
5	Leitung von 2 nach 3	Aorta und Schlagadern	Vordere Markstränge und motorische Nerven	Brustkanal	Vasomotorische Nerven	Lungenschlagader	Hinterer Markstrang
6	Leitung des verfeinerten Teiles	Truncus bactrio- cephalicus		Lungenarterie			
7	Verfeinerung	Kleinhirn	Psychischer Kreislauf	Lunge			Psychischer Kreislauf
8	Leitung der Absonderung	Nierenschlagadern			Hodenstränge		
9	Absonderungs- oder Entladungsorgan	Nieren			Hoden		

Tabelle 6.2.: Ergänzungskreisläufe

Nummern	Allgemeine Gesichtspunkte	Ergänzungskreisläufe				
		Nahrungsmittel	Luft	Harn	Entladung des Nervenfluids	Erneuerung des Stoffes
1	Erzeugung	Mund	Nase	Niere	Hoden	Eingeweidehaare
2	Aufspeicherung	Magen	Nasenwand und -grübchen	Blase	Samenbläschen und Vorsteherdrüse	Leber, Glykogen, Milz
3	Verbrauch	Eingeweidehaare	Lungenalveole	Absonderung	Zeugung	Adernsystem
4	Leitung von 1 nach 2	Pförtner	Von der Nasenöffnung zur Nasenwand	Harnleiter	Samenstrang	Magensaftgefäße und Pfortader
5	Leitung von 2 nach 3	Dünndarm	Kehlkopf und Bronchien	Harnröhrenkanal	Harnröhre	Unterleberader und Brustkanal
6	Leitung des verfeinerten Teiles	Magensaftgefäße	Bluthaargefäße			
7	Verfeinerung	Leber und Milz	Linkes Herz			
8	Leitung der Absonderung	Mastdarm	Bronchien und Kehlkopf (Ausatmung)			Gallengang
9	Absonderungs- oder Entladungsorgan	After	Mund (Einatmung)			Leber (gallige) und Gekrösedrüse nach Folz)

Die Tabellen wurden nach einem noch sehr wenig bekannten Verfahren konstruiert. Es besteht darin, dass man die Ziffern einer PYTHAGOREISCHEN Tafel durch Ideen ersetzt, die unter sich gleiche Beziehungen haben, wie die Zahlen, und das Ergebnis genauso wie die Zahlen liest.

Nehmen wir ein Beispiel:

Wir wählen ein beliebiges Organ, den Brustkanal (3. senkrechte Reihe und 5. waagerechte Reihe) und suchen den Beginn beider Reihen, so finden wir die Bezeichnung Aorta und Lymphe, woraus die Definition folgt:

- *Der Brustkanal ist die Aorta der Lymphe.*

Wir bringen auf diese Weise eine Forschungsmethode zur Anwendung, die alle Aufmerksamkeit verdient, *die Analogie,* die unseren Vorfahren als Grundlage für ihre Arbeiten diente. Wir wollten nur die Anwendung dieser Methode zeigen, um unsere Arbeit so vollständig wie nur möglich zu machen, auch in Hinblick auf diese seltsamen Fragen.

Um zum Schlusse zu kommen, betrachten wir die Abbildung des allgemeinen Zusammenhanges auf der nächsten Seite.

Das Zusammenhangsschema

Drei konzentrische Segmente setzen die Abbildung zusammen.

- Nach außen: das Nervensystem.
- In der Mitte: das Blutsystem
- Im Zentrum: das Lymphsystem

darunter die Absonderungsorgane. Man vergleiche diesen Aufbau in seinen Beziehungen zu den Keimblättern des Embryos.

Das zentrale Segment Im Mittelpunkte der Figur bezeichnen der Magen und der Mastdarm den Ein- und Austrittspunkt der Substanzen im Körper. Die Chylusgefäße samt der Milz als Verdichtungsmittelpunkt (nach MALFATTIS Hypothese) an den Brustkanal grenzend, und die Venen, mit der Leber als Verdichtungsmittelpunkt, an die Pfortader grenzend, bilden den Erneuerungskreislauf der stofflichen Bestandteile des Organismus.

Abbildung 6.2.: Synthetische Physiologie, Zusammenhang (Halbschema)

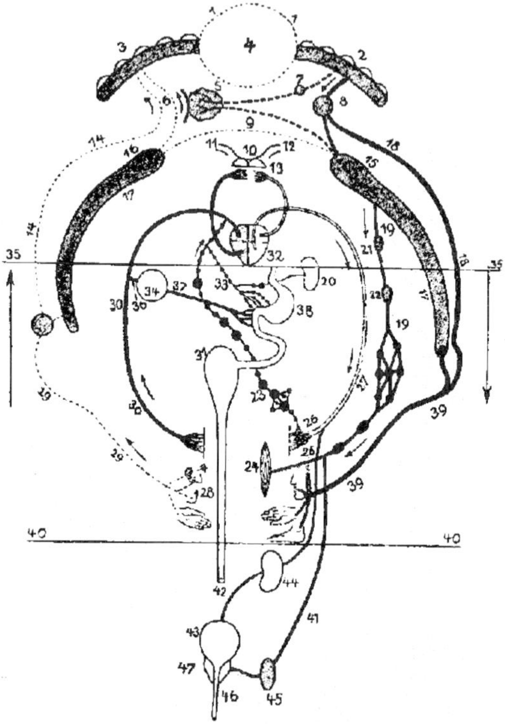

1. Psychischer Kreislauf 2. Vorderhirn 3. Hinterhirn 4. Umwandlung der Empfindung in Gedanken 5. Kleinhirn 6. Blut 7. Roter Kern 8. Hirnganglien 9. Reflexer Kreislauf 10. Luft 11. Einatmung 12. Ausatmung 13. Lunge 14. Empfindungsleitung 15. Vordere graue Substanz 16. Hintere graue Substanz 17. Mark 18. Bewegungsleitung 19. Großer Sympathikus 20. Milz 21. Aorta 22. Ganglien 23. Lymphgangliensystem 24. Glatte Fasern 25. Raue Fasern 26. Haargefäße 27. Arterien 28. Sinn(e) 29. Empfindungsnerv 30. Adern 31. Dickdarm 32. Herz 33. Chylusträger 34. Leber 35. Zwerchfell 36. Unterleberader 37. Pfortader 38. Magen 39. Bewegungsnerv 40. Untere Grenze des Bauchfells 41. Extraperitonealer Teil (Absonderung) 42. After 43. Blase 44. Niere 45. Hoden 46. Harnröhre 47. Samenbläschen

Die Kette der Ganglien und der Geflechte (Plexus) des Lymphkreislaufes, die mit den arteriellen Haargefäßen beginnen und das Venensystem in der Nähe des Herzens treffen, zeigen uns im Schema den Lymphkreislauf, eine förmliche Drainierung des Stoffes, der während des Blutkreislaufes nicht verbraucht wurde. Zuletzt kommt der Mastdarm mit den Absonderungswegen der nicht assimilierten Stoffe.

Das mittlere Segment In der Mitte gewahren wir das bekannte Blutkreislaufsystem. Links die Zirkulation des roten Blutes, des mit Stoff und Kraft beladenen Blutes, die ein Doppelstrich bezeichnet. Von der Lunge geht das Blut zu den Organen, wobei es die linke Herzhälfte passiert, den großen Regulator dieser Zirkulation.

Zur rechten der zentripetale Kreislauf des dunklen Blutes, der durch einen schwarzen Strich angedeutet ist.

Von den Venen-Haargefäßen geht das Blut zur rechten Herzhälfte und sättigt sich unterwegs mit Materie unter dem Einflusse der Unterleberader und des Brustkanals. Von der rechten Herzhälfte geht das Blut durch den Ventrikel zur Lunge, belädt sich mit Kraft und kommt belebt zurück, ein neues Kontingent an Kraft und Stoff mit sich führend.

Das periphere Segment Die Blutkraft, (nach LUYS' Theorie) im Gehirn sublimiert, wird in Nervenkraft verwandelt und nimmt zwei Richtungen an, je nachdem, ob der Reiz, der Ursprung des Stromes, vom Zentrum nach außen oder umgekehrt fortschreitet.

Wurzelt der Reizpunkt in den Sinnen, so flutet der Reiz zentripetal. Der Reiz durchkreuzt das hintere Markganglion und sucht entweder das Hinterhirn auf (bewusster Kreislauf) oder die graue hintere Markmasse und von da die graue vordere (reflexer Kreislauf).

Trifft der Reiz das Gehirn, so entsteht ein Nervenstrom, dessen physiologische Voraussetzungen noch nicht genügend ergründet sind, und der *psychische Kreislauf* entsteht.

Das Ergebnis dieses psychischen Kreislaufes ist die Erzeugung eines Gedankens, der von innen nach außen wirkt, wie der stoffliche Gegenstand, der Ursprung der Empfindung, von außen nach innen wirkte. Der Strom geht vom Vorderhirn durch die Projektionsfibern erster Ordnung, folgt den motorischen Strängen des Vordermarkes, dann den motorischen Nerven und kommt zu den Organen von gastrischen Muskeln, um die im Hirnzentrum entstandene Idee in Handlung oder willkürliche Bewegung umzusetzen.

Wenn der Reiz geraden Wegs vom Hintermark (graue Substanz) zum Vordermark geht, so spielt der psychische Kreislauf keine Rolle. Die Empfindung verwandelt sich auch in Bewegung, aber ihre Kraft und Ausbreitung hängen einzig von der Größe des Reizes ab.

Die überflüssige Nervenkraft wird speziell im System des großen Sympathikus geleitet und aufgespeichert, dessen Ganglien und Geflechte Punkt für Punkt den Lymphganglien und -geflechten entsprechen. Dank dieser Drainierung, die von den grauen vorderen Markteilen ausgeht, verwandelt sich die Nervenkraft, die in den vorhergehenden beiden Kreisläufen stoßweise arbeitet, in eine zusammenhängende, die auf die Organe und die glatten Muskeln wirkt.

Im untersten der drei Segmente befinden sich:

1. Der extraperitoneale Teil des Mastdarmes, das Ausscheidungsorgan des Nahrungsmittel-Kreislaufes und des Unterleibes überhaupt.
2. Die Nieren und die Blase, mit ihren entsprechenden Leitern, die Absonderungsorgane des Blutkreislaufes und der Brust überhaupt.
3. Die Hoden, die Samenbläschen und anhängende Leiter, die wir als die Organe schneller Absonderung betrachtet haben, nämlich der Nervenkraft.

Die Abbildung 6.2 auf Seite 90 gibt, wir wiederholen es, unseren ganzen Grundriss mit solcher Genauigkeit und Deutlichkeit wieder, wie nur möglich; und wir geben uns der Hoffnung hin, dass der Leser etwaige Mängel im einzelnen entschuldigen wird, angesichts des vorgetragenen synthetischen Gedankens.

Auf die Bedeutung, die bestimmten Teile des Nervensystems; Sympathikus, Sonnengeflecht, zentripetale und zentrifugale Fasern und endlich kleines Gehirn, endlich Leber und Milz auf die Aufnahme, die Umbildung, Verarbeitung und endlich Ausstoßung des Kraftstromes haben, ist in dem praktischen, das heißt medizinisch therapeutischen Ergänzungswerke zu dieser Physiologie *»Die Grundgesetze der Elektro-Homöopathie«* von THEODOR KRAUSS 2. Auflage hingewiesen.

Denn die Elektro-Homöopathie ist die einzige Heilweise (Therapie), die aus den Lehren der synthetischen Physiologie eines Dr. ENCAUSSE auch die entsprechenden praktischen Folgerungen zu ziehen weiß.

Die Anwendung dieser zentralen Ideen für die miasmatische Homöopathie ist eines unserer Ziele für die nächsten Jahre.

Das ist auch der Grund, weswegen jeder, der in die Miasmatik und die miasmatischen Komplex-Homöopathie wissenschaftlich eindringen und sich dieselbe pysiologisch klar machen will, die Ideen Dr. ENCAUSSES kennen sollte.

Teil II.

Die Pest

7. Historisches

Die Pest (von lateinisch pestis = ansteckende Krankheit, Seuche) ist ein großes Kapitel unserer Menschheitsgeschichte, weshalb wir an dieser Stelle nur Akzente setzen können, die der miasmatischen Therapie dienlich sind. Die Geschichte der Pest ist eine besonders leidvolle, denn der »Schwarze Tod« gilt als eine der ältesten und gefährlichsten Seuchen.

Die Pest tritt stets epidemisch oder gar pandemisch auf, ihre verheerenden todbringenden Seuchenzüge lassen sich bis ins Altertum zurückverfolgen. Von besonderer medizinhistorischer Bedeutung sind drei große Pandemien:

- Von 541 bis 595 wütete die Pest des Justinianus, die aus Kleinasien kam und fast alle Mittelmeerländer überzog.
- »Schwarzer Tod« wurde von den Historikern die zweite große, von Zentralasien ausgehende und sich über Indien nach Westen ausbreitende Pandemie genannt. Sie erfasste schließlich ganz Europa bis zum Ural. Ihren Höhepunkt hatte sie zwischen 1348 bis 1352, um dann im 18. Jahrhundert vollständig zu erlöschen. $^1/_3$ der abendländischen Bevölkerung fiel ihr zum Opfer, ca. 25 Millionen Menschen starben.
- Die dritte große Pestseuche entstand 1890, breitete sich von Innerasien über Hongkong aus und hatte ihren Höhepunkt kurz nach der Jahrhundertwende.

7.1. Das erste Jahrtausend

Die Beulenpest zeigte sich bereits in der Bibel, wo sie im Zusammenhang mit massivem Auftreten von Ratten und Mäusen erwähnt wurde, was nahelegt, dass es sich hierbei um eine Pestepidemie handeln könnte.

Sie wurde bereits im antiken Griechenland um 430 v. Chr. von Thukykides erwähnt.

Später gab es die »Antoninische Pest« zur Zeit des Kaisers Antoninus Pius (138 – 161 v- Chr.).

Die erste große historisch bekannte Pestwelle beginnt aber erst im Jahre 541 nach Christus.

Die zeitgenössische Ansicht war, dass sie aus Äthiopien eingeschleppt wurde und bald auf das Nildelta übergriff und Alexandrien verseuchte. Über Syrien und Antiochia erreichte sie schließlich 542 Konstantinopel. Man nannte diese Pest »Pest des Justinianus«, da dieser seinerzeit in Konstantinopel herrschte. Konstantinopel verlor 1.000 Menschen pro Tag. Drei Jahre später, also im Jahre 545, war die Seuche soweit abgeklungen, dass Justinianus sogar ihr Ende proklamierte.

Leider war das nur eine Atempause, denn schon 557 brach die Pest erneut in Antiochia und dann wieder in Konstantinopel aus. Gallien und Germanien waren 545/546 von ihr betroffen. Von da an wütete sie bis zum 8. Jahrhundert im Abstand von 12 Jahren, grassierte zwei oder drei Jahre lang in einem bestimmten Gebiet und schwächte sich dann wieder ab, ohne dass man eine Erklärung für den eigenartigen Rhythmus finden konnte.

Durch die Pest wurden die Nahrungsmittel dezimiert, und die Transportwege brachen zusammen, sodass Hungersnöte der Seuche stets folgten und das Leid der Menschheit noch verschlimmerten. Historischen Aufzeichnungen zufolge manifestierte sich die Seuche zum letzten Mal 750 in Palästina und 767 in Neapel.

7.2. Die Pest im Mittelalter

7.2.1. Die erste Pestwelle

Seit der Antike ist die Pest bekannt und immer wieder kam es zu schweren Ausbrüchen der Seuche in Asien und Europa. In den Jahren 1347 bis 1353 kostete die Krankheit rund 25 Millionen Menschen das Leben, was einem Drittel der damaligen Weltbevölkerung entsprach und die Menschen vom »Großen Sterben« sprechen ließ. Manche Städte wurden ganz entvölkert.

Im Jahre 1331 brach eine Pest-Pandemie in China aus. Dort tötete sie fast zwei Drittel der Bevölkerung und wanderte dann langsam Richtung Europa.

1338/39 erreichte sie die christliche Gemeinschaft der assyrischen Kirche des Ostens von Issyk-Kul am Balkhaschsee in Kasachstan.

1345 kam sie in Sarai an der unteren Wolga auf der Krim an.

1346 traf sie in Astrachan ein.

1346 erreichte die als »Schwarzer Tod« in die Geschichte eingegangene größte Pestepidemie des Abendlandes die Grenzen Europas.

7.2.2. Die zweite Pestwelle

Die zweite große Pestwelle beginnt um 1347 in Kaffa auf der Krim. Auf der Krim rieben sich ständig Tataren an italienischen Kaufleuten. Schließlich wurden die Italiener in Kaffa eingeschlossen. Da brach unter den Belagerern die Pest aus. In letzter Sekunde schienen sie um ihren Sieg betrogen worden zu sein. Daher katapultierten sie die Leichen der verstorbenen Soldaten über die Mauern.

Sofort grassierte die Seuche in der ganzen Stadt und viele Menschen suchten die Flucht. Viele flohen übers Meer, um der Pest zu entkommen und nahmen so die Krankheit mit auf die Schiffe. Die Galeeren, die mit Kranken überhäuft waren, liefen den Hafen von Messina an. Die Einwohner erkannten das Übel, das die Hilfesuchenden im Schlepptau hatten, zu spät. Binnen weniger Wochen hatte sich die Pest in ganz Sizilien ausgebreitet. Bis zum Dezember hatte sie ganz Italien und Südfrankreich befallen. In Venedig starben täglich 600 Menschen, Florenz musste die Seuche mit der Hälfte der Bevölkerung bezahlen.

Obwohl die Alpen im Norden für eine Zeit lang als natürliche Barriere dienten, hatte die Pest nach einem Jahr weite Teile Europas und Nordafrikas erreicht, denn es waren vor allem die Seewege, über die sich die Seuche ausbreitete: nach Frankreich, Spanien, England, den Niederlanden, Deutschland, nach Großbritannien und Irland.

1350 griff sie nach Skandinavien über und drang im Osten tief nach Russland vor. Nach sechs Jahren des Wütens erreichte sie wieder ihren Ausgangsort Kaffa auf der Krim.

Deutschland wurde in den Jahren 1349 und 1350 von der Seuche erfasst. Besonders hart traf es Norddeutschland. Insgesamt hat Europa in der Pestepidemie von 1347 bis 1351 ein gutes Drittel seiner Bevölkerung verloren. Wenn dies auch eine Zeit ist, in der allenfalls noch ein paar Adelige Ahnenforschung betreiben können, so ist dies für die Herkunft der Familien nicht ganz unwichtig. Wenn ein Drittel der Bevölkerung an einer Epidemie stirbt, bedeutet es nicht, dass in allen Orten und Regionen jeder Dritte gestorben ist. Es bedeutet, dass ganze Landstriche fast ausgerottet wurden, während andere glimpflich davon kamen.

Nach 1351 kehrte die Pest im Durchschnitt etwa alle neun bis zwölf Jahre wieder, wobei die schlimmste Epidemie des ausgehenden Mittelalters Europa im Jahre 1400 erreichte.

Es setzte also nach der Pestepidemie eine Migration in die entvölkerten Gebiete ein, wie es sie seit den großen Völkerwanderungen nicht mehr gegeben hatte.

Im Jahre 1347 liefen im Hafen von Genua Handelssegler ein. Der abgestellte Wachtposten rief: »Das Pestschiff! Heilige Mutter Gottes! Verschone uns vor dem schwarzen Tod!«

In Griechenland und Sizilien hatten diese drei Schiffe bereits die Erkrankung eingeschleppt, waren aber mit panisch verängstigter Mannschaft wieder auf See gezwungen worden und versuchten nun die Landung in Genua.

Doch die Kunde vom schwarzen Tod war Ihnen vorausgeeilt. Der Schreckensruf des Ausgucks löste den erbitterten Widerstand der Genueser aus. Mit brennenden Pfeilen versuchten sie zu verhindern, dass die todbringende Seuche an Land kam.

Die Schiffe konnten auf diese Weise vertrieben werden, nicht aber die Krankheit. Diese war von der Krim ausgegangen und gelangte auf unbekannte Weise in die Stadt. Genauso, wie sie zwischen 1347 und 1352 zahllose Städte und Dörfer Europas zwischen Konstantinopel und Grönland heimgesucht hatten.

Um die Ansteckungsgefahr zu mindern, wurden seit 1374 die in Mailand einlaufenden Schiffe für 40 Tage unter Quarantäne[1] gestellt. Man schätzt, dass etwa 25 Millionen Menschen, rund ein Drittel der damaligen Bevölkerung Europas durch den Schwarzen Tod umkamen.

Die Pandemie wütete nicht gleichmäßig, sondern ließ einige wenige Gebiete fast unberührt, darunter große Teile Polens und Belgiens, sowie die Städte Mailand und Prag, während sie in anderen Gebieten so stark zuschlug, dass ganze Landstriche entvölkert wurden.

Nach 1356 brach die Seuche erneut in etlichen französischen Städten aus, und bis 1670 gab es nicht ein Jahr, in dem nicht mehrere Orte Frankreichs von der Krankheit heimgesucht worden wären. Es gab Orte, die völlig verschont blieben, andere wurden mehrfach heimgesucht.

Zu Beginn des 15. Jahrhunderts begann man in Italien richtige Pestlazarette einzurichten, die aber erst um 1500 auch diesen Namen erhielten. Venedig war die erst Stadt, die im Jahre 1423 ein eigenes Spital speziell für Pestkranke errichtete, um die Kranken zu isolieren und sie bis zu Ihrer Genesung oder ihrem Tod zu versorgen. Leider war öfters das Zweite der Fall, denn in den Spitälern konnte sich der Erreger ungehindert ausbreiten, und so kam fast niemand lebend aus solchen Einrichtungen wieder heraus.

---

[1] Quarantäne stammt vom italienischen *quaranta giorni* = 40 Tage

Auch in Deutschland gab es im 15. Jahrhundert immer wiederkehrende Pestwellen: 1449 bis 1453, in den Jahren 1463/64, zwischen 1480 und 1486, von 1494 bis 1499 und auch im 16. Jahrhundert setzten sich diese Bewegungen fort.

Gegen diese zunehmend häufig wiederkehrende Erscheinung, von der schließlich nicht nur das einfache Volk betroffen ist, beginnen sich im 15. Jahrhundert auch die Städte zur Wehr zu setzen.

Die Stadt Basel erlässt gegen 1400 ein Seuchengesetz, das allen von Beulenpest, Lungenschwindsucht, Epilepsie, Krätze, Antoniusfeuer, Milzbrand und Aussatz befallenen Personen verbietet, ihren Mitbürgern Nahrungsmittel anzubieten. Zuwiderhandeln wird mit Ausweisung bedroht.

In den Jahren 1500 bis 1503 trat die Pest - wie neuere Forschungen gezeigt haben - in ganz Europa verstärkt auf. Sie verbreitete sich entlang der Handels- und Pilgerwege (Fluß oder Straße). In manchen Städten starben, den zeitgenössischen Quellen zufolge, die Hälfte der Einwohner, so in Basel und Stuttgart. Pforzheim lag an einer wichtigen Handelsstraße, die den elsässischen mit dem württembergischen Wirtschaftsraum verband. 1501 herrschte aufgrund schlechter Ernten eine große Hungersnot im Schwäbischen. Man importierte im großen Umfang Getreide und andere Feldfrüchte aus dem Elsass und aus Böhmen. In beiden Gebieten grassierte seit dem Vorjahr die Pest und so dürfte die Seuche im Spätsommer 1501 auch nach Pforzheim gekommen sein.

Die wirksamste Vorbeugung war die Flucht in pestfreie Gebiete, die in den Pesttraktaten der Ärzte meist als erster Ratschlag zu finden ist. Jedoch konnten sich nur reichere Schichten, die über Güter auf dem Lande oder über entsprechende Beziehungen verfügten, längere Zeit von Beruf und Haus fernhalten. Die Bewohner, die in den Städten blieben, suchten mit Prozessionen das Unheil von sich abzuwenden. Flucht vor der Pest bedeutete für arme Familien oft den Abstieg in die Schicht der Bettler.

Im späten Mittelalter nistete sich die Pest am Mittelmeer als bleibende Krankheit ein. Sie wurde endemisch. Das bedeutete, dass sie niemals mehr ganz verschwand, aber auch nicht mehr so verheerend vernichtete. Es gab Menschen, die immun geworden waren. Man lernte mit der Infektion umzugehen, schuf Quarantänemaßnahmen oder entwickelte nützliche Rituale.

7.3. Die Pest in der Neuzeit

Kommt die Pest, so betet der Heide, der Moslem bleibt, es flieht der Christ.

1575 starben in Venedig mehr als 46.000 Menschen. 1665/1666 kam es in London zu schweren Epidemien mit ca. 99000 Toten. 1678/79 flackerte die Pest erneut in Wien auf, und zwar in den Teilen der Leopoldstadt, die häufig von Hochwasser überflutet wurden. Als man am Ende des Jahres Bilanz zog, da bemerkte man, dass Wien niemals zuvor mehr Menschen verloren hatte. In England gab es nach der Pest zu London von 1667, bei der 70.000 Menschen starben, keine Epidemie mehr. In Skandinavien mordete der schwarze Tod noch einmal 1712 in Malmö, und in Mitteleuropa tauchte die Pest zuletzt 1716 in Österreich auf. Frankreich hatte 1720 und 1786 ein letztes Mal mit der Pest zu kämpfen, und zwar beide Male in Marseille.

- Seit dem 17. Jahrhundert hatte sich dann die Bezeichnung »Schwarzer Tod« durchgesetzt.

Die Bezeichnung kommt wahrscheinlich durch die ausgedehnten Blutungen in der Haut, die im geronnenen Zustand eine schwärzliche Farbe annehmen.

Die Bedrohung durch die Krankheit hielt an. Im Orient grassierte die Seuche weiterhin, und die Menschen wussten, dass sie von dort aus wieder nach Europa übergreifen konnte. Und das tat sie dann auch, so 1819 auf Mallorca und 1828 in Odessa.

Mit dem immer stärker werdenden internationale Handel kam es gegen Ende des 19. Jahrhunderts erneut zu einer Ausbreitung der Pest in der ganzen Welt. 1896 tauchte die Krankheit in Bombay auf, 1897 dann in Suez, 1899 in Südafrika, 1900 in San Francisco und 1920 gab es Tote in Paris und Marseille, obwohl es in Frankreich zu keiner Epidemie kam.

Ende des 19. Jahrhunderts, sowie 1911 und 1921 grassierte die Pest in der Mandschurei. Die Ärzte der Welt eilten dorthin, um erstmals nach Entdeckung des »Erregers« eine Pestepidemie mit eigenen Augen zu verfolgen.

An unauffälliger Stelle in den Zeitungen werden auch heute noch immer wieder kleinere Pestzüge in Afrika oder Kalifornien erwähnt, so wie die Pest 1991 in Afrika.

Auch heute ist die Pest nicht ausgerottet. Nicht zuletzt deswegen gibt es weiterhin so antiquiert anmutende Maßnahmen wie umfassende Entrattungen der Schiffe.

Das Erlöschen der Pest steht vermutlich in Zusammenhang damit, dass seit dem 16. Jahrhundert die Hausratte allmählich von der Wanderratte verdrängt wurde, die die Nähe zum Menschen meidet.

8. Der kosmische Ur-Sprung der Pest

Ähnlich wie auch bei der Syphilis, glaubte man die Pest durch eine kosmische Konstellation begründet zu sehen. Es gab eine große Konjunktion im Sternzeichen Wassermann, die man für die Pest verantwortlich machte.

> »Es ist die Sitte der Götter, sobald *Sol* auf seiner Wanderung eine bestimmte lange Reihe von Jahrhunderten durchmessen hat, dass von *Jupiter* die Schicksale entschieden werden und alles nach der Ordnung ausgebreitet wird, was auch immer die Erde und den Himmel an Zukünftigem erwartet. Als dieser Zeitpunkt schon unsere Zukunft bedrohte, da heißt der höchste Schöpfer der Dinge und der König der überirdischen Mächte, *Jupiter* als Gefährten seiner Werke herbeizukommen den *Saturn* und den *Mars*. Der *Wassermann* entriegelt den Eingang mit den doppelten Torflügeln und tut den Göttern die Hallen auf.«[5]

8.1. Das Pariser Pestgutachten von 1348

Während die Kirche ebenso wie die Geißler (Flagellanten) die Pest als Strafe Gottes für die Sünden der Menschen interpretierten, behaupteten diejenigen, die das Gerücht von der Brunnenvergiftung durch die Juden in die Welt setzten, den künstlichen Aspekt der Krankheit.

Zwischen diesen beiden Extremen eröffnete sich ein breiter Raum für die Formulierung medizinischer Theorien über die Entstehung der Seuche. Eine der ersten Stellungnahmen findet sich in dem Gutachten, das die Professoren der medizinischen Fakultät der Universität Paris im Oktober 1348 auf die Bitte des Königs Philipps VI. (1239 bis 1350) von Frankreich vorlegten.

Die Pariser Medizinprofessoren führten die Pest auf eine seltene, sich nur alle 318 Jahre (1345, 1663, 1981) ereignende Konjunktion der drei äußeren Planeten Saturn, Jupiter und Mars zurück. Die letzte Konjuktion hatte am *20. März des Jahres 1345* in dem als warm und feucht geltenden Sternzeichen Wassermann stattgefunden:

»Die große Konjuktion vom 20. März 1345, insbesondere der feuchte und heiße Jupiter in Beziehung zum Mars, der zwar trocken, aber ebenfalls heiß ist, habe von der Erde und dem Wasser üble Dämpfe aufsteigen lassen, die die Luft verdorben hätten. Diese verdorbene Luft, das Miasma, gelange durch die Atmung, aber auch durch die Poren in den Körper, wo sie die feuchte Umgebung des Herzens faulen lasse, dem die Qualitäten feucht und heiß zugeordnet sind, wodurch die Pesterkrankung entstehe.«

Dieses System der Betrachtungsweise half zwei Probleme zu erklären:

1. die Frage, warum so viele Menschen gleichzeitig erkrankten (miasmatische Luft)

2. die Frage, warum nicht alle Menschen erkrankten (individuelle Disposition der Säftemischung. Diejenigen bei denen das warme und feuchte Element überwog, zum Beispiel Säuglinge und Kleinkinder, waren besonders gefährdet.)

8.2. Humoralpathologie

Die Ärzte des 14. Jahrhunderts standen der rätselhaften Krankheit vollkommen ratlos gegenüber. Eine wissenschaftliche Basis sahen sie in der auf dem antiken Viererschema aufbauenden Humoralpathologie. Man griff dazu auf die Texte der hippokratischen Ärzte und Galens (129 – 199) zurück, nach deren Lehrmeinung die Infektion eine fehlerhafte Mischung der vier Körpersäfte war, nämlich ein Überschuss an Blut und damit ein Zuviel an Wärme und Feuchtigkeit.

Wärme und Feuchtigkeit wurden auch mit der Himmelsrichtung Süden assoziiert, aus der die Pest tatsächlich auch kam.

Die Viersäftelehre ging von den Primärqualitäten:

1. heiß

2. kalt

3. feucht

4. trocken

aus und ordnete diesen die vier Körpersäfte zu:

1. Blut ist feucht und heiß
2. gelbe Galle ist trocken und heiß
3. schwarze Galle ist kalt und trocken
4. Schleim ist kalt und feucht

Die Kombination von je zwei Primärqualitäten wurde nach dem Prinzip der Analogie von Mikrokosmos und Makrokosmos auch den Planeten zugeordnet:

1. Jupiter = feucht und heiß
2. Mars = tocken und heiß
3. Saturn = kalt und trocken

Aus der Humoralpathologie wurden verschiedene Verhaltensmaßregeln abgeleitet:

- die Fenster sollten nur nach Norden geöffnet werden
- Schlaf zur Tageszeit war verboten
- schwere Arbeit verpönt
- feuchtschwüles Klima und Südwind galten als gefährlich
- die Luft über stehenden Gewässern ebenfalls
- die Schönheit junger Mädchen würde die Pest anziehen

Es starben tatsächlich mehr Frauen als Männer und mehr Junge als Alte, was die Humoralpathologie zu bestätigen schien.

8.3. Die große Konjunktion im Wassermann

In dem Glauben, dass eine allgemeine Schwingungs-Änderung der Erde verantwortlich für dieses Unglück sei, wandte sich der Blick nach oben zu den Sternen, wo die Götter seit jeher unser Schicksal bestimmen.

Erinnern wir uns daran, dass die ELOHIM die *zodiakalen Kräfte* bündelten, um unser Universum zu schaffen[5]. In diesen zodiakalen Kräften gibt es fixe Punkte (die so genannten Sternzeichen) und bewegliche Elemente (die Planeten). In der Astrologie ist die Konstellation der Planeten zu ihren fixen Plätzen im Universum sehr wichtig. So regiert zum Beispiel der Mond den Krebs und kann die Energie dieses Sternzeichens auf diese Weise in andere zodiakale Schwingungen hineintragen. In einigen Sternzeichen wird die Wirkung verstärkt, in anderen vermindert.

Auch spielen die Stellungen der Planeten untereinander eine große Rolle.

Wichtige Stellungen sind die *Konjunktionen* (alle Planeten stehen in einer Linie oder zumindest sehr nah beieinander), *Quadrate* (Planeten stehen im 90° Winkel zueinander) und *Oppositionen* (Planeten stehen sich gegenüber).

Es gibt natürlich noch eine große Menge anderer Beziehungen, die bedeutsam sind, die aber für unsere Belange nicht interessieren.

Weiterhin ist von Wichtigkeit, dass es 7 persönliche Planeten gibt, die für das individuelle Schicksal verantwortlich sind:

1. Merkur (☿)
2. Venus (♀)
3. Erde (♁)
4. Mars (♂)
5. Luzifer (⚳)
6. Jupiter (♃)
7. Saturn (♄)

LUZIFER oder MALLON ist körperlich in Trümmer gebrochen, doch wirkt sein Geist noch durch die Asteroiden CERES, PALLAS, JUNO und VESTA.

SATURN schließt den Kreis der persönlichen Planeten um die Sonne durch eine Art Haut oder Panzer, wie er selber von einem Ring umgeben ist. Man nennt ihn auch den »*Hüter der Schwelle*«.

In der mittelalterlichen Auffassung wird nun der Anfangspunkt der Pest in einer

- Konjunktion der Planeten SATURN, JUPITER und MARS im Sternzeichen WASSERMANN

gesehen. Doch auf diese Weise wird eigentlich nur etwas angefacht, was schon von jeher im Bereich des Möglichen gelegen hat.

> »Zuerst, was auf der Erde, was in der Höhe des Äthers und in der Tiefe des Meeres die Natur ans Tageslicht bringt, all dies entsteht nicht nach einem Geschick noch nach denselben Gesetzen; vielmehr wird ein großer Teil, wo die Grundsubstanz aus wenigen Elementen besteht, immer wieder und allenthalben geschaffen. Seltener erscheint anderes, und nur zu bestimmten Zeiten oder an bestimmten Orten - seine Entstehung ist heftiger, und ferner liegt der Anfang. Und bevor manches aus der Finsternis und dem dunklen Kerker der Nacht hervorbricht, zieht es tausend Jahre hin, fordert den Raum von Jahrhunderten.
>
> Von dieser Art ist die grausame Seuche, die jüngst ans Licht kam und sich endlich aus der schwarzen Finsternis befreite und die harten Fesseln in schwerer Geburt zerriss. Man muss dennoch annehmen (da die Zeit ewig fließt), dass sie nicht nur einmal mit Namen bekannt war, denn die Länge der Zeit hüllt alles verfallend ein, zerstört die Dinge und die Namen: und nicht kennen spät die Nachfahren die Denkmale ihrer Väter.«[1, S. 28-29]

Schauen wir uns in dem Zusammenhang an, was uns der Himmel bescherte.

Die Menschen des Mittelalters sahen in dieser Konstellation etwas, das wir *Miasma* nennen könnten, einen Dunst, eine Atmosphäre, die das Leben der Menschen verseucht.

> »Willst du etwa der Reihe nach alle Gründe der Krankheit kennen, schau zuerst, welch großen Teil der Welt dieses Unheil befallen, wie viele Städte es angegriffen hat. Und wenn du merkst, dass die Samen einer so schlimmen Seuche nicht im Schoß der Erde und nicht im Meer sein können, musst du zweifellos erwägen und feststellen, dass der ursprüngliche Sitz des Übels in der Luft selbst ist, die alle Länder rings umflutet, die in unsere Körper überall eindringt und gewöhnt ist, auch diese Krankheiten dem Geschlecht der Lebenden beizubringen.
>
> Denn der Luftraum ist der Vater aller Dinge und der Ur-Heber der Entstehung.«[1, S. 31]

Es wird noch eine weitere Besonderheit der damaligen Zeit in unserer heutigen Perspektive vergessen, nämlich dass in dieser Zeit noch nicht alle Planeten bekannt waren, die wir heute den Sternzeichen zuordnen.

- URANUS (♅) der heutige Herrscher das Sternzeichen Wassermann wurde erst am 13. März 1781 entdeckt.
- NEPTUN (♆) am 23. September 1846.
- PLUTO (♇) am 18. Februar 1930.

Diese Planetensphären waren dem Menschen nocht nicht ins Bewusstsein gelangt, weshalb die Konjunktion der drei Planeten im Sternzeichen Wassermann die Hälfte des Zodiaks ausmachte, da jeder dieser drei Planeten zwei Sternzeichen repräsentierte, weil die »echten« Herrscher noch nicht gefunden waren.

- MARS regierte WIDDER und SKORPION
- JUPITER FISCHE und SCHÜTZE
- SATURN WASSERMANN und STEINBOCK

Da diese drei beweglichen Planeten ihre Energien in den WASSERMANN trugen, wurde sozusagen die Hälfte des ZODIAKS wassermännisch eingefärbt.

Beschäftigen wir uns ein wenig mit den Sternzeichen Wassermann und seinen Besonderheiten und Mythologien.

8.4. Das Sternzeichen Wassermann

Der Wassermann ist das elfte Sternbild des Tierkreises. Es ist relativ schwer zu erkennen. Es kulminiert zwischen Ende August und Anfang September gegen Mitternacht.

Der Wassermann war in allen Kulturen bekannt.

Die Babylonier stellten ihn vor 4000 Jahren als überfließende Urne dar, was den »Fluch des Regens« symbolisierte.

In Ägypten symbolisierte HAPI der Nilgott das Tierkreiszeichen Wassermann. Er brachte dem Himmel und der Erde das köstliche Wasser des Lebens. Sein Krug galt als Glücksbringer.

Spätere Darstellungen in Europa zeigten einen bärtigen, alten Mann.

Wassermann ist ein Luftzeichen, was verwundert, da als Symbol für dieses Sternzeichen ein Wasserwesen gewählt wurde. Es erinnert bereit an dieser Stelle an die Syphilinie, die den Konflikt mit Feuer und Wasser zu bewältigen hatte, was auch im Tierkreiszeichen Skorpion zum Ausdruck kam.

Hier finden wir ein Wasserwesen, konfrontriert mit dem Luftelement.

Wassermann ist ein fixes Zeichen, es ist das dritte unserer Luftzeichen nach Zwillinge und Waage.

Die Zwillinge ranken um die Ergreifung und Weitergabe des Wissens, die Waage um Vernunft und das vernunftmäßige Ergründen, Erwägen und Vergleichen.

Die Luft umgibt unsere materielle Welt. Sie verbindet die Dinge und Menschen miteinander. Sie ist der göttliche Odem, der die Erde zum Leben erweckt. Am deutlichsten ist dies beim Wassermann zu spüren.

Das Luftelement verbindet Wasser und Erde, Chaos und Materie. In der Natur wühlt die Luft das Wasser auf, trägt Wolken nach oben und lässt das Wasser wieder auf die Erde hinabregnen.

Doch die Luft kann auch alles austrocknen, wenn der Wind die letzte Feuchtigkeit aus dem Boden nimmt und wegträgt.

Obwohl die Luft nicht greifbar ist, ist sie doch ein wichtiges Element, da ohne ihre verbindende Kraft die übrigen Elemente brachliegen würden.

Auch der Wassermann braucht diese Kommunikation.

Dem Wassermann direkt gegenüber ist das Sternzeichen Löwe (Feuer). Das Feuer heizt die Erde auf. Luft kommt in Bewegung. Luft wäre ohne die anderen Elemente wohl bewegungsarm. So ist auch der Wassermann: ohne Inspiration würde auch er brachliegen. Er braucht die Kommunikation, die Spannung, die sich dadurch ergibt, die sich auch in einem Gewitter entladen kann. In Kontakt mit inspirierenden Menschen sprühen die Ideen des Wassermann und er verteilt sie gleichmäßig an alle.

Die Ideen des Wassermann sind oft neu, befruchtend.

Der Wassermann repräsentiert den Fluss der Gedanken und Ideen, die dieser mit der Welt teilen muss. Er trägt aber auch den Konflikt des über der Vernunft liegenden intuitiven Wissens aus. Vielleicht ist das genau der Konflikt zwischen dem Wasser- und Luftelement in diesem Sternzeichen. Hier haben wir die plötzliche Eingabe, der eine vernunftmäßige Ergründung folgen kann oder einer hypothetischen Erwägung, die durch intuitive Geistesblitze durchschossen wird.

Diese Ideenvielfalt kann viel Unruhe unter die Menschen bringen, und nicht immer sind seine Ideen willkommen. Dann wird der Wassermann unleidlich.

Ein Wassermann ist immer für Überraschungen gut, liebt aber selbst keine. Sein Tagesablauf sollte eine von ihm bestimmte Ordnung haben.

»Seinem Wesen nach ist Wassermann der Mensch in der dritten Phase; sein Herrscher ist ja der Planet Uranus (früher Saturn), der erste der Mysterienplaneten. Er hat das philosophische abstrakte Denken des vorangehenden Saturn, des letzten der so genannten einfachen Planeten vollendet. Er braucht nun nicht mehr von der Vergangenheit zu lernen, nicht mehr auf der bestehenden Wissenschaft aufbauen. Er empfängt das bessere Wissen, die *Wahrheit,* direkt aus dem Äther. Dies macht ihn *frei* und *unabhängig.*

Der Wassermann braucht also nicht zu lernen, nicht zu suchen oder zu vermuten, nicht mehr abzuleiten, sich auch nicht mehr auf etwas vorzubereiten. Er weiß, dass dasjenige, was er brauchen wird, ihm zu rechter Zeit aus dem Kosmos geschenkt werden wird. Er braucht keinen irdischen Halt, fühlt sich als kosmisches Wesen mit einem vorübergehenden irdischen Auftrag.

Daher hat der Wassermann stets etwas Prophetisches: Als Gesandter überbringt er den Menschen die göttliche Wahrheit oder das göttliche Gebot. Als Wassermann gießt er das Wasser des Lebens in das Gefäß des menschlichen Gehirns.

Er versucht aus der Gemeinschaft ein organisches, lebendiges Ganzes zu machen, die ganze Menschheit eine große Familie werden zu lassen.«[11, S. 309 - 314]

8.4.1. Die jüdische Auffassung des Wassermanns

Wir haben schon des öfteren über das Gesetz der 3-4-Beziehung gesprochen. Wir sprachen darüber, dass das, was sich manifestiert 4 Teile zeigt, während das dazugehörige ungeoffenbarte eine Drei-Teilung aufweist.

Wir teilen den Tyr-Kreis in 4-Elemente-Zeichen ein, die je drei Wandlungsphasen aufweisen.

Wir glauben dadurch dem Gesetz der 3-4-Beziehung genug Ehre erwiesen zu haben.

Aber es gibt eine Astrologie, die das nicht glaubt – die jüdische.

Hier wird der Tierkreis auch in 12 Teile geteilt, aber in einem anderen Verhältnis, nämlich in:

3 + 4 + 5

Diese Sequenz erinnert uns an den Satz des Pythagoras, in dem gerade diese Zahlenkombination als Gleichung auftrat.

Sie erinnern sich?

In einem rechtwinkligen Dreieck, verhält sich die Grundfläche c (die dem rechten Winkel gegenübersteht) zu den beiden Seiten des rechten Winkels a und b in folgendem Verhältnis:

$$\mathrm{a}^2 + \mathrm{b}^2 = \mathrm{c}^2$$

Diese Gleichung ist nur bei drei aufeinander folgenden natürlichen Zahlen richtig (siehe auch Abbildung 8.1 auf der nächsten Seite) :

$$3^2 + 4^2 = 5^2 \text{ oder } 9 + 16 = 25$$

Da die drei im Verborgenen wirkt, die vier aber manifestiert und die fünf aus diesen beiden Zahlen entstanden ist, spricht man von

- männlichen Zeichen = 3
- weiblichen Zeichen = 4
- kindlichen Zeichen = 5

In der hebräischen Philosophie ist der Wassermann das letzte der vier irdischen oder weiblichen Zeichen. Im Hebräischen heißt dieses Zeichen *»dli«* Eimer.

Es ist der Eimer, mit dem das Wasser ausgegossen werden kann. Wasser wiederum steht in der hebräischen Auffassung in Bezug zur Zeit.

- Das heißt in diesem Zeichen nimmt man die Zeit, aber auch den Raum nicht mehr ernst. Man kennt zwar ihr Dasein, lässt sich aber nicht davon beeinflussen.

Wir haben eine Krankheit kennengelernt, die bei der Raum- und Zeitbindung eine wesentliche Rolle spielt – die Tsoraat (צרעת).

Im Wassermann ist diese Erkrankung aufgehoben, wie wir schon andeuteten, als wir vom Wechselspiel zwischen Lepra und Pest, zwischen weißem und schwarzem Tod, zwischen Yin und Yang sprachen.

Abbildung 8.1.: Satz des Pythagoras

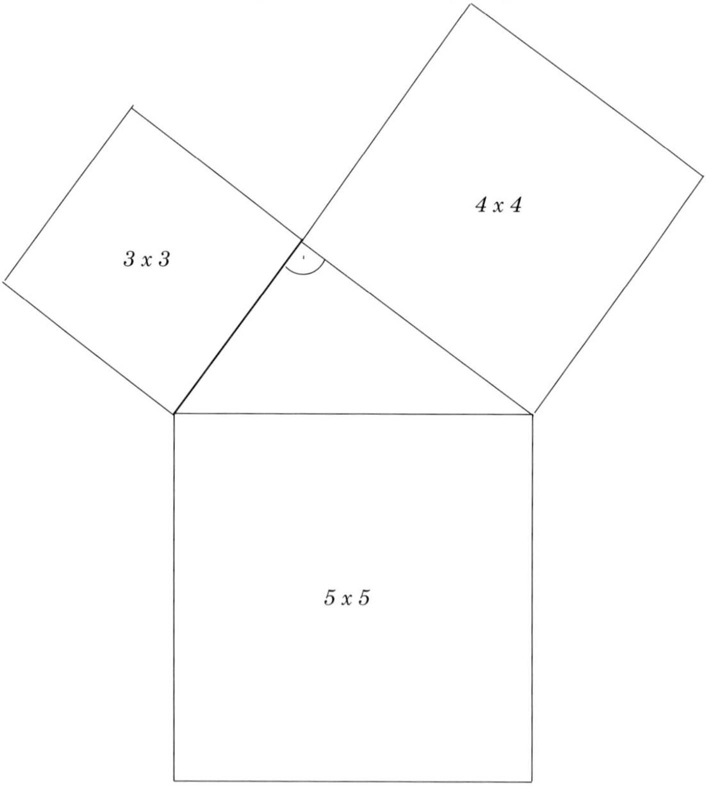

Im jüdischen Brauch findet das Weggießen des Wassers am dritten der drei Wallfahrtsfeste nach Jerusalem statt, dem Laubhüttenfest.

Am Abend des zweiten Tages dieses Festes wird unter großer Freude, ja einer Art ausgelassener Fröhlichkeit, im Tempel das Wasser ausgegossen[12].

Man fühlt sich nicht mehr gefangen, die Zeit hat ihren Zwang verloren. Was in der Welt von Zeit und Raum unmöglich ist, nämlich hier und dort zu gleicher Zeit zu sein, erscheint jetzt möglich. Es ist die Phantasie, das Irreale.

Vom Wassermann her kommt plötzlich ein Gefühl von Freiheit. Alles kann umgekehrt werden, erst die Wirkung, dann die Ursache. Die Kausalität verliert ihren Zwang. Der Mensch beginnt intensiv zu erleben, aus dem Moment heraus. Er nimmt das Logische, das Kausale nicht mehr so ernst.

Das Ausschütten des Wassers befreit uns aus Zeit (Wasser) und Raum (Eimer).

Das Wissen kommt intuitiv. Man muss nicht zwingend alles logisch erklären.

Raum und Zeit bedingen auch die Naturgesetze, die hier im Wassermann ihre Wirksamkeit verlieren. Der Mensch anerkennt die Kausalität, anerkennt den Raum, die Zeit, aber ist gleichzeitig frei davon.

Der Mensch empfindet Freude, wenn er das Wasser ausgießen kann, aber er empfindet auch Leid, wenn er es nicht kann. Der Mensch leidet, wenn er dem Druck ausgesetzt wird, Gesetzmäßigkeiten ertragen und ihnen gehorchen zu müssen. Der Wassermann sucht etwas, das ihm gerade Nicht-Gesetzmäßiges zeigt.

Doch gehört der Wassermann, wie bereits erwähnt, zu den irdischen Zeichen wie die Fische, der Stier und der Widder.

Leugnet er seinen Hintergrund, kann er auch leicht verloren gehen.

Wassermann und Fische gehören zu dieser Welt. Widder und Stier zu der Welt davor.

Sinn macht es für den Wassermann, in den Gesetzen auch die Freiheit zu erkennen, die diese bieten.

Das alte Symbolzeichen zeigt einen Mann, der aus einem Krug Wasser in das Maul des Sternbildes Piscis Austrinus gießt.

Wer ist dieser Wassermann?

Lauschen wir, welche Mythologien sich um ihn ranken.

8.4.2. Kekrops

KEKROPS ist der sagenhafte Athener, der selbst aus der Erde gewachsen sein soll. Sein Name ist nicht griechisch, man vermutet, dass er aus Ägypten kommt. Von Ägypten solle er nach Phönizien gekommen sein, wo ihn Araber bedrängt haben. Kekrops soll über Zypern nach Afrika und schlussendlich Griechenland vor ihnen geflohen sein.

Auf Zypern soll er die Stadt KORONIS gegründet haben. Zu Ehren seiner Tochter AGLAUROS führte er dort Festspiele mit Menschenopfern ein.

In Attika soll er sich einen hervorragenden Ruf erworben haben. Er soll die Verehrung des Zeus eingeführt haben, indem er in Athen einen Altar errichtete, einen weiteren widmete er der Athene. Daneben führte er Sitten ein, wie Verstorbene zu begraben sind und machte die Menschen mit ehelichen Sitten bekannt.

Attika wurde in der damaligen Zeit von Angriffen gepeinigt. Zum besseren Schutz teilte Kekrops das Land in 12 Gemeinden ein. Eine der Gemeinden hieß KEKROPIA. Aus ihr wurde die spätere Akropolis Athens, dem die Göttin Athene selbst den Namen gegeben haben soll.

Fünfzig Jahre lang soll Kekrops König von Athen gewesen sein. Man gab ihm den Beinamen »der von zweifacher Natur«, da er ein Mischwesen aus Mensch und Schlange gewesen sein soll.

Die Gattin des Kekrops war AGRAULOS, die Tochter des Aktaion. Er hatte mit ihr vier Kinder: Erysichthon, Agraulos, Herse und Pandrosos.

Erysichthon starb sehr früh, sodass Kranaos, ein vornehmer Athener, sein Nachfolger und zweiter König von Athen wurde.

Kekrops soll nach seinem Tod an den Himmel versetzt worden sein, dort sei er als Sternbild Wassermann zu sehen. Zu seiner Zeit war der Wein noch nicht bekannt, weshalb man zum Opfer statt des Weines Wasser benutzte.

Mit Kekrops beginnt die in Smyrna gefundene Marmorinschrift *Marmor Parium,* eine Chronologie, die bis 264 vor Christus reicht. (Quelle: *Gründliches mythologisches Lexikon* von B. HEDERICH)

8.4.3. Ganymed

GANYMED, der »Glanzfrohe« war der schönste aller Sterblichen. Er war der Sohn des Königs TROS (der Namensgeber der Stadt Troja).

Er arbeitete als Schafhirte. Seine Sanftheit und Freundlichkeit waren allseits bekannt. So kam es, dass er eines Tages den Trank der Götter (Ambrosia) kosten durfte. Da er sich dessen als würdig erwies, schickte ihm Zeus einen Adler (oder verwandelte sich selbst in einen Adler), der ihn in den Olymp bringen sollte, damit er dort der persönliche Mundschenk des Zeus würde.

Der Regen war noch nicht erfunden, und so kam Ganymed auf die Idee, den staubigen Menschen hin und wieder ein wenig Wasser auf die Erde zu schütten.

Es brach eine große Dürreperiode auf der Erde an.

Zeus interessierte das wenig, doch Ganymed brachte den größten aller Götter dazu, den Menschen Regen zu schicken.

Die Menschen waren gerettet und Ganymed wurde zum Schutzgott des Regens.

Zum Dank wurde Ganymed als Wassermann in den Himmel versetzt, auch der Adler bekam ein eigenes Sternbild. Auf römischen Sarkophagen findet man Ganymed als Symbol für die Erhebung der menschlichen Seele über das Irdische. Ganymed soll auch in Beziehung zu Johannes dem Täufer stehen.

8.4.4. Deukalion

DEUKALION war der Sohn des PROMETHEUS.

Prometheus war derjenige, der den Menschen das Feuer brachte und dafür an einen Felsen gekettet wurde, wo ein Adler regelmäßig seine Leber fraß.

Die Menschen wiederum wurden durch Feuer immer übermütiger, was den Göttern gar nicht behagte. Als Deukalion seinen Vater Prometheus eines Tages besucht hatte, riet dieser ihm, ein großes Schiff zu bauen, denn er sah voraus, dass Zeus früher oder später die Welt vernichten würde. Zeus indessen beklagte die Verderbtheit der Menschen des ehernen Zeitalters und beschloss ihr Leben durch eine Sintflut zu beenden.

Deukalion und seine Frau Pyrrha machten sich an die Arbeit und bauten ein Schiff (Kasten). Als es zu regnen begann, bestiegen seine Frau und er diesen Kasten.

Unaufhörlich schüttete Zeus Wasser auf die Erde. Das Wasser stieg immer höher, und die Welt begann in den Fluten zu versinken.

Neun Tage und neun Nächte lang schwammen Deukalion und seine Frau auf den Wellen, bis die Flut nachließ und sie auf dem Berg Parnassos (dem heutigen Griechenland) strandeten.

Als sich die Flut nach vielen Tagen endgültig zurückgezogen hatte, erkannten sie, dass nichts diese Flut überlebt hatte.

Deukalion wünschte sich nichts sehnlicher, als dass die Welt wieder voll mit Leben wäre, daher fragte er das Orakel der Themis um Rat. Ihm wurde geraten, die Knochen seiner Mutter über die Schulter zu werfen ohne sich dabei umzuschauen. Deukalion war zunächst entsetzt, bis er verstand, dass seine »Mutter« Gaia (Mutter Erde) sei, und ihre Knochen die Steine.

Also warfen sie Steine über ihre Schultern, und es wurden Menschen daraus. Irgendwann fanden sie keine Steine mehr, und als sie sich umblickten, sahen sie, dass aus den Steinen, die Deukalion geworfen hatte, Männer geworden waren, aus den Steinen der Pyrrha Frauen.

Zeus beeindruckte die Nächstenliebe zutiefst, und so setzte er Deukalion als Wassermann an den Himmel, damit sich die Menschen stets an jenes schicksalhafte Ereignis erinnern sollten.

8.5. Der Planet / Gott Saturn

> »SATURN *(griechisch =* KRONOS*) ist der letzte der sieben Planeten, die das astrale oder Sternenleben im Menschen zuwege bringen:*
>
> - *Merkur, Venus, Erde, Mars, Luzifer, Jupiter und Saturn*
>
> SATURN *schließt den Kreis der so genannten gewöhnlichen Planeten um die Sonne durch eine Art Haut oder Panzer, wobei er auch sich selbst wiederum durch einen Ring abschließt …*
> *Wenn der Planet* SATURN *über dem Horizont der Erde erscheint, werden alle anderen planetarischen Schwingungen einen Augenblick gehemmt und gedämpft …* SATURN *beherrscht daher bei Mensch und Tier auch die abschließende Haut und alle Panzer und Verhornungen…*
> SATURN *schließt die Entwicklung aller menschlichen Eigenschaften und Fähigkeiten ab. Er schafft den Gewissensmenschen, der alle harten Lektionen des irdischen Lebens gelernt hat, der sich vollkommen unter Kontrolle hat, die Gebote befolgt und die Verbote einhält und seine Abschlussprüfung der irdischen Lebensschule bestanden hat. Er ist bereit, in die darauf folgenden Welten und Bewusstseinszustände einzugehen, diejenigen der so genannten Mysterienplaneten (*URANUS, NEPTUN, PLUTO *sowie drei weitere). Deshalb wird* SATURN *auch der* »Hüter der Schwelle« *genannt.*
> *Das Wesen* SATURNS *ist Zusammenziehung…* SATURN *herrscht über den Winter und den Frost, über Erstarrung und Kristallisie-*

rung. Er schafft Eisblumen und Schneekristalle und die Erhabenheit des einsamen Hochgebirges mit seinen Gipfeln, die vom ewigen Schnee bedeckt sind. So verleiht er im Denken die reine, blanke Wahrheit, – in wenigen Worten ausgedrückt, auf das Wesentliche reduziert.
Im menschlichen Leben herrscht er über das Alter, in dem der Mensch aus seinen Erfahrungen den Sinn seines Lebens abstrahiert. SATURN *bewirkt weiterhin die Verkrampfung der Kanäle, in denen die Lebenskraft strömt, mit der Folge von Mangelerscheinungen und Seelenverdüsterung, und er führt schließlich den Tod herbei.*
SATURN *wird abgebildet als der* alte Mann mit der Sense. *Er mäht als* KRONOS *die Tatsachen und die Menschen hinweg. Im griechischen Mythos ist er der Gott, der seine eigenen Kinder bei der Geburt verschlingt, bis seine Frau nach der Geburt* JUPITERS *dieses Kind in Sicherheit bringt und dem Vater einen in ein Tuch gehüllten Stein anbietet, den er für das Neugeborene hält und sofort verschlingt. Wie vorhergesagt wird er von diesem Sohn später vom Thron gestoßen. Beide aber,* JUPITER *und* SATURN, *sind für den Menschen unverzichtbar, und sie müssen miteinander im Gleichgewicht sein.*
Der introvertierte SATURN *verleiht die Tragik und den Triumph des Gewissens; er schafft den Menschen, der seinem inneren Gott treu bleibt. Der extrovertierte* JUPITER *verleiht das bequemere und oberflächliche Vertrauen auf den Retter außerhalb des Menschen, auf den Schöpfer, die Natur.* SATURN *gibt dem Menschen den heiligen Zwang, der ihn stählt, während* JUPITER *ihm das Wohlergehen schenkt.«[11, S. 135-141]*

Wir hörten in diesem Zitat von MELLIE UYLDERT, dass SATURN auch KRONOS oder CHRONOS genannt wurde.

CHRONOS wiederum ist ein anderes Wort für *Zeit*.

SATURN ist ein Repräsentant BINAHS, der göttlichen Instanz, die ihr Licht soweit heruntertransformiert hat, dass Leben möglich geworden ist. Dazu musste sie ihr Licht verdunkeln, weshalb sie auch »Dunkle Mutter« genannt wird.

Ohne Binah wäre materielles Sein nicht möglich.

Binah oder ihr Repräsentant SATURN ist verantwortlich für die Bildung des Stoffes, dafür ist sie ihr Opfer eingegangen, und in ihrem Aspekt als CHRONOS schafft sie auch die Zeit. In CHRONOS beginnt daher auch die *Chronologie*, die

Aufeinanderfolge, die CHRONIZITÄT, und auf Erkrankungs-Ebene die grundsätziche Möglichkeit einer *chronischen Krankheit.*

► BINAH als SATURN und als CHRONOS schafft Form und Zeit

und damit überhaupt erst die Möglichkeit für unsere Ur-Erkrankung Tsora-at (צרעת), die Erkrankung von Form und Zeit.

Der Mensch wird durch BINAH an den Stoff gekettet, aus dem es zunächst kein Entrinnen mehr gibt. Er ist an seinen Leib und an sein Schicksal gebunden. Durch die Chronologie hat der Mensch auch teil an den Ver-Fehlungen seiner Väter und Mütter. Der Begriff der Erb-Sünde wird hier geschaffen. Das Opfer sich auf eine niedere Ebene zu transformieren, der unbedingte Gehorsam dem göttlichen Plan gegenüber schuf eine Gegenkraft in den ECHTROY, die sich von vorneherein den göttlichen Plänen widersetzten und damit das Ur-Muster der Rebellion schufen.

Diese BINAH-Kraft, die Raum und Zeit schuf, schuf demnach auch die Keime der Revolution, und sie schuf durch die Unerbittlichkeit dem göttlichen Gesetze gegenüber, und dem unbedingten Gehorsam, auch die Keime der Selbstverleugnung.

Im hebräischen heißt Saturn *»schabtai«*. Es ist der Sabbat-Planet, der Planet des Samstages, des »Saturday«. Es ist der siebte Tag, wie auch der Saturn der siebte Planet ist. An diesem Tag herrscht eine merkwürdige Freiheit: Im Werden wird sie als negativ empfunden, im Sein aber als positiv. Als Tag der Ruhe zeigt der siebte Tag eine Art Vorbereitung für die Erlösung. Mit Saturn könnte der Mensch spüren, dass die Welt gut ist, wie sie ist.

Der Name der siebten Frucht ist *»tamar«* die Dattel. TAMAR ist aber auch der Name einer Frau, von der im siebten Kapitel der Genesis berichtet wird. Sie ist die Frau des ersten Sohnes von JUDA. Dessen Name ER lautet.

Ihre Geschichte zeigt, was im Siebten, in der siebten Phase eigentlich passiert.

ER hatte gesündigt und starb. Nun soll der zweite Sohn von Juda, ONAN, Tamar zur Frau nehmen. Aber Onans Ejakulation verläuft im Sande. Der Samen befruchtet daher etwas, was bereits da ist, will nichts neues erschaffen. Im neuen Testament ist es JUDAS, der Jesus verrät, der ihn nur *hier* haben will.

Als JUDAS klammert man sich an die Frucht, will im Gewohnten verweilen und fürchtet das Neue.

Im Gleichnis Gottes ist es der Mensch, der tut, wie Gott tut – ohne Belohnung zu erwarten. Dass er *nicht weiß,* ist seine Größe am siebten Tag. Gleichzeitig aber versucht er, sich an diese Welt, an diesen Tag zu klammern, und fürchtet sich davor, diese Welt verlassen zu müssen. Die Frucht wird hier gesucht und nicht vom Jenseits erwartet.

So verhält sicht der Mensch, Er, als Sohn des Juda. ER genießt den Moment hier und stirbt. Dann soll sein Bruder Onan an seine Stelle treten. Er vergießt seinen Samen in den Sand. Gott nimmt auch ihn hinweg.

Es wird in dieser Geschichte von einer Frucht erzählt, die aus dem akausalen kommt. Wir wünschen uns die Frucht aber immer kausal. Wir wollen das, was aus uns kommt gern verstehen und erklären können. Wir suchen die Pseudo-Früchte, die aus unseren Überlegungen erwachsen.

Als Juda sieht, dass es weder mit Er noch mit Onan geklappt hat, will er nicht auch noch seinen dritten Sohn an Tamar verlieren.

Daraufhin verhüllt sich Tamar mit einem Schleier und setzt sich als eine Dirne an eine Wegscheide. Juda kommt vorbei, sieht die Dirne und geht mit ihr. Er hinterlässt ihr als Pfand für den vereinbarten Lohn ein Ziegenböcklein, seinen Gürtel, seinen Ring und seinen Stab.

Als er später den Pfand einlösen will, ist die Dirne nicht mehr da.

Nach einiger Zeit wird Juda gemeldet, dass seine Schwiegertochter Tamar schwanger ist.

Eine Witwe schwanger? Das darf nicht sein. Er will sie töten lassen. Da kommt Tamar und zeigt ihm das Pfand und sagt: »Von dem diese Dinge stammen, stammt auch das Kind.«

Da erschrickt Juda und erkennt, dass es falsch war, ihr den dritten Sohn vorzuenthalten.

Tamar bekommt nun Zwillinge von Juda. Der Geburtsvorgang ist sehr merkwürdig. Zuerst zeigt sich ein Händchen, das man mit einem roten Faden umwickelt, um den Erstgeborenen zu kennzeichnen. Es geschieht aber, dass der andere Zwilling den ersten verdrängt und zuerst durchbricht.

Der mit dem roten Faden wird »Serach« »Schein (des Roten)« genannt, der andere »Perez« »Durchbruch«. Perez aber ist der Stammvater des messianischen Geschlechts.

Fünf Söhne kommen von Juda: Er, Onan, Schela, Serach und Perez.

Vier versagen. Die beiden ersten sterben. Serach bleibt allein.

Der fünfte aber bricht durch, siegt.

Auch hier zeigt sich die 1–4–Beziehung, über die wir schon in der Sykose[3] gesprochen haben.

Daher können wir verstehen, dass der *Saturn des Werdens* Angst macht, der *Saturn des Seins* aber den Durchbruch verspricht.

TAMAR, deren Name von der Dattelpalme und dem süßen Honig erzählt, hatte gar kein süßes Leben. Zwei Männer sterben, den dritten bekommt sie nicht, der vierte, ihr Schwiegervater, ist auch kein Ehemann für sie.

TAMAR, die keinen Mann hat, sucht einen Mann und bekommt ihn auf ganz unerwartete Weise. TAMAR entspricht dem siebten Tag, wie auch diese Welt immer genannt wird. Es ist das Leben in Zeit und Raum, das Leben auf dem Weg, das Leben in der Entwicklung. Gerade dort geschieht der Durchbruch. Aus dieser Sicht wird Saturn im Menschen in der Astrologie des alten Wissens interpretiert.

Saturn enthält, sagt man, die Geschichte von Tamar, der Dattel, der letzten in der Reihe der sieben Früchte, bei denen man den Kern vergraben muss, um Früchte zu erhalten.

Danach kommt das ganz Neue. Der Mensch im Zeichen Saturn hat vor dem Durchbrechen der anderen Welt Angst. Er mag das Kind nicht.

Wir wissen aber aus der Bibel, immer wenn man sich vor dem Erlöser, vor der Erlösung fürchtet, tötet man die Kinder. Herodes tut es, der Pharao tut es.

Die Angst vor der Frucht ist gepaart mit einem seltsamen Festklammern an das Leben hier.

Das macht uns die gängige Beurteilung durch die herkömmliche Astrologie verständlich.

Die andere Astrologie aber sagt: »Gib Acht, jetzt besteht für dich die einzige Chance, dass du den PEREZ bekommst, dass du durchbrichst.«

Du sollst gerade unerwartet und überraschend handeln wie TAMAR. Nur so geht es. »Umhülle dich, werde zum Geheimnis!«

Nur weil TAMAR umhüllt war, kam JUDA zu ihr. Man ist nicht der, als der man erscheint. Man sagt daher, wenn man vom Saturn erzählt, erzählt man vom Geheimnis. Das Geheimnis prägt den siebten Tag. Wer die Geheimnisse hier enthüllen und vorzeigen will, verhindert die Frucht.

Im Saturn wird dem Menschen die Möglichkeit des Durchbruchs mitgeteilt. Er vermag mit TAMAR – dem Namen nach süß, obwohl sie ein bitteres Leben hat – in die andere Welt zu gelangen.

Eigentlich ist die Welt am siebten Tag vollkommen, sie wartet nur auf die Auferstehung. Alles ist erschaffen worden, die Erlösung war schon am Freitag, am sechsten Tag. Jetzt wartet man nur noch darauf, dass die Olive gepresst wird, damit das Öl für den achten Tag da ist.[12]

8.6. Der Planet / Gott Jupiter

Der Planet und die Gottheit JUPITER hießen bei den alten Griechen ZEUS, bei den nordischen Völkern THOR oder DONAR, der Donnergott, dessen Tag der *Donnerstag* ist. Weil seine Kraft, vor allem den Lebenspol beherrscht, war er im Süden, d.h. am Lebenspol Europas, der Vater oder das Oberhaupt der Götter, der Edelste von allen. Im Norden, dem Denkpol, war es ODIN oder WOTAN, MERKUR als die Kraft, die Bewusstwerdung schenkt und die Formulierung von Gedanken in der Sprache.

JUPITER und SATURN stehen einander als Gegenpole gegenüber und halten sich im Gleichgewicht.

JUPITER ist die Kraft der Ausdehnung, wie SATURN die Kraft der Zusammenziehung ist.

JUPITER ist der größte aller Planeten und weist den elf-fachen Durchmesser der Erde auf. Mensch, Tier und Pflanze lässt er groß und (wassersüchtig) dick werden. Er gibt den Männern Korpulenz, den Frauen eine JUNO-Gestalt. Er mehrt auch den Besitz eines Menschen. Er macht reich und wohlhabend, lässt Äcker eine reiche Ernte und Vieh viel Nachkommen hervorbringen, sowie Geld und reichlich Zinsen. In sozialer Hinsicht macht er angesehen und geehrt, gibt Ehrenämter und hochrangige Stellungen. Psychisch verleiht er eine umfassende Entwicklung, steht hinter dem Menschen, der mit den bedeutenden Personen der ganzen kulturellen Welt umgeht, der weit gereist und belesen, ja gelehrt ist.

Während des Erdenlebens beherrscht JUPITER das mittlere Alter. Er schafft den etablierten, gut situierten Menschen. Er schenkt Güte, Hilfsbereitschaft, Milde und Großzügigkeit. Er schenkt die Ehe, die Familie, Freunde und Geselligkeit, aber auch die Profitgier, die Konkurrenz, den Wett-Eifer und den Ehrgeiz. Er gibt den Menschen Glück und Glücks-Gefühle, aber auch Aufschneiderei, Leichtfertigkeit, Verschwendung, mangelnde Vorsorge und Kontrolle, Heuchelei. Er nährt den Schein, nicht das Sein.

Das Sternzeichen SCHÜTZE, das von JUPITER regiert wird, hat eine Tendenz missionarisch zu wirken, andere Mitmenschen zu erziehen, und zum *»wahren Glauben«* zu bekehren. JUPITER verfügt auch über enorme Heilkraft, eine Heilkraft der persönlichen Präsenz.

Im griechischen Mythos stieß JUPITER seinen Vater CHRONOS vom Thron und wurde selbst Herrscher der Götter. Er verschlang seine schwangere Frau METIS, wodurch er vollständig und erwachsen wurde. Von heftigen Kopfschmerzen gepeinigt ließ er sich vom Schmiede-Gott HEPHAISTOS (VULKANUS) mit einem Hammer den Schädel spalten, aus dem seine Tochter PALLAS ATHENE in voller Rüstung entsprang.

Als Göttervater wird er mit einem Bündel Blitze in der Hand auf einem Thron dargestellt, von vier Göttinen umgeben: NIKE, der Göttin des Sieges, FORTUNA, die Göttin des Glücks, HEBE, der Göttin der Jugend, die ihm Nektar reicht, und FAMA, die Göttin des Ruhms, die mit ihrer Trompete alles verkündet, was JUPITER ihr vorsagt. [11, S. 130-134]

Jupiter heißt im Hebräischen »ZEDEK«, was man mit »der Gerechte« übersetzen könnte. Eigentlich ist dieser Gerechte der Zaddik, von *»zade«*, *»Angelhaken«*, der die Fische fängt. Der Fischer holt den Menschen aus der Gefangenschaft der Zeit und zeigt ihm eine neue Welt.

Am fünften Schöpfungstag (siehe Tabelle 8.2 auf Seite 123), kommt das Leben oberhalb bis an die »rakia«, bis an das Firmament heran, und unterhalb ins Wasser:

- die Vögel und die Fische

Jetzt also kommt das Leben, wie wir es kennen, bewegendes Leben. Auch die Planzen haben Leben, aber stillstehendes, abhängiges. Sie haben kein Blut, nur Säfte. Mit den Fischen und den Vögeln kommt kaltes und warmes Blut.

Das Blut stellt die Verbindung zwischen allen Organen des Menschen her. Durch das Blut lebt der Körper. Und Blut, hebräisch *»dam«* von *»dome«*, »gleichen« ist ein Gleichnis Gottes. Wir sprachen bereits in der Sykose [3] darüber.

Tabelle 8.1.: Die 1-4 Beziehungen

Zahlen	*Bedeutung*	*Zahlen*	*Bedeutung*
1-4	Dunst		
1-4-40	Mensch	4-40	Blut
1-40-400	Wahrheit	40-400	Tod

Auch im Abendmahl ist es das Blut – der Wein –, wodurch der Mensch mit allem verbunden wird und dann erst lebt. Lässt er aber etwas absterben, indem er keine Verbindung herstellt, weil es ihm zu unwichtig erscheint, dann fault es, bedroht ihn, und er muss es amputieren, um nicht selbst unterzugehen.

Das Blut, das mit den Fischen und den Vögeln in Erscheinung tritt, verbindet und schafft neues Leben.

Jupiter und Mond zeigen Parallelen. Der Mond, sagt man, drückt das Körperliche aus, Jupiter gibt dem Körper die Lebensgrundlage : das Blut, das Sich-Bewegen-Können.

Die Bewegung des Vogels, der leicht bis an den Rand des Firmamentes fliegen kann und die Bewegung des Fisches im Wasser. Beides ist im Menschen. Oberhalb des Firmamentes ist die männliche Zeit, die Ewigkeit unterhalb des Wassers die weibliche Zeit der Wandlung.

Jupiter erzählt uns etwas über das Befinden des Menschen, über seine Stärken, seine Schwächen. Im Zeichen des Jupiter wird das Leben des Körpers weiter beschrieben. Jupiter ist entscheidend dafür, was vom Menschen auf seinem körperlichen Weg erwartet wird. Man erfährt durch Jupiter viel über das Befinden der menschlichen Organe. Im dritten Buch Mose wird die ganze menschliche Anatomie vom Jenseitigen her beschrieben. Von dorther erfahren wir ganz andere Aspekte unseres Gesund- und Krankseins, als wir es von der medizinischen Wissenschaft gewohnt sind. Hier werden die Fragen geklärt: Was ist es eigentlich im Menschen, wodurch er krank wird, wodurch er gesund bleibt? Die alte Medizin interessiert sich seltsamerweise nicht so sehr für den kranken Menschen als vielmehr dafür, wie das Gesund-Werden und -Bleiben funktioniert. Sie fragt auch vor allem nach den Ursachen des Krank-Werdens. Sie handelt eigentlich vom Leben des Menschen – wie es ist, wenn er gesund ist.[12]

8.7. Der Planet / Gott Mars

Der Planet MARS ist in unserem Solarsystem die Energie und Begierde, die sich vor allem auf ein Dasein und die Behauptung im groben Stoff richtet. Der ständige Kampf ums Da-Sein.

Bei den Griechen war ARES wenig beliebt, dafür bei den Römern um so mehr. Er wurde in Thrakien, wo die Bevölkerung rau und das Wetter oft stürmisch ist, als Sohn des ZEUS und seiner rechtmäßigen Gattin HERA, geboren. Sein Vater kam nicht gut mit ihm aus. Die Kriegsgöttin BELLONA lenkte sein Geschick.

Der junge MARS verführte einst die vestalische Jungfrau ILIA, die damit ihr Keuschheitsgelübde brach, weshalb sie nach der Geburt ihrer Zwillinge ROMULUS und REMUS getötet wurde. Diese wurden im Wald ausgesetzt, wo eine Wölfin sie fand und sich um sie kümmerte und sie nährte. Ein Hirte fand die beiden Knaben schließlich und zog sie auf. Als junge Männer zogen sie in die Welt, bis sie an sieben Hügel kamen, auf denen sie eine Stadt errichten wollten. Nach ihres Vaters Art gerieten sie in Streit, worauf ROMULUS seinen Bruder REMUS tötete. Mit anderen Abenteurern erbaute er dann die Stadt. Dort errichtete er als erster König solch eine Schreckensherrschaft, dass ihn die Senatoren während einer Sonnenfinsternis, als das ganze Volk auf dem Forum versammelt war, ermordeten, in Stücke schnitten und die Leichenteile unter ihren Gewändern verbargen. Als es wieder hell wurde, sagten sie der Bevölkerung, dass die olympischen Götter ihren König zu sich genommen hätten und dass man ihm einen Tempel errichten müsse. Fortan wurde er als QUIRINIUS verehrt. Wenn sich der Speer in der Hand seiner Statue bewegte, bedeutete dies, dass der Ausbruch eines Krieges bevorstand.

Im Monat März, in dem die Sonne in das Zeichen des MARS eintritt, zogen die Priester seines Tempels durch die Straßen von Rom, wobei sie wilde Kriegslieder sangen und Kriegstänze aufführten. Dabei führten sie den Schild ANCILE mit sich, den Mars als Zeichen seiner Gunst während einer Epidemie vom Himmel hatte fallen lassen, die daraufhin zum Stillstand kam.

MARS hatte ein Liebesverhältnis mit VENUS, was ihren Gemahl VULCANUS (HEPHAISTOS) sehr erzürnte. VULCANUS war der Waffenschmied der Götter. Er hauste unter dem Ätna und arbeitete dort. Als man ihm einen Wink gab, dass das Pärchen ein Schäferstündchen hielt, warf er ein eisernes Netz über die beiden, das er zu diesem Zweck geschmiedet hatte. Sie konnten sich nicht daraus befreien. Dann gab er sie dem Gespött der Götter preis.

Aus der Verbindung von MARS und VENUS gingen viele Kinder hervor. Einige schlugen nach der Mutter, wie ihre Tochter HARMONIA, oder ihr Sohn CUPIDO (AMOR, EROS), der immer ein süßes Kind blieb, aber wuchs, wenn er in Gesellschaft von ANTEROS (der Leidenschaft) war. Er schoss als Liebesgott seine Pfeile auf die Herzen der Menschen. Die übrigen Kinder schlugen mehr nach ihrem Vater: ERIS, die Zweitracht; PHOBOS, das Grauen; METUS, die Furcht; DAIMOS, das Entsetzen; und PALLOR, der Schrecken. Zwei der Marsmonde heißen heute PHOBOS und DAIMOS.

Als sich VENUS eines Tages in ADONIS verliebte, hetzte der eifersüchtige MARS einen grimmigen Eber auf den schönen Jüngling, der dessen Schenkel mit seinem Hauer aufriss. ADONIS starb an dieser Wunde, worüber VENUS untröstlich war. Sie bat JUPITER, ADONIS wieder zum Leben zu erwecken oder sie selbst in die Unterwelt gehen zu lassen, um mit ihrem Geliebten zusammen sein zu können. Daraufhin wurde mit PLUTO, dem Gott der Unterwelt, vereinbart, dass ADONIS im Sommerhalbjahr bei VENUS auf der Erde und im Winterhalbjahr in der Unterwelt wohnen sollte. Er teilte damit das Schicksal von PERSEPHONE.

MARS gilt als das »kleine Übel«, der Ausführer der Pläne des Teufels oder SATANS, als dessen BEELZEBUB. Er ist der Diener des herrlichen LUZIFER. Er ist der Gegenspieler des Erzengel MICHAEL.

MARS ist dem dritten Tag der Woche, dem Dienstag, hebräisch *»ma-adim«*, zugeordnet. Wir wissen aus der Sykose [3], dass die Schöpfung in sieben Tagen abläuft, und jeder 3. Tag eine Doppelnatur zeitigte.

Tabelle 8.2.: Die erste Schöpfungsgeschichte

Schöpfungstage	**Schöpfungstaten**
1. Tag	Licht ⇔Finsternis
2. Tag	Wasser oben ⇔ Wasser unten
3. Tag	Wasser ⇔ Land
	Samengebende Pflanzen ⇔ Fruchttragende Pflanzen
4. Tag	Sonne ⇔ Mond und Sterne
5. Tag	Leben im Wasser oben ⇔ Leben im Wasser unten
6. Tag	Vieh ⇔ wilde Tiere
	Mann ⇔ Frau

Entsprechend könnte man die Struktur der Schöpfungstage folgendermaßen beschreiben:

Sonntag Montag
Dienstag
Mittwoch Donnerstag
Freitag

Diese Doppelnatur führt auf der Ebene des Mars zu einer Auseinandersetzung. Das Metall des dritten Tages ist das Eisen. Dieses Metall wird im Zeichen des Schwertes gesehen. Von diesem Schwert und und diesem Kriegsmaterial heißt es bei Jesaja, es werde einmal umgeschmolzen in Pflugscharen (siehe 8.7.1 auf Seite 126).

Mars bringt also die Auseinandersetzung, den Kampf.

Am dritten Tag wird auch das Kind geboren, das Vater und Mutter in sich trägt.

Am dritten Tag erscheinen auch die beiden Bäume, der Baum des Lebens und der Baum der Erkenntnis des Guten und des Bösen.

Immer geht es in diesen Kämpfen auch um einen Kampf zwischen den beiden Welten:

1. der Welt des Ursprungs
2. der Welt der Wirkungen

Diesen Konflikt transportiert der Mars in sich. Er weiß um eine Welt des Ursprungs, er weiß aber auch um eine Welt der Wirkungen. Der Kampf der dort entbrennt ist der Kampf in uns selbst.

Es gibt Menschen, die sich gerne dem Außen zuwenden, geborene Techniker und Bastler, geschickte Leute, die alles können. Und es gibt Menschenen, die im Konkreten immer ein bisschen herumschweben, nur wie ein Gast auf Erden sind. Sie sind ungeschickt und unsicher hier, weil sie sich eigentlich für etwas ganz anderes interessieren. Der Kampf nun zwischen diesem und jenem Menschentyp ist – Mars.

Es geht dabei aber nicht um ein Entweder – Oder, sondern um die Einheit von beiden.

Erkennen wir die Tatsache an, dass jenseits unseres Wirkens noch andere Kräfte herrschen?

Oder nennen wir nur das, was wir sehen können, unsere Welt.

Sind wir Realisten in dem Sinne, dass wir die Welt auf das Reale reduzieren, oder lassen wir für das andere noch einen Raum?

Wer diese Welt wählt, sich sicher und selbstbewusst in ihr zu bewegen weiß, repräsentiert den extrovertierten Mars.

Ihm steht der Ungeschickte Introvertierte gegenüber, der immer über die Fallstricke des Ursprungs stolpert, der fest inkarnieren sollte, um sich dann an den Ur-Sprung rückzubinden (Schell-Lüngen).

Es gibt Menschen in unserer Welt, die nur an Zahlen und Bilanzen glauben, die nichts mehr mit dem Glauben oder der Inspiration anfangen können, es gibt

Wissenschaftler, die die Bewegungen im Hier perfekt darstellen können, aber mit den Schultern zucken, wenn man vom Himmel spricht.

VIRCHOW sagte, er hätte beim Sezieren nie eine Seele gefunden, Astronauten sahen nie einen Engel.

Der Kampf entsteht dadurch, dass sich eben Seele und Engel nicht beweisen lassen.

Wir finden beim Mars etwas wieder, was wir bei den Zwillungen Jakob und Esau gesehen haben. Esau, der Geschickte, der alles hier erreichen kann, und Jakob der auf merkwürdige Art irgendwie durchkommen muss. Es sind die zwei, die sich begegnen, ohne dass es zur Entscheidung kommt.

Vom dritten Tag heißt es auch, dass dort der Mensch, diese Zweiheit seinen Platz habe.

Gerade weil an diesem Tag der Mensch im Entweder – Oder steht, wird im Judentum gerne eine Hochzeit am Dienstag gefeiert.

So verbindet man den Baum der Erkenntnis mit dem Baum des Lebens, das Erscheinende mit dem Verborgenen.

Das ist der Weg.

Am Dienstag, dem Tag der Herausforderung sollte man die Vereinigung suchen.

Einseitigkeit macht den Mars arm und beschränkt, während er sich so sehr nach Vereinigung sehnen könnte.[12]

Wie die Entwicklung des Mars sein könnte, lesen Sie in der folgenden Geschichte, die sich das Metall des Mars zum Thema gemacht hat.

8.7.1. Das Tagewerk vor Sonnenaufgang von Manfred Kyber

Es waren eine Schmiede und ein Schmied. Der Schmied aber war ein besonderer Schmied, denn sein Tagewerk lag vor Sonnenaufgang. Das ist ein sehr hartes Tagewerk. Man wird müde und traurig dabei. Man wird still und geduldig dabei. Es gehört viel Kraft dazu. Denn man lebt einsam und schmiedet in der Dämmerung.

Jetzt war es Nacht und der Schmied war nicht in seiner Schmiede. Der Feuergeist in der Esse schlief. Nur sein Atem glomm unter der Asche und streute dazwischen einen sprühenden Funken in die Finsternis. Aber der Funke erlosch bald. Nur ein schwacher Lichtschein blieb und hastete suchend und irrend durch das Dunkel der Schmiede.

Der Blasebalg ließ seinen großen Magen in lauter griesgrämigen Falten hängen. Er sah aus wie ein dicker Herr, der plötzlich abgemagert ist. Man hätte darüber lachen können, aber in der Schmiede war niemand, der zu lachen verstand.

Der Amboss drehte seinen dicken Kopf mit der spitzen Schnauze langsam nach allen Seiten und sah sich das alte Eisen an, das heute geschmiedet werden sollte. Es war nicht viel. Nur einige Stücke. Sie lagen in einer Ecke und waren beschmutzt und verstaubt, wie Leute, die eine weite und beschwerliche Wanderung hinter sich haben.

Der Amboss ärgerte sich. »Was für ein hergelaufenes Gesindel hier zusammenkommt! Ein Glück, dass es zuerst in die Esse muss, ehe es mir auf den blanken Kopf gelegt wird. Es wäre sonst zu unappetitlich. Danke bestens; unsereiner ist sauber.«

Der Amboss rümpfte verächtlich die große Schnauze und kehrte dem alten Eisen den Rücken zu. Der Amboss war ein Dickkopf. Er dachte nicht daran, dass er ja auch aus Eisen war und dass das alte Eisen, das so weit gewandert war, auch so blank werden würde, wenn es der Feuergeist erfassen und der Hammer schmieden würde. Er dachte, es gäbe bloß blankes Eisen und schmutziges und bestaubtes - von vornherein - und dabei blieb es. Er war eben ein Dickkopf und er wusste auch nicht, wie mühsam sein Meister dies alte Eisen gesammelt hatte, um es umzuschmieden in der Dämmerung.

Das alte Eisen fühlte sich sehr erleichtert, als der Amboss ihm den Rücken gekehrt hatte und es seine abweisenden Blicke nicht mehr fühlte. Es hatte sie deutlich gefühlt, obwohl es so verstaubt und so beschmutzt war. Nun begann es, sich flüsternd zu unterhalten.

Es waren Stücke, die dem Alter nach sehr verschieden waren. Es waren ganz alte dabei, die eigentlich in die Raritätensammlung gehörten. Es waren auch ganz junge darunter, die nur wenige Jahre auf der Welt waren. Aber in ihrer Erscheinung waren sie sich alle ganz gleich.

»Sie sind so verrostet«, sagte eine Kette teilnahmsvoll zu einem alten Schwert, »das ist eine sehr schlimme Krankheit. Sie fühlen sich gewiss nicht wohl?« Das Schwert seufzte knarrend zwischen Griff und Klinge. »Es ist ein altes Leiden«, sagte es, »ich habe es schon viele hundert Jahre. Es sind Blutflecke. Ich habe schreckliche Dinge gesehen auf meinem Lebensweg. Ich ging durch viele Hände. Einer schlug den andern mit mir. Einer nahm mich dem andern fort, um wieder andere zu erschlagen. Alles Blut und alle Tränen haben sich in mich hineingefressen. Ich habe wenig Ruhe gehabt. Ich bin in Blut gewatet und der, der das meiste Blut vergossen, läutete die Glocken mit denselben Händen und nannte das seinen Sieg.«

»Ich bin nur wenige Jahre alt«, sagte ein junger Säbel, »aber ich habe ganz dasselbe erlebt.«

»Ich habe andere Siege gesehen«, sagte ein alter rostiger Riegel. »Ich sah Menschen, die gesiegt hatten über sich und die Welt - mit ihren Gedanken. Ich verschloss die Türe, hinter der man sie einsperrte. Sie saßen und verkamen in ihrem Kerker. Aber ihre Gedanken gingen durch die Kerkertüre an mir vorbei und gingen hinaus in alle Straßen.«

»Ich bin weit jünger als Sie«, sagte ein anderer Riegel, »aber ich habe dasselbe tun müssen und habe dasselbe gesehen.«

Der Feuergeist in der Esse atmete stärker und der erste Schein der Morgendämmerung zog über das alte Eisen. Es wurde sehr verlegen und bedrückt, denn nun traten die vielen Flecke noch deutlicher hervor, als im Licht des Feuergeistes, der in der engen Esse mühsam atmet. Das alte Eisen sah traurig auf seinen beschmutzten Körper und redete wirr und klagend durcheinander.

»Ich habe einen Mörder halten müssen«, jammerte die Kette, »es war in seiner letzten Nacht. Neben ihm saß ein Mann im Talar und hatte ein Buch in der Hand, auf dem ein goldenes Kreuz stand.«

»Ich habe im Schlachthaus arbeiten müssen«, sagte ein langes Messer. »Ich habe Tausenden von Geschöpfen ins entsetzte Auge gesehn, ehe es erlosch. Ich habe tausend Tierseelen umherirren gesehen in einem Hause voller Blut und Grauen. Dabei war ein Stück von mir früher eine Perle im Rosenkranz eines alten stillen Mannes. Es war in Indien und der alte stille Mann fegte den Weg vor sich mit schwachen Armen, um kein Geschöpf zu treten. Er nannte den Wurm seinen Bruder und bat für ihn um den Segen seiner Götter. Er sprach von der Kette der Dinge. Er zeichnete das Gebetsbild in den Sand und fingerte ergeben seinen Rosenkranz, wenn der Wind es verwehte. Die fremden Priester aus Europa höhnten den Glauben des alten Mannes.«

»Wir haben jetzt Europa und seine Kultur«, sagte der Säbel grimmig und schüttelte eine alberne goldene Troddel ab, die an ihm hing.

»Wir müssen durch viele Formen wandeln«, sagte das Messer, »das weiß ich von dem alten Mann in Indien. Nur weiß ich nicht, in welche wir kommen sollen.«

»In diesen Formen können wir nicht bleiben!«, riefen alle durcheinander. »Wir sind schmutzig und voller Flecken. Wir wollen umgeschmiedet werden. Wir wollen zum Feuergeist und um eine andere Form bitten. Aber wir wollen nicht warten, bis die Sonne aufgeht. Wir wollen nicht, dass die Sonne uns so findet. Dann bescheint sie unseren Schmutz und unsere Flecken. Aber der Schmied wird nicht so bald kommen. Er schläft gewiss noch.«

Da flog ein Funke aus der Esse mitten in das alte Eisen hinein. »Der Schmied schläft nicht. Er wird gleich kommen«, zischte der Funke, »es ist ein besonderer Schmied. Sein Tagewerk ist vor Sonnenaufgang.«

Dann erlosch der Funke.

Die Tür tat sich auf und der Schmied kam herein. Es war ein ernster stiller Mann mit traurigen Augen. Das kam von seinem Tagwerk. Er trat den Blasebalg, dass er alle seine Magenfalten aufklappte und ganz dick anschwoll. Der Feuergeist erwachte in der engen Esse und der Schmied hielt all das alte Eisen ins Feuer. Dann hob er es aus der Feuertaufe und legte es auf den Amboss.

»Was wird aus uns werden – welche Form – welche Form?«, fragte das alte Eisen und das Messer dachte an den armen alten Mann in Indien.

Der Schmied schlug zu. Die Funken stoben. Er schmiedete nur eine Form, die letzte aller Formen. Er schmiedete die Seele des Eisens. Es war sein Tagewerk. Als es fertig war, stand eine glänzende Pflugschar auf der taufeuchten Erde vor der Schmiede.

Mars im Wassermann

- Reformen
- neue Erfindung
- Freiheit
- Revolution
- Unabhängigkeit
- sexuelle Freiheit

Saturn im Wassermann

- Wahrheitssuche
- Eigensinn
- Angst ausgeschlossen zu werden
- realistische Weltanschauung

Jupiter im Wassermann

- Humanität
- Fortschrittsglaube
- Kameradschaft
- Brüderlichkeit
- Menschenrechte

Mars Konjunktion Saturn

- Kampf, Widerstand, Durchsetzungsblockaden.
- Aggression und Hemmung. Ein Fuß auf dem Gaspedal der andere auf der Bremse (Schell-Lüngen).

- Körperliche Durchsetzung und Sexualität des Mannes (MARS) gepaart mit Hemmung und Verkrampfung (SATURN) ergeben ein selbstzerstörerisches Verhalten, Gewalttätigkeit, explosionsartige Affekthandlungen, Unfälle und blockierte Aggressivität.

Mars Konjunktion Jupiter

- Größenwahn
- (Glaubens-, Überzeugungs-)Fanatismus

Mars Konjunktion Saturn Konjunktion Jupiter

- Zu hohe Ziele.
- Nicht zu verwirklichende Werte.
- Genusssucht
- Maßlose Übertreibungen.

9. Soziale Auswirkungen der Pest

Die Pest wurde von Historikern häufig als ein wesentlicher Faktor im Entstehen der Neuzeit angesehen, indem sie der feudalen Gesellschaftsordnung des Mittelalters den letzten entscheidenden Stoß versetzt habe. Ungefähr mit dem Ende der großen Pestwelle von 1347 bis 1351 begann der Aufstieg der Hanse und der freien Städte, sowie der Niedergang des Feudalismus.

Im Angesicht der Pest begannen viele Menschen bewusster zu leben und das Leben im Diesseits mehr zu schätzen. Religiöse Prozessionen wurden zum Halt für Menschen in einer haltlosen Welt. Diese Prozessionen zu Ehren verschiedener Heiliger (zum Beispiel St. Rochus oder St. Sebastian) und der Gottesmutter Maria führten durch sämtliche Straßen der Stadt und wurden von allen gesunden Einwohnern besucht.

Auf der anderen Seite machte sich ein Leben in der Vergänglichkeit und Sinnlosigkeit breit, Vielerorts wurden Haustiere geschlachtet, Totentänze wurden aufgeführt, Plünderungen waren an der Tagesordnung.

In dem bekannten *»Totentanz«* von Hans Holbein dem Jüngeren (1497 – 1543) aus dem Jahre 1523 ist das Xylophon als Instrument mit Todessymbolik zu sehen. Ein Skelett spielt während eines Umzuges auf einem tragbaren Xylophon. Der Klang dieses Instrumentes symbolisiert das Klappern der Knochen.

Holbein selber wurde ebenso ein Opfer der Pest.

Die Obrigkeit begann aus Angst vor Ansteckung Menschenansammlungen, darunter auch Gottesdienste, zu verbieten, was dazu führte, dass die Absolution aus der Ferne erteilt wurde und das Abendmahl auf zwei Meter langen Löffeln gereicht wurde. Auch erste Hygienevorschriften wurden in dieser Zeit erlassen.

Um die Handelsbeziehungen mit anderen Städten nicht zu gefährden und eine Panik im Volk zu verhindern, versuchten die Behörden vielerorts das Auftreten der Seuche zu verheimlichen und wenn nötig zu vertuschen.

Viele Menschen verließen ihre Familien und Freunde, um sich vor einer Ansteckung zu schützen, und der Egoismus begann um sich zu greifen. Besonders Adlige und Kleriker konnten sich die Flucht leisten und waren die ersten, die die Heimat verließen. Durch den so enstandenen Mangel an Ärzten und Priestern wurde die Not im Volk noch größer. Die Patienten wurden nicht mehr behandelt und gepflegt, erhielten die Sterbesakramente nicht mehr und starben in großer Verzweiflung.

Teilweise ereigneten sich kaum vorstellbare Tragödien: Mütter erschlugen ihre Kinder, damit diese nicht an der Pest sterben sollten, Männer beerdigten sich bei lebendigem Leib, um nicht kurz vor dem Tod von Mäusen, Ratten oder Würmern angefressen zu werden.

Durch den plötzlichen Menschen- und Arbeitskraftmangel wurden die folgenden sozialen und kulturellen Veränderungen ausgelöst:

- höhere Löhne für überlebende Arbeitskräfte
- Landflucht mit nachfolgender Dekulturation
- Mystische religiöse Bewegungen erhalten verstärkt Zulauf
- Geißlerzüge
- Judenverfolgungen (Pogrome)
- Allgemeiner moralischer Verfall

Ein schlechtes Zeichen waren die Pestkarren, die die Toten gleich karrenweise aus der Stadt zu den Pestlöchern transportierten, Zeichen dafür, dass an einem Tag oft Tausende von Toten weggebracht werden mussten. In diesen Pestlöchern fanden Massenbeerdigungen auf zum Teil makaberste Art und Weise statt, die Toten wurden lagenweise in die Löcher geworfen, mit Erde bedeckt, um darauf die nächste Lage Tote zu werfen.

Wurden die Toten einzeln beerdigt, kamen spezielle Pestsärge zum Einsatz, sie besaßen an der Unterseite zwei Klappen, durch die der Tote ohne großen Aufwand ins Grab befördert werden konnte, und der Sarg war einsatzbereit für den nächsten Toten.

Der liebe Augustin, Bänkelsänger und Bruder Leichtfuß seiner Zeit wurde 1679 als vermeintliche Pestleiche aufgelesen und in eine Grube mit Pestleichen geworden. Augustin schlief bei den Toten seinen Rausch aus. Danach komponierte er sein berühmtes Lied, das bis auf den heutigen Tag erhalten geblieben ist:

> Jeder Tag war sonst ein Fest,
> Jetzt aber hab'n wir die Pest!
> Nur ein großes Leichennest,
> Das ist der Rest!

O du lieber Augustin,
Leg' nur ins Grab dich hin,
O du mein herzliebes Wien,
Alles ist hin!

9.1. Die Judenverfolgung

Das Wort *»Jude«* leitet sich von »JUDA«, dem Sohne JAKOBS und Vater des Stammes Juda ab. Das Judentum bezeichnet sowohl eine Volks- als auch eine Religionszugehörigkeit. Zu Beginn war eher der Begriff »Israelit« gebräuchlich. Das Judentum ging mit dem Christentum und dem Islam aus einem gemeinsamen Stamm hervor. Bezüglich Jesus Christus vertraten sie eine unterschiedliche Auffassung.

Für die Christen ist Jesus der Messias, für die Juden nicht, und die Islamisten behaupten, dass Jesus nicht von den Toten auferstanden sei, sondern dass sein Leichnam gestohlen wurde.

Die Christen wiederum beschuldigen die Juden ihren Messias ans Kreuz geschlagen zu haben.

Die Juden wiederum weigern sich, Mohammed als Sendboten und Propheten Gottes anzuerkennen.

Für die Juden zählt nur die Thora (die 5 Bücher Moses) als heiliges Buch, nicht das Neue Testament und auch nicht der Koran.

Dazu kommen noch die unterschiedlichen Speisevorschriften und das Verbot für Juden, sich mit Nicht-Juden an einen Tisch setzen zu dürfen.

Alles in allem sehr ungünstige Voraussetzungen für eine optimale Verständigung. Unter diesen ungünstigen Voraussetzungen durchlebten die Juden viele Vertreibungen und Versklavungen unter christlicher und islamistischer Herrschaft.

In Deutschland war die Situation der Juden ursprünglich nicht schlecht. Sie waren als Händler unentbehrlich und standen unter königlichem Schutz. Sie genossen Zollvergünstigungen und Befreiung von anderen Verkaufsabgaben. Sklavenhandel und der Handel mit dem Orient waren ihre wichtigsten Einnahmequellen.

Im Jahre 992 verboten die Venezianer die Aufnahme jüdischer Kaufleute auf ihren Schiffen, doch innerhalb des deutschen Reiches durften die Juden frei und in Frieden umherziehen, Handel treiben, kaufen und verkaufen und genossen Zollfreiheit.

Nach der gregorianischen Reform wurde den gläubigen Christen verboten, Geld auf Gewinn zu verleihen. Juden hatten diese Restriktionen aber gegenüber Fremden nicht. Da viel Geld in den aufblühenden Städten gebraucht wurde, konnte der Geldhandel eine gute Einnahmequelle sein. Doch das Risiko das verliehene Geld zu verlieren war sehr hoch. Gedeckt wurde es durch die jüdischen Gemeinden. Und da das Risiko sehr hoch war, waren auch die Zinsen sehr hoch. Eine Verzinsung mit 100% und mehr war keine Seltenheit.

Um die Jahrtausendwende begannen die ersten Kreuzzüge, was sich auch im Leben der Juden niederschlug. 1096 gab es die ersten Pogrome. Es gab Zwangstaufen und Zerstörungen vieler jüdischer Gemeinden. Aus Angst vor den Kreuzfahrern ließen sich viele Juden taufen, nahmen aber das Christentum nicht wirklich an.

1146/47 fand der zweite Kreuzzug statt.

1215 im vierten Lateratenkonzil, geleitet von Papst INNOZENZ III., wurden die Unterscheidungsmerkmale zwischen Juden und Christen festgelegt, mit dem Ziel die Durchmischung von Juden und Christen zu verhindern. Juden waren in öffentlichen Ämtern von nun an nicht mehr erlaubt. Getaufte Juden wurden kontrolliert, um sie an der weiteren Praktizierung ihres jüdischen Glaubens zu hindern.

1235 wurde die Blutbeschuldigung erfunden, und aus Juden wurden satanische Wesen. Da Juden kein Schwein essen dürfen, wurde in Deutschland der Jude mit dem Schwein in Verbindung gebracht, später gleichgesetzt.

Das neue süddeutsche Rechtsbuch, der Schwabenspiegel, beengte das Leben der Juden. Es war ihnen zum Beispiel nicht mehr erlaubt, Waffen zu tragen.

Plötzlich tauchten unhaltbare Vorwürfe auf, die vielleicht das Zeitalter der Pest einläuteten.

Juden wurden des Ritualmordes beschuldigt, einer obszönen Pervertierung der Kreuzigung Jesu. Des weiteren glaubten Menschen, dass Juden das Blut entführter Kinder zu magischen Zwecken missbrauchten, obwohl für Juden das Blut tabu ist. Sie wurden als Hostienschänder gebrandmarkt. Auf dem Höhepunkt dieser Anschuldigungen wurden 32 Juden getötet.

Als nun die Pest übers Land zog, war der Schritt nicht groß, den Juden auch dafür die Verantwortung zu geben. Man beschuldigte sie, die Brunnen vergiftet und dadurch die Seuche verursacht zu haben. Es gab heftige Ausschreitungen gegen die Juden, auch an Orten, die nicht von der Pest heimgesucht wurden. Es kam zu den schlimmsten Verfolgungen seit den Kreuzzügen.

Im Nürnberger Memorbuch wird von über 300 Gemeinden berichtet, in denen Juden erschlagen, ertränkt, verbrannt, gerädert, gehängt, vertilgt und gefoltert wurden. Die jüdischen Gemeinden wurden aufgelöst, ihr Hab und Gut enteignet oder verschenkt.

Im September 1348 wurde eine Gruppe von Juden nahe dem Genfer See angeklagt, den Brunnen vergiftet zu haben. Dass die Juden selbst an der Pest erkrankten und auch starben, irritierte die hasserfüllte Bevölkerung keineswegs.[1]

Im Jahre 1404 wurde eine neue Kleiderordnung erlassen, die Kölner Judenordnung. Durch den Aufschwung der Banken, ging es den Juden auch finanziell schlechter. Im 15. und 16. Jahrhundert wurden sie aus fast allen bedeutenden Städten vertrieben und wanderten nach Polen, Litauen und Italien aus.

9.2. Die Flagellanten

Ihr Name geht auf das lateinische Wort *flagellum* (Geißel, Peitsche) zurück. Zu den religiösen Praktiken ihrer Anhänger gehörte die öffentliche Selbstgeißelung zur Buße.

Flagellanten gab es schon vor den großen Pestepidemien des Mittelalters, zum Beispiel pflegten der ägyptische Isis-Kult und der griechische Dionysos-Kult die Selbstgeißelung. Auch während der römischen Lupercalien wurden Frauen gegeißelt, um die Fruchtbarkeit anzuregen. Die Juden praktizierten die Selbstgeißelung bei großen Tempelzeremonien.

Das erste Schriftstück über die Selbstgeißelung als christliche Bußübung stammt von dem Biografen des hl. Padulf (737). Danach soll dieser sich während der Fastenzeit von seinem Schüler Theodenus haben auspeitschen lassen. Auch in den Bußbüchern des 10. Jahrhunderts wird die Selbstgeißelung erwähnt.

Petrus Damiani, schrieb über den Eremiten Dominicus Loricatus, dass dieser sich täglich beim Beten des Psalters gegeißelt habe. Viele Heilige der katholischen Kirche sollen sich dieser Übung unterzogen haben: Ignatius von Loyola, Franziskus von Xavier, Karl Borromäus, Katharina von Siena, Teresa von Ávila und der Ordensgründer Dominikus.

[1] In Köln hatten die Juden eigene Brunnen und erkrankten nicht, was den Hass nur noch mehr schürte (Wolff).

Die Selbstgeißelung war in vielen Ordensregeln bis in die Neuzeit hinein fest verankert und wurde bis ins 20. Jahrhundert gepflegt. Der Brauch wurde an bestimmten Tagen, meist an allen Freitagen und an weiteren Tagen der Advents- und Fastenzeit geübt.

Man nannte die Selbstgeißelung *disciplina* = Erziehung. Es ging um eine Transformation des Selbst.

1260/1261 kam es in Italien schlagartig zu einer spirituellen Massenbewegung von Geißlern, die 1260 in Perugia unter der Leitung des Laien und Mitglieds einer Bußbrüderschaft Raniero Fasani begann. Er berief sich dabei auf die Stimme eines Engels, der verkündet habe, dass die Stadt vernichtet werde, wenn die Bewohner nicht Buße täten. Im Herbst fand dann eine Friedensprozession mit öffentlicher Selbstgeißelung statt. Dadurch wurde aus der privaten Bußübung eine öffentliche Inszenierung. Durch Prozessionen von Ort zu Ort begann sich die Bewegung in Italien auszubreiten.

Die Bewegung ergriff auch die Länder nördlich der Alpen. Über Friaul, wohin die Geißlerbewegung Ende 1260 gelangt war, breitete sie sich rasch nach Kärnten, der Steiermark, nach Ungarn, Böhmen, Mähren, Schlesien, Polen, auch nach Bayern, Franken und Schwaben bis nach Straßburg aus.

So rasch die Geißlerbewegung um sich gegriffen hatte, so rasch verschwand sie auch wieder. Bereits im Herbst 1261 flauten die Geißlerumzüge nördlich der Alpen merklich ab.

Wie bereits erwähnt, erklärten die Wissenschaftler der damaligen Zeit den Ausbruch der Pest als Folge einer Dreierkonstellation aus Saturn, Jupiter und Mars, die am 20. März 1345 in einen 40-Grad-Winkel zum Sternzeichen Wassermann getreten sei. Das Urteil der Pariser Gelehrten wurde als offizielle Begründung für die Seuche anerkannt.

Im Mittelalter bedeutete die Konjunktion von Saturn und Mars grundsätzlich »Tod« und die Konjunktion von Jupiter und Mars stets »warme Lüfte und Pest«.

Die Bevölkerung konnte mit dieser wissenschaftlichen Erklärung nichts anfangen.

Sie vermutete in der Pest, die sie sich als kleines blaues Flämmchen, als Tier oder Dämon vorstellten, die Strafe Gottes für die vielen Sünden der Menschen.

So glaubten die Skandinavier, dass eine Pestjungfer dem Mund des Toten als kleine blaue Flamme entsprang und durch die Luft flog, um das nächstliegende Haus zu infizieren.

In Litauen glaubte man, daß die Pestjungfrau rote Tücher in Fenster und Türen flattern ließ, um die Pest einzulassen. Ein tapferer Mann hat der Legende zufolge mit gezogenem Schwert an seinem Fenster gewartet, bis er die Hand mit dem wehenden Tuch entdeckte, um sie abzuschlagen. Er selbst starb an dieser Tat, bewahrte aber sein Dorf vor der Pest, und das Tuch wurde lange als Reliquie in der örtlichen Kirche verehrt.

Eine Art und Weise, auf diese Form des Glaubens oder Un-Glaubens zu reagieren, waren die Flagellanten.

Sie traten während der Pest von 1348 - 1352 in sämtlichen großen Städten in Deutschland, in Flandern und in Frankreich auf und schlugen sich vor dem Publikum mit ihren Geißeln blutig, die mit eisernen Kreuzspitzen bestückt waren. Überall waren ihre wohlgeordneten Prozessionen zu sehen. In der Regel zogen 200 - 300 Flagellanten in Zweierreihen, bekleidet mit kurzen Lendenschürzen oder mit ärmellosen Sacktüchern, die sie wie ihre Hüte mit roten Kreuzen versehen hatten, bewaffnet mit ihren Peitschen, mit dem Blick gen Boden gerichtet, barfuß an den neugierigen Stadtbewohnern vorbei. Vor ihnen liefen die Anführer und Vorsänger, ausgestattet mit Kerzen und prächtigen Fahnen aus Goldstoff oder Samt. Die Kirchen läuteten anfänglich noch bei ihrem Erscheinen. In den Hallen der Gotteshäuser schlugen sich die Flagellanten die Rücken blutig, sodass diese blaufarbig entstellt aufschwollen. Das Blut lief nach unten ab oder bespritzte die nahen Wände der Kirche. Zuweilen trieben sie die eisernen Stacheln ihrer Geißeln so tief in ihr Fleisch, daß sie dieselben erst beim zweiten Versuch herausziehen konnten. Dazu schrien sie, heulten laut und riefen Gott um Vergebung und die Heiligen um Hilfe an.

Diese fanatische Bewegung fand nicht nur Zulauf bei den Armen, sondern auch reiche Herren und Damen schlossen sich ihr an. Anders als 1260 organisierten nun auch Frauen eigene Umzüge oder traten mit den Männern gemeinsam auf. Aus Magdeburg ist überliefert, dass in den Prozessionen auch viele Frauen mitgingen und sich geißelten, wobei der Rücken entblößt, das Gesicht verschleiert und die Vorderseite ihres Körpers mit einem Umhang bedeckt war.

Die Flagellanten wurden von einem Laienmeister geleitet, dem sie zu Gehorsam verpflichtet waren. Sie durften sich nicht waschen noch rasieren, weder ihre Kleider wechseln noch in Betten schlafen und auch nicht ohne Erlaubnis ihres Anführers mit dem anderen Geschlecht sprechen, geschweige denn verkehren. Frauen begleiteten die männlichen Flagellanten in einem getrennten Zug. Meistens bildeten sie den Schluss einer solchen Bußprozession. Die Stadtbewohner begrüßten diese Geißler mit Ehrfurcht und boten ihnen die Gastfreundschaft an. Man tauchte Tücher in ihr Blut und verehrte diese dann als Reliquien, die Schutz vor der Pest gewähren sollten. Im Laufe der Zeit beanspruchten die Meister wie die Priester das Beichtrecht, erteilten die Absolution oder legten den Bürgern Bußen auf. Damit griffen sie nicht nur die Autorität der Geistlichkeit an, sondern dezimierten auch die finanziellen Einnahmen der Kirche. So verbot Papst Klemens VI. in der Bulle Inter sollicitudines vom 20. Oktober 1349 die Bewegung und ließ die Widerspenstigen als »Meister der Irrlehre« hängen oder köpfen. Auch stellte er die Geißler als Verursacher der Judenpogrome dar. Die private Selbstgeißelung wurde jedoch vom Verbot ausgeschlossen. Dieses Verbot wurde nur nördlich der Alpen veröffentlicht.

Nachdem die öffentliche Selbstgeißelung verboten war, zog man sich vor allem in Italien in private Zirkel zurück und gründete Gemeinschaften. Diese Organisationsformen waren ein städtisches frühmodernes Phänomen. Es bildeten sich zahlreiche Bruderschaften, die Battuti, die Disciplinati, die Scopatori, die Verberatori und die Bianchi, die mit kirchlicher Duldung die Geißelung weiter pflegten. Zum Teil überlebten sie bis in die Moderne.

Danach gibt es nur noch Berichte über vereinzelte Umzüge, etwa 1370 in Würzburg, 1379 in Franken, 1391/1392 bei Heidelberg und 1400 am Niederrhein.

In Frankreich lebten die Geißler-Bruderschaften unter der Herrschaft Heinrichs III. (1574-1589) wieder auf, wobei dessen Beichtvater, ein Jesuit, die Initiative ergriffen hatte. Der König gründete 1583 die Congrégation des Pénitents de l'Annonciation-de-Notre-Dame. Dort trat der König als Bruder unter Brüdern auf, trug ein völlig verhüllendes Bußgewand mit zwei Sehschlitzen, einen Rosenkranz und eine Geißel am Gürtel. Am Tag Mariä Verkündigung peitschten sich der König und eine Reihe anderer adliger Mitglieder öffentlich aus. Das führte bei den Gegnern zu Häme und Spott über den für seinen luxuriösen Lebenswandel bekannten König. Trotzdem bildeten sich rasch weitere flagellantische Büßergemeinschaften. Unter jesuitischem Einfluss lebten auch in Deutschland im 16. Jahrhundert zur Fastenzeit und am Karfreitag in allen größeren Städten die Geißelprozessionen wieder auf. Das führte zu heftiger Kritik und Polemik von protestantischer Seite, die sich besonders an einer geplanten Geißelprozession für den Karfreitag 1605 entzündete.

Eine Legende über eine alte Prophezeiung besagte, dass die Geißler Vorboten eines nahen Weltendes seien. Sie wurden als Vorläufer des Antichrist betrachtet.

10. Die Verbreitung der Pest

Man nimmt heute an, dass der zentralasiatische Herd der Pest im Himalaya den Ausgangspunkt für die Pestepidemien der vergangenen Jahrhunderte bildete.

Die Verkehrsmittel und die Transportmedien bestimmen immer die Geschwindigkeit, mit der sich eine Seuche ausbreiten kann. So war der Pesterreger ursprünglich auf Pferde oder Schiffe angewiesen, um große Entfernungen zu überbrücken. Es besteht die Möglichkeit, dass die verstreuten Kolonien von Steppennagern im innerasiatischen Raum durch mongolische Reiterhorden infiziert worden sind. Ausgehend von pestresistenen Pestträgern in Yünnan und Birma könnte sich der Keim mit den Reitern nach Norden ausgebreitet haben. Die Mongolen schufen im 13. Jahrhundert feste Post- und Verbindungswege, und ihre Soldaten legten mit vergleichsweise großer Geschwindigkeit ungeheure Entfernungen zurück.

Ab 1331 brach in China eine Seuche aus, die die Pest gewesen sein könnte. Mit den Händlern wanderte sie dann auf der Seidenstraße entlang nach Westen und traf 1346 in der Karawanserei Astrachan ein und bald darauf in der Krim.

In Europa angekommen war das Schiff das Mittel der Wahl. Die Pest brauchte einen gemächlichen Küstenhandel mit vielen Zwischenlandungen. Die infizierten Ratten hangelten sich von Bord, steckten noch einige Artgenossen an und starben dann. Andere reiselustige Ratten stiegen zu und erreichten vielleicht gerade gesund genug den nächsten Hafen. Die Mannschaft sorgte auf ihre Weise für Ausbreitung. So gelangte die Pest entlang der gesamten Küste des Mittelmeeres, des Antlantiks, der Nord- und Ostsee von einem Ort zum anderen.

Im 19. Jahrhundert stieg die Pest auf das Dampfschiff um. Erstmals waren Schiffe schnell genug, um große Entfernungen zu überbrücken, bevor die Wirte gestorben oder immun geworden waren.

Heutzutage steht der Pest eine ganz andere Reisegeschwindigkeit zur Verfügung. Wie schnell könnte sich eine Pestepidemie via Flugzeug über den ganzen Globus ausbreiten!

10.1. Die Ratte

Die echten Ratten (Rattus) bilden eine Gattung in der Unterfamilie der Altweltmäuse (Murinae) innerhalb der Familie der Langschwanzmäuse (Muridae) und gehören zu den Nagetieren (Rodentia).

Ratten haben eine spitze Schnauze und eine gespaltene Oberlippe. Sie besitzen nur einen Schneidezahn (oder Nagezahn) und 3 Mahlzähne pro Kieferhälfte, insgesamt also 16 Zähne. Die Schneidezähne sind wurzellos und wachsen lebenslang, müssen also durch Benagen ständig abgerieben werden. Zwischen den Schneide- und den Backenzähnen befindet sich eine große Lücke (Diastema).

Der Magen der Ratte ist in zwei Abteilungen untergliedert: Vormagen und Magenkörper. Der Vormagen besitzt eine drüsenlose Schleimhaut, der Magenkörper die gewöhnliche Magenschleimhaut. Beide Abteilungen sind durch eine Schleimhautfalte getrennt. In deren Bereich mündet auch die Speiseröhre in den Magen. Diese Falte macht ein Erbrechen für Ratten nahezu unmöglich. Der Aufschluss schwer verdaulicher Nahrungsbestandteile erfolgt im großen Blinddarm.

Die Füße und der lange, mit Schuppenringen versehene Schwanz sind nur spärlich oder gar nicht behaart. An den Hinterfüßen besitzen sie fünf, an den Vorderfüßen jedoch nur vier Zehen, da der Daumen nicht vollständig ausgebildet, sondern nur rudimentär vorhanden ist.

Ratten besitzen keine Schweißdrüsen; die Wärmeabgabe erfolgt vor allem an den haarlosen Stellen wie Schwanz und Ohren. Die Milchdrüse besteht aus vielen Gesäugekomplexen, die vom vorderen Brustbereich bis fast zur Analregion reichen.

Im nasenseitigen Augenwinkel befindet sich die Hardersche Drüse (Nickhaut-Drüse), die ein porphyrinhaltiges, rötliches Sekret produziert. Dieses Sekret wird beim Putzen verteilt. Bei kranken Tieren mit vermindertem Putztrieb kommt es zu einer Ansammlung dieses Sekrets im Augenwinkel oder zu einem Abfluss über den Tränenkanal zur Nasenöffnung.

Die schwarze Hausratte ist mit einer Kopf-Rumpflänge von 16 – 23 cm kleiner als die graubraune Wanderratte mit 18 – 26 cm. Ein wichtiges Unterscheidungsmerkmal ist das Verhältnis von Kopfrumpf- zu Schwanzlänge. Der Schwanz der Hausratten ist stets länger als der Körper und bei Wanderratten ist er meist kürzer, selten genauso lang wie der Rumpf. Auch die Ohrlänge unterscheidet sich arttypisch. So erreicht das in Richtung Nase an den Kopf gedrückte Ohr bei Wanderratten maximal den hinteren Augenrand. Die Ohren der Hausratten dagegen bedecken in dieser Weise ein Drittel bis zur Hälfte des Auges.

Die Augen der Ratten sitzen weit seitlich am Schädel, so dass Ratten ein großes Blickfeld haben. Ein räumliches Sehvermögen haben sie allerdings nicht.

Gut ausgeprägt ist bei ihnen der Geruchssinn. Allerdings spielt er nicht nur bei der Suche nach Futter und bei der Unterscheidung von verschiedenen Nahrungsstoffen eine wichtige Rolle, sondern der Geruchssinn dient auch dazu, Mitglieder des eigenen Rudels zu erkennen. Durch den Geruch wird ebenfalls deutlich, ob eine weibliche Ratte brünstig ist. Auch können entspannte von gestressten Tieren unterschieden werden.

Auch das Gehör von Ratten ist sehr gut, und sie hören wie andere Kleinnager bis in den Ultraschallbereich hinein. Das im Innenohr befindliche Gleichgewichtsorgan ist komplex gebaut und sehr leistungsfähig.

Der Geschmackssinn der Ratte ist ebenfalls gut ausgeprägt, und die Tasthaare am Kopf um die Schnauze und über den Augen ermöglichen einer Ratte eine gute Orientierung.

Die Mehrzahl der Ratten-Arten lebt verborgen in tropischen Wäldern. Vor allem in Südostasien sind außerordentlich viele Arten vertreten. Allein auf der Weihnachtsinsel gibt es zwei endemische Arten, und zwei weitere auf dem Eiland Enggano bei Sumatra. Das ursprüngliche Verbreitungsgebiet der Ratten dürfte von Indien über Südostasien und Neuguinea nach Australien gereicht haben. Im Gefolge des Menschen breiteten sich einige Arten von hier über die ganze Welt aus.

Ratten leben in Gruppen zusammen. Männchen und Weibchen leben hierbei nicht getrennt. Sozialpartner markieren sich gegenseitig mit Urin, um den Zusammenhalt der Gruppe zu stärken. Es handelt sich um extrem soziale Tiere, die innerhalb eines hierarchischen Systems kooperieren.

Ratten sind wahre Spezialisten auf dem Gebiet des Überlebens und der Anpassung. Die Reisratte und die Bambusratte haben ihre Namen erhalten, weil sie sich fast ausschließlich von Reis beziehungsweise von Bambus ernähren. Die Ratten zählen aber nicht zu den echten Allesfressern. In Notzeiten können sie sich zwar von den abenteuerlichsten Dingen wie beispielsweise Seife, Leder, Papier, Textilien und Holz ernähren und verschmähen dann natürlich auch tierische Kost wie z.B. Würmer, Insekten und kleine Vögel nicht. Wenn sie jedoch die Wahl haben, ziehen sie vegetarische Lebensmittel vor. Etwa 10% ihrer tierischen Nahrung dienen ihnen als Zukost.

In Städten finden sie vor allem in der Umgebung des Menschen (Vorratshaltung, Abfälle) geeignete Nahrung. Ihren Eiweißbedarf deckt die Ratte vorwiegend durch Körnernahrung und Nüsse. Da Ratten keinen Würgereflex besitzen und ihre Schluckbewegung auch nicht umkehren können, sind sie auch nicht in der Lage, sich zu erbrechen, um Unverdauliches oder ihnen gar Gefährliches wieder rechtzeitig loszuwerden.

Ratten sind sehr fruchtbare Tiere. Bereits im Alter von etwa sechs Wochen tritt bei ihnen die Geschlechtsreife ein. Domestizierte Rattenweibchen können allerdings schon mit 5 Wochen geschlechtsreif sein. Im Jahr hochgerechnet kommt ein freilebendes Rattenweibchen auf bis zu sechs oder acht Würfe, der Durchschnitt liegt bei vier. Die Jungen (pro Wurf etwa fünf bis achtzehn) kommen meist in den Monaten März und April, sowie im Spätsommer (September) zur Welt. Doch nur etwa 5% überleben das erste Jahr.

Bei Nahrungsknappheit oder Überpopulation kann das Weibchen den Samen speichern oder bei Schwangerschaft die Föten zurückbilden. Bei einem domestizierten Rattenweibchen können die Würfe bis zu zwanzig Jungen groß sein, da sie nicht durch Nahrungsmangel, Feinde oder eingeschleppte Krankheiten bedroht sind.

Die Paarungsbereitschaft geht vom Weibchen aus. Sie produziert Sexualhormone, die das Männchen riecht. Die Brunst dauert bei dem Weibchen etwa sechs Stunden, und es kann innerhalb eines Rattenrudels zwischen 200 und 500mal gedeckt werden. Eine Deckung dauert nur wenige Sekunden. Bei der Begattung legt das Weibchen den Schwanz zur Seite und erleichtert somit das Eindringen des Männchens. Die Rättin lässt sich von so vielen Böckchen wie möglich decken und speichert den Samen zwischen. Nach der Begattung hat nur der stärkste Samen die Chance durchzukommen und das Ei zu befruchten.

Die Tragzeit beträgt im Durchschnitt 22 (20 – 24) Tage. Während dieser Zeit hat das Weibchen einen erhöhten Flüssigkeitsbedarf und benötigt besonders hochwertiges Futter, das einen leicht erhöhten Eiweißanteil enthalten sollte.

Meist erfolgt die Geburt in den frühen Morgenstunden. Bei domestizierten Weibchen kann es aufgrund der Überzüchtung dazu kommen, dass sie es versäumen, ein Nest zu bauen.

Von den weltweit 56 Arten der Gattung Rattus haben sich folgende dem Menschen weitgehend angeschlossen und leben zeitweilig oder dauernd als Kommensalen (»Mitesser«) in seiner Nähe:

Die Wanderratte (R. norvegicus), Hausratte (R. rattus rattus), Alexandriner Hausratte (R. rattus alexandrinus), Fruchtratte (R. rattus frugivorus), Pazifische Ratte (R. exulans), Polynesische Ratte (Rattus concolor), die kletteruntaugliche Reisfeldratte (R. argentiventer), Himalajaratte (R. nitidus), Turkestanratte (R. rattoides), Malaiische Hausratte (R. rattus diardii) und die Sawahratte (R. rattus brevicaudatus).

Von all diesen sind in Deutschland nur die Wanderratte (R. norvegicus) und wesentlich seltener die Hausratte (R. rattus) anzutreffen.

Ähnlich wie Hausmäuse als Farbmäuse halten auch Wanderratten als Farbratten (R. norvegicus domesticus) als Heimtier Einzug. Es handelt sich hierbei im Allgemeinen um sehr freundliche und verspielte Tiere, die aufgrund ihrer ursprünglichen Sozialstruktur leicht zu zähmen sind. Von dieser Art stammen auch die sogenannten Laborratten.

Freilebende Ratten können, ebenso wie nahezu alle anderen Tiere, als Vektoren direkt oder indirekt diverse Krankheitserreger mit den von ihnen ausgelösten Krankheiten übertragen.

Über den Rattenfloh (Xenopsylla cheopis), der durch seinen Biss auch Menschen mit dem Bakterium Yersinia pestis infizieren kann, können freilebende Ratten indirekt Überträger der Pest sein, auch können sie Wirte für diverse Borrelienarten sein, die dann von Vektoren wie z.B. Zecken auf Tier und Mensch übertragen werden können.

10.1.1. China

Die Ratte ist ein Meister des Lebens. So gibt es auch in der chinesischen Astrologie ein Jahr der Ratte. Ratten sind gesellig und ziemlich gierig. Obwohl sie alle Hindernisse überwinden, erkennen sie doch, wann es gefährlich für sie wird.

Ratten sind aktiv, lassen sich ständig neue Wege einfallen und planen oder organisieren unentwegt. Sie denken praxisbezogen. Sie sind fleißig, möchten aber auch gerne den Erfolg Ihrer Arbeit sehen können.

Aufgrund Ihrer Intelligenz werden sie immer eine Nische finden, die durchaus unkonventionellen Charakter haben kann. Eine große Hilfe für sie ist ihr wunderbarer Instinkt, der sie immer wissen lässt, wann sie zugreifen sollte.

Ihr größtes Talent liegt darin, ihre materiellen Ressourcen klug einzusetzen und zu verwalten.

Das Zusammensein mit anderen Ratten ist ihnen sehr wichtig. Sie sind recht neugierig und möchten alles mitbekommen. Es fällt ihnen leicht, aus sich heraus zu gehen und Kontakte zu knüpfen, obwohl wahrscheinlich nur wenige Vertraute behaupten können, in ihr Herz geschaut zu haben.

Trotzdem mischen sie sich gerne in die Angelegenheiten anderer ein.

Die Ratte ist ein Familienwesen, dem seine Sippe sehr wichtig ist. Für Ihre Zöglinge würden sie wohl alles tun.

Wenn es dunkel wird, werden sie erst richtig aktiv.

10.1.2. Indien

Die Ratte symbolisiert in Indien blühendes Gedeihen und Wohlstand.

Die Inder sagen, als Buddha die Tiere segnete, war die Ratte aufgrund ihrer Schläue und Gewandheit die erste in der Reihe. Sie schnappte sich den Schwanz des Bullen und rannte mit diesem auf Buddha zu, als der Bulle kurz vor Buddha stoppte, seinen Kopf für die Segnung demütig beugte, rannte die Ratte flink auf dem Rücken zum Hals des Bullen und fiel Buddha direkt in die segnenden Hände.

In Indien wird die Ratte als ein sehr heiliges Tier verehrt. Der Gott Ganesha (Elefantengott: steht für Weisheit und göttliches Wissen) hatte sich die Ratte als sein Reittier erwählt, da sie die einzige unter den Tiere war, die die nötige Schläue dazu besaß.

In der Nähe von Bikaner gibt es einen Rattentempel, selbst für Indien eine einmalige Attraktion; er heißt Kanri Mata Tempel. An der linken Seite, gleich am Eingang sind Hunderte aus Stein gehauene Ratten abgebildet, jede Einzelne ein Ebenbild der anderen, als wären es Kopien, doch es sind Originale. 20.000 Ratten und Mäuse leben hier. Es sollen die Wiedergeburten von Musikanten und anderen Künstlern sein. Sie bekommen regelmäßig Futter von den Gläubigen. Tagsüber schlafen sie zumeist, inmitten von Bergen von Futter, in Form von Teigbällchen, Reis, Linsen, Knuspersachen und Zuckerperlen. Allerdings, um Erdnüsse streiten sie regelrecht. Sie schlafen zum Teil übereinander, andere hängen sich bäuchlings über Gitter, Türgriffe und Ähnliches.

Im Inneren stinkt es nach Kot und verdorbenen Essensresten. Die meisten Ratten und Mäuse liegen faul in der Gegend herum oder schlafen. Einige Ratten fressen, andere sind tot und trocknen langsam ein.

Man muss, wie in Indien üblich Schuhe und Strümpfe ausziehen und watet so barfuß im Kot der Ratten.

Unter den Besuchern sind auch viele Frauen, meist indische. Sie verhalten sich so, als würden sie gerade eine frisch geputzte, weiße Tempelanlage besuchen.

Es leben ca. 20 000 Ratten in diesem Tempel und dennoch soll von ihnen nie eine Epidemie ausgegangen sein, weil sie heilig sind.

»Holy rats, no danger!«[1], sagen die Inder.

In der Morgen- oder Abenddämmerung bewegt sich eine Straße von Tausenden Ratten aus dem Tempel heraus, überflutet den ganzen Platz auf der Suche nach Essensresten, säubert auf diese Weise die ganze Umgebung von Abfällen und kehrt dann wieder in den Tempel zurück. Auf diese Weise tragen die Ratten sogar einen wichtigen Teil zur Aufrechterhaltung von Sauberkeit und Hygiene bei!

> »Einheimische erklärten mir, dass die ersten Anzeichen der Pest immer *zwischen* den Dörfern auftauchen. Dort drängen die nachtaktiven Ratten dann scharenweise aus der Unterwelt ins Tageslicht. Es heißt sie verließen ihre Heimat im dörflichen Untergrund nur, wenn sich dort etwas Fürchterliches angesammelt hat, das sogar den Ratten die Luft zum atmen nimmt.
>
> ...
>
> Man erklärte mir, [dieses Verhalten] habe etwas mit dem Bewusstsein der Menschen zu tun: Die Ratten halten die destruktiven Kräfte in Schach...
>
> Immer wenn der Materialismus einen bedenklichen Grad erreiche und der Mensch seinen göttlichen Auftrag (Karma) missachte, kämen die Ratten aus der Unterwelt, um den Menschen zu zeigen, wovon sie sich getrennt hätten.«[10, S. 71 – 72]

An diesen Stellen errichtete man die speziellen Rattentempel.

[1] Heilige Ratten, keine Gefahr!

11. Die Therapie der Pest

11.1. Vorbeugung

Die Humoralpathologische Sichtweise der Pest konzentrierte sich zunächst auf prophylaktische Vorschläge und diätetische Vorschriften und Verhaltensmaßregeln, die vor allem darauf zielten, durch ausgewogene Ernährung keine Fehlmischung entstehen zu lassen. Durch mäßige körperliche Bewegung jede Anstrengung zu vermeiden und zum Beispiel durch den Verzicht auf das Bad nicht unnötig die »Poren zu öffnen«, durch die das Miasma in den Körper eindringen könne. Darüber hinaus galt es, den richtigen Wohnort zu wählen. Am allerbesten aber sei die Flucht nach Norden.

11.2. Behandlung

Kranke wurden und werden zu Hause gesund gepflegt. Das musste aber bei der Pest genau zu dem führen, was man verhindern wollte: der weiteren Ausbreitung.

- Ganze Familien haben sich angesteckt.

Was in den armen Gesellschaften des Mittelalters nicht selten die Folge hatte, dass die Hütten der Todgeweihten geplündert wurden. Auch wenn dies nicht geschah, und erst nach dem Aussterben einer Familie das Erbe verteilt wurde:

- mit dem Erbe wanderten auch die Krankheitserreger in einen neuen Haushalt.

Aus diesem Grunde wurden die Pestkranken häufig aus der Gemeinde verbannt. Bei der Pest von 1348 wurden in Halle alle Aussätzigen in einer Gasse eingemauert. Als die ehrenwerten Bürger den Straßenabschnitt zehn Jahre später wieder freilegten, fanden sie nur noch die Skelette der Pestopfer. Die Gasse aber vom Gras überwuchert - so nannten sie den Weg Graseweg.

11.3. Die Ärzte

Es gab noch kein ausgebautes Gesundheitssystem. Aber in den großen Städten gab es natürlich auch schon zu den Pestepidemien des 15. bis 17. Jahrhunderts Ärzte. Die folgten allerdings nicht selten den anderen vornehmen Stadtbürgern:

- sie verließen in Panik ihre verseuchte Stadt.

Aber es gab auch Ärzte, die nur ihrem Patienten verpflichtet waren. Alle Ärzte waren überzeugt, dass sich die Pest durch die Luft verbreitete, weswegen sie sich eine Schutzkleidung anzogen, die eine traurige Berühmtheit erlangen solle.

Als Schutz gegen die Krankheit erfanden sie seltsame Masken in der Form von Vogelschnäbeln, die mit wohlriechenden Substanzen gefüllt waren. Diese sollte ähnlich wie der Rauch vor der Infektion schützen.

Die Kranken wurden mit Essig besprüht oder sie bekamen Umschläge mit einem Brei aus dem Pulver zerstoßener Insekten verschrieben. Nach dem Tod wurden alle Kleider und das Haus des Verstorbenen verbrannt.

Die Medikamente des Mittelalters bestanden im wesentlichen aus dem Pulver zerriebener Edelsteine, aus Salben auf der Grundlage von Heilpflanzen, aus Gewürzsirup, Abführmitteln, Schröpfköpfen und Blutegeln zum Aderlass.

Für die Ursachen der Pest wurden einmal verdorbene Winde, ein anderes Mal eine schlechte Sternenkonstellation verantwortlich gemacht. Ein berühmtes Pariser Gutachten von 1348 erklärte Sternenkonstellation und einen großen Kometen für ursächlich.

Um die vom Kometen vergiftete Luft zu reinigen, zündeten sie an den Straßenkreuzungen riesige Feuer an, in denen sie Weihrauch und Kamille verbrannten.

Die geschundenen Menschen sahen die Pest als Strafe Gottes für die sündige Menschheit. Aus dieser Erkenntnis gingen dann ähnlich wirkungsvolle Aktionen aus: helfen sollte das Tragen von Amuletten, Geißlerfahrten, Pestsäulen, Gelübde, Buß- und Bittprozessionen, Anrufung bestimmter Heiliger, Kapellenstiftungen und - Festspiele (z.B. in Oberammergau).

Im Gegensatz zu dieser gesteigerten Frömmigkeit kommt es aber auch teilweise zu einem regelrechten Sittenverfall. Familiäre Bindungen zählen oft nichts mehr aus Angst vor dem Pesttod, so dass Kranke und Sterbende oft einsam und verlassen sind, es sei denn Bruderschaften nehmen sich ihrer an. Diese kümmern sich auch um die Bestattung der Pesttoten.

Aufgrund der hohen Zahl der Todesopfer nannte man die Seuche »das große Sterben«. Auch die Heilberufe - Ärzte, Wundärzte, Bader, Apotheker - konnten dem plötzlichen Ausbruch der Pest und dem heftigen, meist mit jähem Tod endenden Krankheitsverlauf nur ohnmächtig zusehen. Dieses Massensterben hatte seit dem 15. Jahrhundert unmittelbare Folgen für den Begräbniskult. Wegen Überlastung der innerstädtischen Friedhöfe und aus Angst vor Ansteckung wurden die Toten auf Leichenkarren vor die Stadtmauern gezogen und dort in Massengräbern bestattet.

Die Kunde vom Massensterben soll sich möglichst wenig verbreiten. Daher gibt es Einschränkungen beim Läuten der Totenglocken und bei der Trauerkleidung, die Räder der Leichenkarren werden gelegentlich mit Stoff umwickelt und Tote werden nur nachts aus der Stadt gebracht. Maßnahmen der Obrigkeiten zur Bekämpfung der Pest sind uneinheitlich und oft nicht effektiv genug. Wirksame Isolierungsmaßnahmen, z.B. die Errichtung von Pesthäusern und Quarantänestationen, scheitern häufig an zu hohen Kosten oder aus Angst vor den wirtschaftlichen Konsequenzen für die abgeschotteten Städte. Bei der Kennzeichnung von Kontaktpersonen und der Isolierung Kranker gibt es bei sozial stärkeren Personen immer wieder Ausnahmen. Versammlungsverbote werden durch Prozessionen konterkariert.

Den wahren Pesterreger kannte man lange Zeit nicht. Er wurde erst 1894 gleichzeitig von dem japanischen Mitarbeiter Robert Kochs, SHIBASABURO KITASATO, und dem Franzosen ALEXANDRE YERSIN entdeckt. Den Übertragungsweg identifizierte man dann 1897 durch die Entdeckung, dass der Erreger von Flöhen weitergegeben wird.

12. Die Erkrankung

Die Pest[1] ist eine hochgradig ansteckende Krankheit, die durch das Bakterium *Yersinia pestis* übertragen wird. Bei der (Anfangs-)Übertragung spielt der Rattenfloh *Xenopsylla cheopis* die größte Rolle, in selteneren Fällen errfolgt sie durch *Xenopsylla brasiliensis* oder den Menschenfloh *Pulex irritans.*

Der Rattenfloh wechselt von infizierten Nagern, wie zum Beispiel der Wanderratte oder der Hausratte, nach deren Tod auf andere Wirte über, zum Beispiel auf den Menschen.

Andere Wirte sind auch Säuger wie Hunde und Katzen.

Der bevorzugte Wirt für den Floh aber ist die Ratte. Aufgrund dieser Tatsache ging jeder Pestepidemie zu jeder Zeit ein großes Rattensterben voraus.

Bis heute sind Naturpestherde in nagetierreichen Regionen des Mittleren Ostens, in Asien, Zentral- und Südafrika sowie in Nord- und Südamerika vorhanden. Entdeckt wurde der Erreger der Pest von Yersin, einem Schweizer, 1894 in Hongkong. Der Nachweis, dass Ratten und Flöhe als Erregerreservoir dienen, folgte kurz darauf, 1897. Nach Yersin lautet der wissenschaftliche Name des Erregers: *Yersinia pestis.*

Es handelt sich um kapsellose coccoide Stäbchenbakterien, die im Dunkeln und bei nicht zu großer Trockenheit viele Monate lang überleben können, z. B. im Erdreich von Nagerbauten. Die Bakterien bilden krank machende Toxine, die im Organismus zu Gefäßveränderungen mit Blutungsneigung und zu Schädigung von Leber, Milz und anderen wichtigen Organen führen. Infiziert wird der Mensch z. B. durch den Stich eines Nagetierflohs.

Die Pest ist eine hochansteckende, bakterielle Infektionskrankheit, die durch das Bakterium Yersinia pestis übertragen wird. Der Erreger nutzt wildlebende Nagetiere und Flöhe als Wirt, um sich zu verbreiten und gelangt so auch in den Menschen. Schließlich ist auch die Übertragung der Krankheit von Mensch zu Mensch möglich. Man unterscheidet verschiedene Verlaufsformen der Pest:

- abortive (=nicht voll ausgebrochene) Pest,

[1] lateinisch pestis = Seuche

- Beulenpest,
- Lungenpest und
- Pestsepsis.

Abortive Pest

Dies ist die harmloseste Variante der Pest. Sie äußert sich meist nur als leichtes Fieber mit leichter Schwellung der Lymphkoten. Diese Form der Erkrankung verläuft nicht tödlich, und der Mensch ist dann sein Leben lang vor der Pest geschützt.

Beulenpest

Bei der Beulenpest, auch Bubonenpest[2] genannt, erfolgt die Ansteckung gewöhnlich durch den Biss des Rattenflohs. Wenn ein Floh seinen Wirt wechselt und diesen beißt, überträgt er das Pestbakterium auf ihn.

Der Name Beulenpest stammt von den stark geschwollenen Lymphknoten am Hals, in den Achselhöhlen und Leisten.

Die Inkubationszeit beträgt 2 – 6 Tage.

Die Letalität beträgt bei unbehandelten Patienten 75%.

Die Beulenpest verbreitet sich im Winter langsamer als im Sommer, da der Überträgerfloh bei Temperaturen unter 12° C in eine Kältestarre fällt. Der epidemische Höhepunkt dieser Pestform lag wegen des Flohreproduktionszyklus stets im Herbst.

Unterschiedliche Krankheitsverläufe werden beschrieben: Bei der gutartigsten Form, mit latentem Verlauf, der Hautpest, bilden sich Bläschen, Pusteln und Karbunkel, die schließlich wieder ausheilen. Es kann von diesen aber jederzeit zur Aussaat über das Lymphsystem kommen. Die so entstandene Beulen-oder Bubonenpest, mit Beteiligung der regionären Lymphknoten, die 90 bis 95 % aller Krankheitsfälle ausmacht, führt ohne Behandlung zu einer Septikämie und durch Multiorganversagen schließlich zu einem schnellen Tod. Die Inkubationszeit der Bubonenpest beträgt 2 bis 50 Tage, Krankheitszeichen sind druckschmerzhafte Lymphknotenschwellungen, Schüttelfrost, hohes Fieber, starke Kopfschmerzen, Schwindel- und Angstgefühle.

---

[2]lateinisch Bubo = Beule

Lungenpest

Die Lungenpest kann sich im Verlauf der Beulenpest entwickeln, wenn die Erreger in die Blutbahn geraten

- sekundäre Lungenpest

Gefährlicher noch ist die primäre Lungenpest, deren Übertragung aerogen, also über die Luft erfolgt. Die Inkubationszeit beträgt nur wenige Stunden bis Tage. Der Krankheitsbeginn ist gekennzeichnet von zunächst schleimigem, dann dünnflüssigem, hellblutigem Auswurf und einem rasanten Krankheitsverlauf, der ohne sofortige Behandlung innerhalb von 24 bis 48 Stunden zum Tod führt. Die Übertragung erfolgt von Mensch zu Mensch, über die Luft. Grundsätzlich führen 50 bis 90 % aller nicht rechtzeitig behandelten Pesterkrankungen, wenn die Erreger in die Blutbahnen gelangen, zum Tod.

Pestsepsis

Die Pestsepsis entsteht durch Infektion des Blutes. Dies kann sowohl durch Infektion von außen, zum Beispiel durch offene Wunden, geschehen, als auch durch Komplikationen aus den anderen Formen, zum Beispiel durch Platzen der Pestbeulen nach innen.

Pestsepsis ist fast immer tödlich, in der Regel spätestens nach 36 Stunden.

Die Pest kommt heutzutage noch in Amerika und Afrika vor. Nach dem Infektionsschutzgesetz muss der Arzt sowohl den Krankheitsverdacht, die Erkrankung und den Tod an Pest an das zuständige Gesundheitsamt namentlich melden.

Die Pest ist auch heute noch nicht ausgerottet, aber der Schaden, den die Erkrankung verursachen kann, hält sich in Grenzen, da die Ausbreitung durch moderne Methoden, wie Isolations- und Quarantänemaßnahmen weitgehend verhindert werden kann.

12.1. Der Ansteckungszyklus

Die Bakterien Yersinia pestis werden durch Flöhe übertragen, die bei Nagetieren (v.a. Ratten) vorkommen. Der Keim hat sich als Dauerbewohner in Flöhen oder anderen stechend-saugenden Insekten etabliert, die wiederum auf verschiedenen Nagetieren schmarotzen. Die Yersinie lebt im Magen-Darm-Kanal des Flohs und wird beim Stechen in die Blutbahn des warmblütigen Wirtes übertragen. Dort kann sie sich vermehren, bis sie von einem anderen Schmarotzer wieder aufgenommen wird. Wird ein Mensch von einem infizierten Floh gebissen, kommt es nach 2 bis 6 Tagen zum Ausbruch der Krankheit.

Die Ratten sind ebenso empfindlich gegen das Bakterium wie der Mensch. Andere Nager aber, die in den Steppen Zentralasiens oder - afrikas leben, oder im westlichen Teil des amerikanischen Kontinents, haben sich mit dem Erreger arrangiert, vor allem verschiedene Murmeltierarten. Sie bilden heute das große Reservoir für die Pest, aus dem jederzeit eine neue Epidemie hervorbrechen kann.

Ist die Pest erst einmal beim Menschen angelangt, stecken sich die Menschen gegenseitig an. So gelangen die Bakterien über verschiedene Eintrittspfoten in den Körper. Über Wunden, Verletzungen der Haut oder im Mund. Bei der Lungenpest, die nur wenige Stunden benötigt, um in dem infizierten Menschen auszubrechen, reicht sogar die Übertragung durch die Luft (aerogene Übertragung), wenn der Kranke z.B. durch Sprechen, Erreger in die Luft frei setzt.

Das Enstehen einer Seuche war zunächst abhängig von der Infektkette:

- Bakterium → Floh → Nagetier → Mensch

Das wiederum heißt, dass die Seuche dort vorkam, wo Übersiedlung und Schmutz das dichte Zusammenleben von Mensch und Ratten erst ermöglichte.

- Die Pest war in erster Linie eine Arme-Leute-Krankheit.

Erst wenn die Ratten durch Hungersnot, Überschwemmungen oder sonstige Naturkatastrophen aus ihren gewöhnlichen Quartieren auswanderten oder durch ungezielte Bekämpfungsmaßnahmen vertrieben wurden, kamen sie auch zu den reichen Leuten.

Im 6. Jahrhundert reiste die Pest noch auf der indischen Hausratte und breitete sich mit ihr aus. In Europa war diese Rattenart noch nicht bekannt. Später, im Mittelalter, als die schwarze Ratte in Europa längst etabliert war, kam die Pest viel schneller voran.

12.1.1. Der Erregernachweis

Die Bakterien Yersinia pestis können mikroskopisch in Sputum, Blut oder in den Lymphknoten des Erkrankten nachgewiesen werden.

12.1.2. Schulmedizinische Therapie

Heute wird die Pest mit Antibiotika in hohen Dosierungen behandelt. Mit der frühzeitigen Gabe von Antibiotika ist die Krankheit heilbar. Erkrankte Menschen müssen isoliert werden, damit sich die Seuche nicht ausbreiten kann.

Hier das Beispiel des Chloramphenicols:

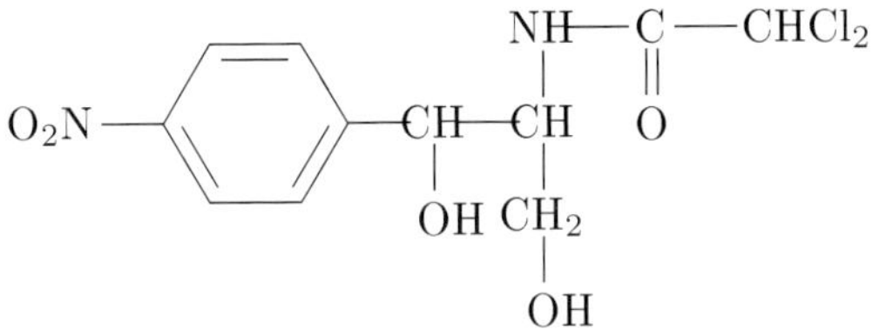

12.1.3. Vorbeugung

Die rasche Ausbreitung der Pest wird durch unhygienische Lebensbedingungen, enges Zusammenwohnen, insbesondere in Katastrophen- und Kriegszeiten gefördert, das gilt auch heute noch. Die Erschließung von Gebieten, in denen die Pest endemisch in sogenannten »Naturherden« vorkommt, z. B. aus wirtschaftlichen oder touristischen Gründen, sei es in Afrika, Asien oder Amerika bedeutet auch für uns eine permanente Gefahr der Pesteinschleppung durch Flugreisende während der Inkubationszeit oder auch durch Tiere mit der Containerfracht.

Eine Impfung gegen die Pest ist möglich, aber die Schutzrate ist sehr niedrig. Wurde die Infektion erfolgreich durchgemacht, ist der Mensch sein Leben lang immun gegen die Infektion.

Die beste Vorbeugung gegen die Infektionserkrankung ist die Bekämpfung von Ratten und Flöhen, da diese einen Wirt für die Pest darstellen.

Mit dem Schwinden der Ratten wechseln die Flöhe ihren Wirt, was durch den gezielten Einsatz von Insektiziden verhindert werden kann.

Nachdem der infizierte Floh vom Nager auf den Menschen gewechselt hat, kann er auch von Mensch zu Mensch wechseln.

13. Die Nicht-Menschlichkeit der Pest

Wir können erkennen, dass die Pest im Grunde genommen keine Erkrankung des Menschen darstellt, sondern eine Erkrankung der Ratte. Damit die Erkrankung auch den Menschen befallen kann, müssen zwei Voraussetzungen erfüllt sein:

1. die Ratten sterben aus
2. Rattenflöhe befallen den Menschen

Sterben die Ratten nicht aus, gibt es keinen Grund, dass der Rattenfloh auf den Menschen wechselt, denn er mag Rattenblut viel lieber als Menschenblut.

Der zweite Sachverhalt, dass der Rattenfloh das Menschenblut zu saugen beginnt, ist ebenfalls von Bedeutung, da auf diese Weise die natürliche Immunschranke des Menschen durchbrochen wird. Der Erreger kann direkt ins Blut gelangen, ohne Haut und Schleimhäute überwinden zu müssen.

Wir finden hier das gleiche Phänomen, das wir in der Medizin einsetzen, um Menschen mit Erkrankungen zu infizieren, die er vielleicht nie bekommen hätte – der Impfung.

Dadurch dass das Hautsystem umgangen wird, reagiert der Organismus sehr heftig mit einer Bubonenbildung. Ein gesunder, nicht skrophulotischer Organismus kann die Erkrankung abwehren, es kommt zur abortiven Pest.

Ein unterernährter, armer, mittelloser, skrophulotischer Mensch reagiert mit den ihm zur Verfügung stehenden Reaktionsmöglichkeiten – mit dem Lymphsystem. Es kommt zu Bubonenbildung, zur Beulenpest.

Gelingt die Abwehr auf diese Weise nicht mehr, gelangen die Pesterreger, zumindest in der venösen Phase des Lymphkreislaufes, ins Blut. Damit beginnt die Möglichkeit der Pestsepsis, aber auch der Lungenpest in der Phase des Gasaustausches. Jetzt ist die Erkrankung bereits menschlich geworden, und als Lungenpest auch auf den Menschen übertragbar,

- eine nicht-menschliche, un-menschliche Krankheit wurde zu einer menschlichen.

13.1. Die Skrophulose als Schnittstelle zwischen Übermenschlichkeit und Unmenschlichkeit

Das Phänomen, dass eine nicht menschliche Krankheit zu einer menschlichen wurde, haben wir bereits bei der Syphilis erfahren. Hier wurde eine Erkrankung, die einen göttlich-luziferischen Konflikt darstellte, auf eine menschliche Ebene gebracht.

Bei der Pest handelt es sich um eine tierische (Ratten-)Erkrankung, die in den Menschen inkorporiert wurde.

Erlebten wir in der Syphilis das Phänomen der Über-Menschlichkeit einer Erkrankung, so erleben wir in der Pest das Phänomen der Un-Menschlichkeit.

Beiden Erkrankungen gemein ist das Gesetz der Abstoßung, weshalb wir noch einen Blick darauf werfen wollen.

13.1.1. Die Ebene der Abstoßung

Betrachten wir die Ebene der Abstoßung, so erkennen wir drei Miasmen:

1. Sykose
2. Karzinogenie
3. Syphilinie

Grafisch dargestellt:

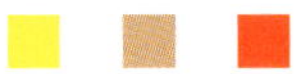

In der Sykose erlebten wir den Sündenfall. Die Schwierigkeit, eine unsterbliche Seele in ein sterbliches Gefäß inkarnieren zu lassen.

In der Karzinogenie erlebten wir das Opfer Binahs, das die materielle Existenz erst ermöglichte.

In der Syphilinie erlebten wir den Konflikt zwischen Gott und Luzifer, mit dem nachfolgenden Fall Luzifers.

Auf dieser Ebene der Erkrankung geht es also immer um Erkrankungen, die über das »normale« Menschsein hinausreichen, daher über-menschlich genannt werden können.

13.1.2. Das Gesetz der Abstoßung

Das Gesetz der Abstoßung besteht aus den miasmatischen Aktivitäten:

1. Syphilinie
2. Parasitose
3. Erschöpfungsphase der Psora

Grafisch:

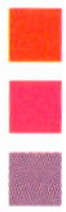

Die Erschöpfungsphase der Psora ist kein eigenständiges Miasma, sie ist nur eine der möglichen Seiten der Psora, daher entlassen wir sie aus dieser Betrachtung.

Bleiben Syphilinie und Parasitose.

Die Syphilinie, so hörten wir bereits, ist eine göttliche Erkrankung, die durch Identifikation auf die menschliche Ebene übertragen wurde[5][6].

Die Pest ist eine Erkrankung der Tierwelt, die durch den Floh, einen Parasiten, auf den Menschen übertragen werden kann.

Beiden Erkrankungen ist eines gemeinsam, sie sind

- nicht-menschliche Erkrankungen, die durch Kunstgriffe zu menschlichen Erkrankungen werden.

Daher sprechen wir von nicht-menschlichen oder un-menschlichen Erkrankungen.

Die Skrophulose ist das einzige Miasma, das von zwei Seiten von nicht-menschlichen Erkrankungen flankiert wird, schauen Sie noch einmal auf die Grafik:

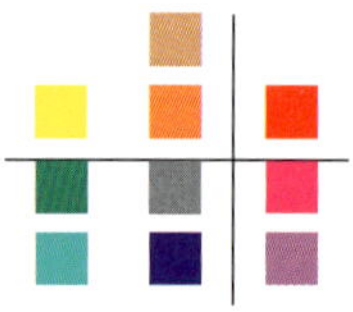

Sie sehen, wie sehr die Skrophulose als Null-Potenzial von den Reichen der Nicht-Menschlichkeit begleitet wird, sodass wir die Skrophulose als letzte Bastion des Schutzes unserer Menschlichkeit ansehen können.

***

Nachdem wir jetzt so viel über die Pest gehört haben, drängt sich natürlich auch die Frage auf, ob wir die Pest homöopathisch behandeln könnten, wenn wir sie behandeln dürften.

Eine Antwort auf diese Frage gibt Ihnen die folgende, von EMIL SCHLEGEL verfasste Schrift.

Wir möchten auch an dieser Stellte dem Antiquaren unseren Dank aussprechen, der uns noch eine Kopie dieser Schrift erstellte, die bereits an einen Kollegen verkauft und zum Versand vorbereitet worden war. Auf diese Weise wurde diese Perle der Medizin für uns gerettet.

Vielen Dank.

Ihnen wünschen wir nun viel Vergnügen beim Lesen!

Teil III.

Die Pest nach Emil Schlegel

Emil Schlegel kam aus einfachen Verhältnissen (sein Vater war Schuhmacher) und so sollte er eine Kaufmannslehre machen. Doch sein eigenes Interesse galt der Chemie, die er in jeder freien Minute studierte. Dann fiel ihm das Buch *»Hahnemanns Totenfeier«* von Arthur Lutze in die Hände und er sagte später: »An diesem Buch fing ich Feuer.«

Er bricht die Lehre ab und wird in dieser Situation von August Zöpperitz (einem großen Anhänger der Homöopathie) wirtschaftlich unterstützt.

Obwohl Emil Schlegel kein Abitur machen konnte, gelingt es ihm an der Universität Tübingen Medizin zu studieren. Während seiner Studentenzeit werden einerseits verschiedene Professoren wegen seiner guten Leistungen auf ihn aufmerksam, andererseits kommt aber auch seine Neigung zur Homöopathie ans Tageslicht, was zu verschiedenen Auseinandersetzungen führt. Als dann noch bekannt wird, daß Emil Schlegel kein Abitur hat (und er sich zudem weigert, neben dem Studium ein Gymnasium zu besuchen, um das Abitur nachzuholen), steht seine Zulassung zum Staatsexamen auf dem Spiel.

Doch durch den Einfluss homöopathischer Ärzte auf das übergeordnete Ministerium wird E. Schlegel dennoch zur Prüfung zugelassen. Nach bestandenem Staatsexamen schreibt er seine Doktorarbeit über »Eserin als Heilmittel bei Glaukom.«

Die Arbeit wird angenommen doch als die Fakultät erkennt, dass hier für die Homöopathie eingetreten wird, verweigert man ihm die Doktorwürde.

Nachdem er ein Jahr als Assistenzarzt in Stuttgart gearbeitet hat, lässt er sich 1879 in Tübingen nieder und wird schnell über die Landesgrenzen bekannt. Auch von den homöopathischen Kollegen werden seine Arbeiten geschätzt.

Kennzeichnend für ihn ist sein Interesse am Lebendigen gewesen, was er in allen Dingen zu entdeckten suchte, und darüber ungewöhnliche Verknüpfungspunkte fand. In einem Brief an den englischen Homöopathen Wheeler (einen Kollegen Edward Bachs) schrieb Schlegel: »Ich schätze die Kunst viel mehr als die Wissenschaft, und die Sprache der Natur in ihren letzten Auswirkungen scheint mir das Beste für die Arbeit am Leben …«

Seine ungewöhnlichen Denkweisen führten dazu, dass viele Menschen mit »unheilbaren« Krankheiten durch ihn geheilt werden konnten und stumme Zweifler zu Anhängern der Homöopathie wurden. (Quelle: www.homoeopathiker.de)

14. Die homöopathische Behandlung der Pest

Durch Studium auf die Beurteilung und Behandlung der Pest vorzubereiten, dürfte in unserer Zeit nur weise sein. Gibt es doch Fälle echter Pest (Lungenpest), die unter dem Bilde schwerer *Influenza* verlaufen (Handbuch der gesamten Therapie von Penzoldt und Stintzing 1. Abteil. Infektionskrankheiten), und haben wir doch alle erfahren wie schwere Fälle unter der so genannten *spanischen Grippe* zu finden waren.

Bronchialkatarrhe und Lungenentzündungen mit reichlich blutigem Auswurf, großer Schwäche und hoher Pulszahl von Beginn an. Ist auch nirgends der *Pestbazillus* gesehen worden, so war doch das klinische Bild sehr verdächtig, und man hörte Urteile von ärztlichen Kollegen, dass es nicht mehr weit zur Lungenpest sei, ja man bezeichnete an einigen Orten mit besonders bösartigem Auftreten der Seuche die Krankheit geradezu als pestartig. Aus diesem Grunde wollen wir uns einen nützlichen Überblick verschaffen und zwar von der Warte des Homöopathen aus, der selbstverständlich alles Wissenswürdige einbezieht und dasselbe unter den besten Gesichtspunkten anordnet. –

14.1. Historisches

Von der Pest berichtet uns schon das graue Altertum. Die Seuche, welche THUCYDIDES beschrieb, soll übrigens Milzbrand gewesen sein; eine neuere Schilderung gibt uns MANZONI in seinem berühmten Roman »Die Verlobten« über die Seuchen und deren Erscheinungen und sozialen Wirkungen in Italien, besonders Mailand.

Ein Arzt, der echte Pest, besonders auch die Beulenform, sehr oft gesehen hat, ist PARACELSUS.

14.2. Ansteckung

Die hohe Ansteckungsfähigkeit war ihnen allen bekannt; in neuerer Zeit wurde diese Infektion auf einen charakteristischen Bazillus zurückgeführt, der durch Ratten, Flöhe, Fliegen auf den Menschen übertragen wird. An der Richtigkeit dieser Beobachtungen ist wohl nicht zu zweifeln, und doch haben sie etwas Irreführendes und Ablenkendes, indem sie den Erreger der Pest als deren Ursache schlechthin deuten, während die Wahrheit darin gegeben ist, ihn als eine Bedingung, und zwar als eine unerlässliche Bedingung echter Pestfälle anzusehen.

Ein Kreis konkurrierender Bedingungen muss dann im Menschen liegen und dem Pestbazillus entgegenkommen, wenn der Ausbruch erfolgen soll. Freilich wird man jedem Menschen die Pest beibringen können, wenn man seine Schutzvorrichtungen einrennt, wenn man ihm also zum Beispiel eine Injektion lebender Pestbazillen macht. Jedoch so liegen die Sachen bei der natürlichen Ansteckung nicht. –

Und was nützt es der Menschheit, wenn sie von einer Seuche dezimiert wird, die noch nicht die volle Pest ist, wie die jüngste Influenza, aber doch einen hohen Satz von Todesfällen zeitigt, was nützt es uns, wenn der »echte« Bazillus noch fehlt, und mit ihm die hohe Kontagiosität, aber die Naturwirkungen und ihre Tödlichkeit doch dieselben sind?

Es scheint hier eine stufenweise Entwicklung vorzuliegen. Aber wir wollen gern auf die echte Pest verzichten, indessen nicht ohne sie im Lichte ärztlicher Forschung mit den verwandten Erscheinungen verglichen zu haben.

14.3. Schulmedizinische Vorbeugung

Von einer Behandlung der Pest ist heutzutage nur im Zusammenhang mit dem erregenden Kleinpilz die Rede. Will man sich gegen Pest schützen, so wird die Einspritzung abgetöteter Pestbazillen empfohlen; dadurch bildet der Organismus nach einiger Zeit Schutzstoffe und wird für eine Weile unangreifbar.

Schutz im Großen wird durch Hemmung des Verkehrs bewirkt. Kommt zum Beispiel ein Schiff mit Pestratten oder Pestfällen bei Menschen in einem Hafen an, so werden die Ratten durch Giftgas abgetötet, und da die Erfahrung beweist, dass etwa an Waren haftende Pestbazillen nach einigen Tagen von selbst absterben, so kann die Ladung recht bald freigegeben werden. So richtet sich der vorbeugende Blick hier ausschließlich auf die so genannte Ursache, besser genannt:

- Die äußere Bedingung der Pestkrankheit.

14.4. Schulmedizinische Behandlung

Ist aber beim Menschen die Pest schon ausgebrochen, so besteht die moderne Behandlung in der Anwendung des so genannten *Pestserums,* wodurch die Schutzstoffe schon fertig eingespritzt werden. Es verhält sich hier ganz wie bei dem Diphtherieserum: es ist eine passive Immunisierung, die erstrebt wird und sich durch öftere Wiederholung der Injektion auch ohne Zweifel in vielen Fällen erreichen lässt.

Weiß man also nichts Besseres, so ist dies Verfahren anzuwenden und wird Erfolge zeitigen, etwa in dem Maße und Verhältnis wie auch die Diphtheriebehandlung mit dem Behringschen Serum manchfachen Nutzen bringt.

Diese ärztliche Betrachtungsweise ist aber nur relativ berechtigt. Sie muss einer gründlicheren Erfassung der Sachlage weichen, denn das Bessere ist der Feind des Guten.

14.5. Ärztliche Auffassung der Pest

Welches sind nun die Tatsachen, die uns zu einer höheren und richtigeren ärztlichen Auffassung geleiten?

1. Der Umstand, dass nicht alle Menschen, die im gewöhnlichen Verkehr stehen, in Pestzeiten befallen werden, sodass augenscheinlich eine Anzahl Menschen mit besonderer Widerstandsfähigkeit gegen die Pesterreger ausgestattet ist.

Man kann also sagen: für diese Menschen sind wohl die äußeren Bedingungen gegeben, aber die inneren nicht. Paracelsus drückt das so aus:

> »Wie draußen Bäume, Wände und Mauern sind, die uns Schutz vor der Sonne geben, so gibt es auch innere Wände und Schatten im Menschen, die ihn vor den Radien der ansteckenden Kraft beschirmen.«

Das ist sehr anschaulich gesprochen, aber man könnte dennoch zweifeln, ob es richtig ist, ob nicht Zufälligkeiten den Schutz gewähren und demnach der Ansteckungsstoff eine unbedingte Ursache wäre.

Aber es gibt noch weitere Tatsachen, welche erweisen, dass ein gesetzmäßiges Verhalten und eine wirkliche Abwehr vom Organismus gegen die Krankheit ausgeht.

2. also ist der Umstand sehr wichtig, dass vielleicht etwa die Hälfte der von Pest befallenen Menschen von selbst wieder genesen.

Wäre der menschliche Organismus einfach ein Nährboden des Bazillus, so würde dieser seine Wucherung nicht an dem Punkte einstellen, wo er auf einer mächtigen Höhe der Entwicklung angelangt ist.

Er würde unbedingt vollends töten.

Aber das Umgekehrte geschieht in den glücklichen Fällen: Der Pilz wird machtlos, und der Mensch übersteht die Krankheit ...

Mit anderen Worten:

- Die inneren Bedingungen haben sich gewaltig geändert und die äußeren haben an Bedeutung verloren.

Ganz dasselbe Urteil wird auch herausgefordert durch das Verhalten nach dem ärztlichen Eingriff mittels Pestserum. Die Bazillen werden machtlos, weil ihre Energien jetzt durch eine wohlberechnete Gegenwirkung gebunden worden sind. Dass dies Resultat auch auf dem bloßen Naturwege in vielen Fällen zustande kommt, ist eine noch überzeugendere Tatsache gegen die oberflächlichere bakteriologische Auffassung.

Nun müssen wir uns sagen, dass alles, was durch bloße Eigenkräfte des menschlichen Organismus zustande gebracht wird, um so eher auch durch ärztliche Kunst, wenn sie richtig geleitet wird, erfüllt werden muss, denn diese wird ja nur in einer absichtlichen und geschickten Anordnung natürlicher Bedingungen geschehen können. Dies auf die Pest angewandt, verschafft uns einen hoffnungsvollen Ausblick und die Homöopathie kann den früher schon herangezogenen Vergleich mit der Diphtheriebehandlung fortsetzen und auch für die echte Pest die passive Immunisierung als die minderwertige Methode bezeichnen, während sie für ihr eigenes Vorgehen die Bedeutung einer aktiven Immunisierung in Anspruch nimmt.

Es erübrigt sich hier, auf die Theorie der homöopathischen Lehre näher einzugehen; einiges muss aber ausgesprochen werden: das der Homöopathie nahestehende isopathische Verfahren, wozu die Anwendung des Haffkinischen Serums gehört, fällt am einleuchtendsten zusammen mit der Immunisierungsidee, kann aber weder in der Diphtherie noch in der Pest aktiv realisiert werden; in beiden Krankheiten beschränkt man sich aus praktischen Gründen auf schon fertige Gegenwirkungen durch Stoffe, deren Produktion eigentlich im Organismus durch Anreizung herausgefordert werden sollte. Man nimmt ihm aber die Last dieser Erzeugung ab, zum Teil deshalb, weil er in der bestehenden Krisis die Zeit zur Eigenfabrikation nicht aufbringen kann.

Die Herausforderung der Heilreaktion, oder – anders ausgedrückt – die Anreizung schnell Gegenstoffe zu bilden, das ist es gerade, was den homöopathischen Eingriff ausmacht. Im Similia similibus liegt beschlossen, dass ein neuer Reiz, ganz konform der tätigen Schädlichkeit, also gegebenenfalls dem Diphtheriegift, oder dem Pestgift, den psychosomatischen Betrieb berührt, und darin liegt die aktive Immunisierung derselben.

Die Führung seiner Kräfte wird jetzt eine andere: war vorher Chaos, so ist durch die homöopathische Arzneigabe eine Richtung versucht und in vielen Fällen gefunden worden. Das Pharmakon hat die Führung übernommen und geleitet den Organismus aus seinen Schwierigkeiten heraus, nach Maßgabe seines Gesamtzustandes und seiner Kräfte. –

Doch lassen wir diese Erörterungen und wenden uns den rein praktischen Fragen zu. –

In der so genannten wissenschaftlichen Medizin erfährt man überhaupt nichts davon, dass man dem Problem der Infektionskrankheiten grundsätzlich auf solche Weise entgegen treten könne; sobald einmal ernst gemacht würde, den »Konditionalismus«, das heißt die richtige Würdigung der Ursachen und Bedingungen auf diesem Gebiet anzuwenden, so würde ja der bakteriologische Standpunkt verlassen werden, um den anthropologischen anzuwenden, so würden dann vor allem die Fragen aufgerollt: worin bestehen die inneren Schutzordnungen der Menschen gegen die Anfälle der Infektionen?

Pettenkofer hat es im Allgemeinen von der Cholera ausgesprochen. Er sagte ungefähr:

> Ein Schiff, das in einen Taifun gerät, wird sich immer in Gefahr befinden. Aber soviel ist sicher, dass dieses Schiff umso eher der Gefahr entkommen wird, je besser es gebaut, in Ordnung gehalten, sowie geführt ist.

Darin liegt vielfache ärztliche Weisheit beschlossen. Auch der menschliche Organismus ist solch ein Fahrzeug, durch des Lebens Wogen, und von manchem widrigen Wind oder Sturm wird es heimgesucht. Es birgt Leben und Schätze in seinem Inneren, und diese werden desto sicherer in den Hafen der Genesung oder befriedigten Alters gelangen, je stärker der Bau, je besser die Ordnung, je besonnener die Führung.

Auch der Pest gegenüber wird man dies sagen müssen, und man kann eben daraus schließen, dass der Anfall der Krankheit ein hohes Maß an Kraft erfordert; messen sich aber Kräfte, so stehen wir auf natürlichem und wissenschaflichem Erfahrungboden, wenn wir auch im Einzelnen keine Erkenntnis jener Kräfte besitzen!

14.6. Allgemeine Vorschriften

Immerhin es hat sich doch in den letzten Jahrzehnten vieles geklärt auf dem Gebiet der Hygiene und besonders der Ernährungslehre. Soviel dürfte sicher sein, dass eine luxuriöse Eiweißernährung ihre Nachteile hat, Anlagen der Fettsucht, Gicht und anderer Stoffwechselkrankheiten befördert und besser ersetzt wird durch eine den früheren Annahmen nicht genügende, geringere, dafür aber mineralstoffreichere Nahrung, wobei besonders die anorganisch basischen Stoffgehalte zu betonen sind.

Die Studien über den Kalk durch LOEW und andere haben dessen hohe Wichtigkeit für das organische Leben dargetan und besonders auch für die Ersatzvorgänge im Körperhaushalt.

In Bezug auf Licht, Luft, Reinlichkeit sind ebenfalls wichtige Erkenntnisse gefördert worden. Die Heilkraft des Lichtes, der Freiluft und des Wassers stehen außer Zweifel; doch ist nach meinen Erfahrungen vor einem Allzuviel in letzterer Hinsicht zu warnen, weil durch *zuviel Waschen und Baden* Schutzstoffe und Aromen der äußeren Haut beseitigt werden können.

Es wollte mir wenigstens scheinen, als ob die frisch gebadeten und rasierten Kliniker, deren wir eine ganze Anzahl verloren haben, sich an den Betten der Flecktyphuskranken viel schutzloser befunden hätten, als sie es bei mäßigerer »Hautpflege« gewesen wären.

Dies alles dürfte für die Pest sehr zu beachten sein; inwiefern schon PARACELSUS mit seinem Präservativ einen grundsätzlich richtigen Weg eingeschlagen hat, wird das Nachfolgende erweisen.

Hier sei bemerkt, dass ich unter vielen Grippefällen mit Wissen keinen einzigen Verlust hatte und auch die mit Lungenentzündungen und hämorrhagischem Auswurf komplizierten Fälle sämtlich in Genesung übergingen. Die Behandlung war eine ganz individuelle; wo dies nicht möglich war, da haben auch allgemeinere Anweisungen genügt, zum Beispiel Aconitum, Bryonia und Phosphor, 30. Potenz als Hauptmittel verordnet, um schwere Fälle in leichtere zu verwandeln und damit den Verlauf sicherzustellen. Dieser Anforderung diente auch das von mir auf Grund alter Empfehlungen angeratene Verfahren, sich durch Einstreuen von etwas Schwefelblüte in einen Stiefel, gegen die Krankheiten zu schützen. Es schützte nicht allgemein, aber die Fälle verliefen dann doch zumeist leicht und verliefen – soweit mir bekannt geworden – alle gut.

Ich habe diese Schutzmaßnahme auch gegen Fleckfieber empfohlen, doch fehlt mir darin weitere Erfahrung.

Es fragt sich nun, ob auch gegen Pest etwas Ähnliches mit Grund angegeben werden kann.

Wir werden sehen, dass Rhus toxicodendron empfohlen wurde.

Ob diese Empfehlung nicht durch lokale oder zeitliche Bedeutung eingeschränkt werden muss, ist fraglich.

Etwas anderes schwebt mir vor, und hierauf will ich nun zu sprechen kommen, da hier eine Sache von großer Wichtigkeit vorliegen mag.

Die Ergebnisse der weitschweifigen und etwas verworrenen Pestschriften von PARACELSUS, enthalten im dritten Bande der HUSERSCHEN Ausgabe (Basel 1491), lassen sich in praktischer Hinsicht kurz zusammenfassen.

14.7. Diät

Der alte, ehrliche, hocherfahrene und überaus weitblickende Meister ist der Ansicht, dass ein diätetisches Regimen nicht viel Wert habe. Man solle im allgemeinen bei seiner Lebensweise bleiben, denn gegessen und getrunken müsse sein und wenn man auch Bedenkliches vermeiden wolle, könne doch mit Brot, Fleisch und Wein die Krankheit eingeführt werden.

Er empfiehlt aber *Zwiebel, Knoblauch* und *Lauch* reichlich zu genießen.

14.8. Vorbeugung

Als Präservativ[1] erwähnt PARACELSUS wiederholt die *Korallen;* als Hauptmittel bei der Krankheit *Goldpräparate, Elfenbein* und den *Knochen aus dem Hirschherz.*

Auf den ersten Blick könnte dies alles den Eindruck einer abergläubischen Verordnung machen; überlegt man sich aber die Sache ernster, so gewinnt es ein anderes Ansehen.

[1] Vorbeugemittel

Abgesehen von dem Gold kommt nämlich diese therapeutische Rüstung auf eine *Mineralsalzbehandlung* hinaus, wobei die Korallen die interessanteste Rolle spielen. Sie bestehen aus kohlensaurem Kalk, enthalten aber auch etwas Magnesium, Eisenoxyd und in kleinen Mengen noch andere Salze, sowie alle Stoffe des Meerwassers und dessen Aromen, die darin gebunden, durch sorgfältige Aufschließung wieder zur Geltung kommen.

Sie sind ein gar altes Heilmittel, wie auch die *Perlen,* welch letztere bei PARACELSUS auch eine große Rolle spielen. Bekanntlich lösen sich diese leicht in Essig auf, da sie zumeist aus kohlensaurem Kalk bestehen.

Der Kalk, ein Hauptbestandteil des menschlichen Organismus und – wie bei jedem Bau und jeder baulichen Ausbesserung – für alle gesundheitlichen und alle Wachstums- und Heilungsvorgänge unentbehrlich, bildet also auch hier den Kern der Verordnungen.

Austernschalen, Kreide, Krebsaugen und noch manche andere Gebrauchs- und Heilstoffe bieten im wesentlichen dasselbe und schon sehr kleine, feinverteilte Gaben dieser Kalkmittel haben mächtige Wirkungen auf die Gesundheit, auf Knochen- und Zahnbildung, auf Katarrhe, Eiterungen, Ausflüsse und andere Zustände.

Diese kleinen ärztlich zugeführten Kalkmengen haben nämlich nicht nur die Bedeutung von organischem Baumaterial, sondern auch die einer *Anregung* der Lebenstätigkeiten, sodass lange versäumte Reparaturen aus Anlass des zugeführten Materials endlich in Angriff genommen werden; ja man kann behaupten, dass der Kalk in manchen krankhaft gestimmten Organismen erst von dem Zeitpunkt an richtig verwertet und ausgenützt werden kann, wo kleine, selbst homöopathisch kleine Mengen in äußerst verteilter Form ärztlich zugeführt werden.

In diesem Licht müssen wir die altbewährten Vorschriften der Korallen- und Perlenverordnungen betrachten.

Nicht nur in der Homöopathie hat man solche Erfahrungen gemacht, sondern auch im weiteren Kreise der Wissenschaft hat die Kalktherapie bei Ernährungs- und Funktionsstörungen einen breiten Boden gewonnen. Man darf nur an die Tuberkulose und Skrophulose, sowie an das Heuasthma denken[2].

---

[2]In auffallender Übereinstimmung mit diesen Vorschlägen steht ein Aufsatz von Dr. Klimaczewski »Eine neue Heilmethode des Kropfes«, Ärztliche Rundschau No. 6 dieses Jahres erschienen. Diese Methode hat seit Jahrzehnten bei Kropfkranken sehr gute Resultate ergeben. Statt isolierten Jodes wählte der Verfasser das »gewachsene Jod« im Seetang. Er geht von der Ansicht aus, Kropf entstehe im wesentlichen durch Mangel gewisser

Die Verordnungen von Elfenbein, Hirschknochen, oder die altberühmte des Elentiergeweihs bei schweren Nervenleiden, lassen sich auch auf die Zufuhr von kohlensaurem Kalk, von Kieselsäure, Fluor- und Schwefelverbindungen zurückführen.

Die letzteren sind auch in Knoblauch, Lauch und Zwiebel hervorstechend enthalten, sodass dieser Anteil bei PARACELSUS ebenfalls verständlich wird.

Am interessantesten sind aber die Korallen, weil sie neben den Salzen noch die Duftstoffe des Meeres mit den für Festlandbewohner ungewöhnlichen Jod- und Bromverbindungen enthalten, wozu noch Spuren unerforschter Stoffe gehören mögen. Durch Auflösung oder durch feine Pulverung in Verreibung werden die Energien dieser Teilchen wieder lebendig, und von ihnen gehen dann mächtig anregende Wirkungen auf das tierische oder menschliche Protoplasma aus. –

Schon im Jahre 1896 habe ich aus frisch mit Weingeist verschütteltem *Nordseewasser* eine kräftige Arznei hergestellt, welche in vierter homöopathischer Dezimalpotenz, wie ich sie seither angewandt habe, gegen Skrophulose, chronische Augenentzündungen, Hautausschläge, Bleichsucht, Schwäche, kurz gegen diejenigen Zustände, welche auch mit Erfolg durch Seebäder bekämpft werden, oft ganz auffällige Heilwirkungen ausübte.

Das ist nicht weiter verwunderlich, denn das Seewasser stellt eine dem tierischen Protoplasma nahe verwandte Salzlösung dar, ist aber etwas ganz anderes als Kochsalzlösung. In letzterer hält es kein Meerestier, kein Fisch aus, jedes Leben erlischt in einer Kochsalzlösung binnen kurzem.

Das Gegengift besteht in dem gleichzeitig anwesenden Chlorcalzium und Chlorkalium. Wenn eine kleine Menge dieser Salze beigefügt wird, bleiben die Fische am Leben. Das Meerwasser ist also gewissermaßen eine biologische Einheit; es als Heilmittel zu benutzen, ist nur ein naheliegender Griff, und in dem mineralischen Aufbau der Korallen ist seine ganze Wirkungsfähigkeit enthalten, sofern

---

»Seltensalze«, die sich in kleiner Menge im Meerwasser befänden und durch die Meeresfrüchte vorteilhaft wieder einverleibt würden. Auch auf die Nervenkraft und die gesamte Konstitution soll das Heilmittel »Oligohal« außerordentlich guten Einfluss haben. Allerdings dürfte ein Teil der Heilwirkung auf den in ungewöhnlich großer Menge in der Laminaria enthaltenen Kalk zurückzuführen sein, ebenso auf die in erheblicher Menge vorhandene Kieselsäure. Die weitgehende Übereinstimmung veranlasst mich noch während des Druckes meiner Schrift die Anmerkung zu machen. Ich griff 1895 zum Seewasser und habe auch speziell gegen den Kropf von den erwähnten Verdünnungen gute Resultate gesehen. Ich bin ohne weiteres von der vortrefflichen Wirkung jener Verordnungen überzeugt, finde auch bereits in Dragendorffs Heilpflanzen die Meeresalgen gegen Kropf, Skrofeln, Syphilis und Hauterkrankungen angegeben. Das Meerwasser selbst enthält fast alle in der Erdrinde vorkommenden Elemente, auch zum Beispiel Gold, nur in sehr kleiner Menge.

man sie durch feine Methoden zu erschließen versteht.

Allerdings haben alle Töchter des Meeres noch ihre besonderen Wirkungen, die Auster, die Purpurschnecke, der Oktopus, die Perle, der Seestern, die Qualle und wie die Produkte alle heißen mögen.

Auch die Korallen sind ein geprüftes homöopathisches Heilmittel. In ihrem Symptomenbild erscheinen die Züge von Hautausschlägen, Katarrhen, besonders Rachen- und Luftröhrenkatarrh, Geschwürbildungen und Drüsenanschwellungen.

Dies sind Hinweise auf ein tiefes Eingreifen, auf Störungen des Betriebs, wie sie auch eine tief gehende Heilkraft verständlich machen.

Die Koralle ist am höchsten mineralisiert: sie darf deshalb auch die Führung übernehmen und die Anregung der Lebenstätigkeiten unseres Gesamtprotoplasmas vermitteln, wo es sich um ernste Anforderungen handelt.

Was aber das Meereswasser als therapeutisches Agens alleine betrifft, so hat Dr. René Quinton daraus eine rasch berühmt gewordene Kur durch Injektionen in das menschliche Zellgewebe abgeleitet. Auch er trat auf dem Londoner Weltkongress 1911 mit seiner Errungenschaft auf, und wäre der Weltkrieg nicht gekommen, so hätte man wohl auch bei uns mehr von dieser beachtenswerten Methode durch das *isotonische Plasma* das Leben neu zu aktivieren, wahrgenommen.

Ob die Methode, mit größeren Mengen des Meerwassers zu arbeiten, im Ganzen vorteilhafter ist, muss sich gegen meine *Thalattintherapie* erst herausstellen. Jedenfalls sind höchst beachtenswerde Kuren auch von Dr. Quinton und seinen Schülern gemacht worden.

Die Anweisungen erstrecken sich zunächst auf gastro-intestinale Erkrankungen von Säuglingen und größeren Kindern; es wurden aber gleichzeitig andere Fälle von Dr. Ross mitgeteilt, die treffliche Wirkung bei Hautkrankheiten, chronischem Asthma, Ischias und Marasmus zeigten. Es werden sehr große Mengen des »isotonischen Plasmas« (durch Quellwasser bis zu dieser Stufe verdünnt) eingeführt, ca. 30 - 100 g und mehr, sodass bei diesem Verfahren eine direkte, ernährende oder stark reizende Zufuhr von Salzen stattfindet.

Das ist ein wesentlicher Unterschied gegenüber der Thalattinanwendung, die mir im allgemeinen vorzüglicher erscheint, obwohl ich gestehen muss, dass man viel raschere, unter Umständen lebensrettende Erfolge bei der Anwendung des Plasmas von Quinton erlangen kann.

Ob es nicht ein direktes Mittel bei der Pest wäre, den heilenden Umschwung zu erzielen, bleibt eine Frage.

Indessen bleiben wir bei den Korallen als Präservativ. Etwa die dritte oder vierte homöopathische Dezimalverreibung, möglichst frisch hergestellt, um die im Inneren des mineralischen Gerüstes gebundenen feinen organischen und Meeresstoffe nicht verduften zu lassen[3], dürfte nach meinen Erfahrungen mit dem potenzierten Meerwasser gerade passend sein, die Arzneikraft zu entwickeln.

Es wird dann eine langsame Anregung des gesamten inneren Betriebes stattfinden, eine Ausbesserung und Festigung, die in manchen Individuen auch schnell erfolgen kann und die in Hinsicht auf Pest nach PARACELSUS und nach den beigebrachten einleuchtenden modernen Begründungen wahrscheinlich bis zu einem gewissen Grade schützend wirken wird.

Dies ist jedenfalls erprobenswert, ist unschuldig, billig und ohne Ansprüche an Lebensbeschränkung.

Wenn man mit dem Korallenpräparat noch etwas Thalattin verbindet, was sich in einer einzigen Flüssigkeit leicht herstellen lässt, so ist ein wünschenswertes Erzeugnis als Vorbeugungsmittel gegen Pest geschaffen, und es wird genügen, wenn morgens und abends drei Tropfen davon, oder auch eine Anzahl größerer homöopathischer Streukügelchen (2 mal 5 am Tag) genommen werden. Das Seewasserpräparat ist seit zwanzig Jahren in den hiesigen Apotheken käuflich, und es ist Sorge getroffen, dass auch die Kombination mit Korallen erhältlich sein wird.

Bei dem Thalattin habe ich die Erfahrung gemacht, dass alle paar Jahre ein neues Erzeugnis von frischem Seewasser nötig wird, weil die Wirkung der alten Potenz nachlässt. Dies ist bei einer Tiefpotenz fein verteilter organischer Stoffe ganz verständlich, wie sie das Seewasser enthält. Würde es nur auf die in relativ größerer Menge vorhandener Salze ankommen, so wären die Potenzen von unbeschränkter Dauer; aber was duftet und verriecht, das bedarf sorgfältiger Aufsicht.

Es wäre ein gröbliches Missverständnis, wollte man der Pest und auch anderen Infektionskrankheiten durch wahllosen Gebrauch von größeren Mengen der vielfach reklamehaft angebotenen »Nährsalze« begegnen. Ich habe von der Zufuhr solcher Präparate, die zum Teil stark im Publikum verbreitet waren, zweifellos gesundheitlichen Schaden gesehen. Nur ein vorsichtiger Gebrauch in feineren Gaben lässt sich allgemeiner rechtfertigen, und die von mir bezeichneten Stoffe

[3] Dieselben halten sich im Inneren mineralischer Substanzen Jahrtausende lang unversehrt. Man denke an den Duft frischer Bruchflächen mancher Gesteine und speziell der arzneikräftigen *Belemniten,* die in früheren Jahrhunderten weithin versandt wurden; auch gewissen Schieferarten (Oelschiefer) sind von starkem Geruch.

und Darreichungen dürften bis auf weitere Erfahrungen das Richtige darstellen. –

Wenn die vorbeugenden Mittel einige Wochen genommen sind, so soll auch wieder eine Woche ausgesetzt werden, und nach mehrmonatlichem Nehmen soll eine längere Pause eintreten. Dies ist notwendig, um den menschlichen Organismus wieder auf eigene Füße zu stellen und auch die eingeleiteten Gewöhnungen oder Reaktionen naturgemäß auswirken zu lassen.

14.9. Der Weltkongress 1911 in London

Es war mir auf dem 8ten (und letzten) Weltkongress für Homöopathie in London 1911 überaus eindrucksvoll, einem Arzte zu begegnen, der in Fülle selbst Pest behandelt hatte: Dr. Majumdar aus Calcutta.

14.9.1. Dr. Majumdar

Aus seinem lehrreichen Vortrag, der in den transactions of the eight Quinquennial Hom. Intern. Congrss, II. Band, enthalten ist, will ich einiges kurz mitteilen. Der Redner sagte:

> Es ist sehr merkwürdig, dass jede Pestepidemie von einer gesundheitlich sehr ungünstig gelegenen Örtlichkeit ausgeht, wo Grund und Boden mit menschlichen und tierischen Ausscheidungen schwer gesättigt sind.
>
> Jüngere Personen von 15 bis 45 Jahren sind hier besonders der Krankheit ausgesetzt, und Frauen scheinen sie häufiger zu überkommen. Geschwächte und blutarme Menschen sind besonders zugänglich; auch werden gewisse Häuser, wo einmal Fälle vorkamen, leicht immer wieder befallen.
>
> Die Mehrheit der Pestfälle lässt sich nicht unter die 4 bekannten Typen glatt unterbringen, sondern ist gemischter Natur.
>
> Der allgemeine Aspekt der Kranken zeigt eine gewisse Apathie. Auf Befragen geben sie an, sich ordentlich zu fühlen. Die Augen sehen glasig und blutgefüllt aus.
>
> Auf das Herz scheint die Pest sehr verhängnisvoll zu wirken, mit aussetzendem Puls, geringer Spannung, ein sehr ernstes Symptom.
>
> Der Urin zeigt nichts besonderes (worauf auch Paracelsus schon hinweist).

> Die Temperatur fluktuiert auffallend stark.
>
> Der Mund ist sehr trocken und es besteht Durst, wird jedoch infolge der Apathie oft nicht geäußert.
>
> Für die Diagnose ist dem Geübten oft ein Blick genug, zumal wenn sich die Fälle häufen.
>
> Der geistige Zustand, die hohe Temperatur, Unregelmäßigkeit des Pulses, die unterlaufenen Augen sind pathognomonisch für die Krankheit.
>
> Freilich in den ersten Anfängen kann ein einfaches Fieber damit verwechselt werden. In einzelnen Fällen entscheidet natürlich die bakteriologische Untersuchung.
>
> Die Mortalität ist im allgemeinen sehr hoch und steigt bis 95%; aber diejenigen Fälle, welche von Anfang an homöopathisch behandelt werden, sowie diejenigen, welche man von der Infektionsörtlichkeit nach besseren gesundheitlichen Lokalitäten bringen kann, kommen im allgemeinen durch.
>
> Vor einigen Jahren hatten wir eine sehr schlimme Epidemie und ich heilte viele Fälle, selbst wenn bis zu 20 und 30 in einem Anwesen waren. Die Mehrzahl von denen, die anfänglich in unsere Behandlung aufgenommen werden konnten, kam durch.
>
> *Die Mehrzahl der zögernden Fälle erholte sich wieder.*

Wie Paracelsus spricht auch Majumdar von Kompikationen und Folgekrankheiten als wichtigem Zubehör.

Über Vorbeugung sagt der Inder:

> Dort wo die Seuche rast, ist gewöhnlich der Schmutz daheim. Die Menschen tragen Kleider, bei deren Anblick man schon krank werden könnte.
>
> In den meisten dieser Häuser sind Wasser, Licht und Luft ausgeschlossen.
>
> Alle empfohlenen Vorbeugemittel scheinen sich als wertlos erwiesen zu haben, außer persönliche Reinlichkeit.
>
> Dem prophylaktischen Serum von Haffkines wird aber von Autoritäten eine entschiedene Wirkung beigelegt.
>
> Ich selbst behandelte vor 2 Jahren einen Europäer mit allen Symptomen der Pest, die, wie er sagte, das Resultat einer Inokulation mit Haffkines Serum gewesen ist.

> Wir Homöopathen machten häufig Gebrauch von *Rhust toxicodendron C 30,* als Prophylaktikum, und es scheint, dass dies gut wirkt, besonders bei erkältlichen Menschen und solchen, die in Furcht vor der Pest leben.
>
> Rhus toxicodendron und *Mercurius solubilis* haben wir mit großem Vorteil in den Anfangsstadien dieser Krankheit benutzt. Es besteht für mich kein Schatten von Zweifel, dass es viele Fälle – ich spreche von vielen Hunderten – abgeschnitten hat, die mit Fieber und Drüsenschwellungen begonnen, an Plätzen, wo die Epidemie schwere Verluste brachte, und wo ich selbst echte unzweifelhafte Pestfälle behandelt habe. Das zeigt uns ja auch die Symptomatologie von Rhus toxicodendron, dass es stark auf Haut, Drüsen, auf septische und typhusartige Zustände wirkt.
>
> Mercurius solubilis ist nützlich bei sehr schmerzhafter und zur Eiterung neigender Drüsenschwellung; erschöpfende Schweiße, die keine Erleichterung bringen, gehören oft dazu.
>
> Feuchte Haut mit großer Hitze zeigt auch auf *Belladonna;* hier sind die Kopfsymptome ausgesprochen und eine einzige Gabe des Mittels hat oft eine wundervoll beruhigende Wirkung.
>
> *Hyoscyamus* und *Stramonium* kommen unter ähnlichen Umständen in Betracht, besonders ersteres.

Daneben empfiehlt Majumdar noch: Antimonium tartaricum. Calcium arsenicosum und Lachesis. Den beiden letzteren schreibt er wundervolle Hilfe bei Herzschwäche zu. Vor einigen Jahren hatte er einen jungen Mann, der durch Anwendung von Calcium arsenicosum gerettet wurde. Sein Puls war aussetzend und sehr beschleunigt, die Atmung ganz oberflächlich und ein plötzlicher Herztod schien bevorzustehen.

Manche Pestfälle stimmen sehr mit den Wirkungen der Schlangengifte überein: beengter Atem, großes Übelbefinden, Schläfrigkeit und damit wachsende Unruhe. Lachesis bewährte sich wiederholt.

Der schläfrige Zustand mit Rasseln auf der Brust ist eine gute Anzeige fürAntimonium tartaricum.

In Fällen von Konvulsionen mit drohender völliger Lähmung wirkt Blausäure (Hydr-ac.) sehr gut.

Dagegen erfordert eine sehr große Schwäche mit hoher Temperatur Muriaticum acidum. Hierbei ist das Fieber gänzlich adynamisch, der Patient rutscht im Bett herab, der Unterkiefer hängt, ein Gemälde welches man nicht selten bei der Pest antrifft.

14.9.2. Dr. Ray

Dr. Ray verwendet das isopathische *Bubonium* und hatte damit gute Resultate. Ferner empfiehlt er Pyrogenium, Rhus toxicodendron, Anthracinum, Ailanthus glandulosa, Muriaticum acidum, Mercurius cyanatus, Phytolacca, Apis.

14.9.3. Dr. Gupta

Echinacea ist versuchenswert, wenn die Zeichen einer tiefen Blutvergiftung (septicämische Fälle) vorhanden sind.

14.9.4. Dr. Hughes

Dr. Hughes empfiehlt vor allem Arsenicum album und Lachesis; der Redner findet gerade letztere Anwendung unsicher und steht offenbar auf dem richtigen Standpunkt: in jedem Einzelfall ein naturwissenschaftliches Problem zu sehen, welches nur durch die Gesamtlage in großer Ähnlichkeit mit einer genauer bekannten (geprüften) Arzneikraft entschieden werden kann. Ist jene Übereinstimmung der Naturerscheinungen vorhanden, so hat man auch schon das Heilmittel gefunden.

14.9.5. Dr. Aksay Kuma Datta

Aus dem Calcutta- Journal of Medicin brachte vor Jahren die Leipziger populäre homöopathische Zeitung einen Aufsatz von Dr. Aksay Kuma Datta. Er sagt, dass er auf Grund reicher Erfahrung der Pest ebenso vertrauensvoll gegenüberstehe, wie der Cholera und anderen Typen adynamischer Fieber. Die häufigst vorkommenden Fälle schildert er so:

> Es geht jemand zur gewohnten Geschäftsstunde anscheinend ganz gesund aus dem Haus, kommt mit etwas Kopfweh, Hitzegefühl, Weh in den Gliedern, Müdigkeit von Leib und Geist, niedergedrückt, mit Schmerzen in der Leisten- oder Achseldrüse zurück und klagt, er sei müde und abgeschlagen und habe wenig Appetit, dabei großes Bedürfnis nach Ruhe. Er legt sich deshalb ins Bett, schläft ein,

> und nach ein paar Stunden finden seine Verwandten seinen Körper heiß und mit Schweiß bedeckt, die Augen gerötet, den Atem schnarchend, den Patienten schlaftrunken, er anwortet auf Fragen ziemlich verdrossen, schwatzt ins Gelag hinein mit einer Art murmelndem Deliriums, aus dem Zustand kann der Patient in einen tiefkomatösen mit Atemnot, Rasseln auf dem Kehlkopf und der Luftröhre, hoher Temperatur, stürmischer Herztätigkeit, kleinem, fadenförmigen Pulse, der kaum zu zählen ist, übergehen, worauf der Tod im Laufe von 24 – 48 Stunden oder etwas länger zu erfolgen pflegt.

Die Schlangengifte stehen in erster Reihe gegen diesen Zustand; *Naja tripudians* in 6. und 30. Verdünnung. Je tiefer die Nervenzentren angegriffen sind, umso mehr ist die Indikation für dieses Mittel ausgesprochen.

Wenn Petechien vorhanden, die Augen rot und unterlaufen sind, Drüsenschwellung und Schmerz vorhanden, da ist Crotalus horridus vor allen Mitteln angezeigt.

Sind besonders Gesicht und Nacken geschwollen, die Drüsen in der Halsgegend vergrößert und Schluckbeschwerden vorhanden, bei stinkendem Atem, so passt Lachesis besser. Ebenso, wenn Blasen, Rotlauf, Blutschwamm, Karbunkel, und örtliche Gangrän Zeit zur Entwicklung haben. Auch bei Blutungen, mit oder ohne Gelbsucht, leisten sowohl Crotalus horridus als auch Lachesis vortreffliches.

Kein Mittel hat sich in Bezug auf das septische Fieber bei der Pest wirksamer gezeigt als Pyrogenium. Der Verfasser hat es meist in der 30. Verdünnung angewendet, um keine Verschlimmerung herbeizuführen. Es ist dann am Platze, wenn sich der Kranke vom ersten Stoß der Krankheit erholt hat, das Fieber aber hoch bleibt, mit schwacher Verschlimmerung und Abschwächung, typhusähnlichen Erscheinungen, Lungenkomplikationen und Magen-Darm-Beschwerden, und wenn hochgradige Abgeschlagenheit und schwaches Delirium vorhanden sind, zumal, wenn die wohlgewählten sonstigen Mittel den Verlauf des Fiebers nicht abzukürzen vermögen. Hier ist es in manchen Fällen wie ein Spezifikum, aber es verlangt zu seiner Wirkung Zeit; die günstigen Veränderungen wollen auf eine einzige Dosis oder in einem Tag nicht immer erscheinen.

Auch der Campher hat in manchen Fällem befriedigende Dienste getan und darf in der Behandlung der Pest nicht aus dem Auge gelassen werden. Gerade in verzweifelten Fällen, wo die gewöhnlichen gut gewählten Mittel versagen, kommt Campher als Retter. Drohender Kollaps mit kaltem, klebrigen Schweiß, Beängstigung, Ruhelosigkeit oder äußerste Lethargie, übergehend in Delirium oder tiefe Bewusstlosigkeit, bei fadenförmigem Puls, sprechen für dieses Mittel. Der Verfasser benutzt unter solchen Umständen die starke Tinktur in Kügelchen, Pillen oder Milchzucker.

Acidum carbolicum ist in der Pest ein großes Mittel, wenn diese mit den Magen-Darmstörungen zugleich in Verbindung mit Gehirn- und Lungenkomplikationen auftritt, wenn der Zustand der Erregung in den der Betäubung übergegangen ist, mit Mundgestank, dunklem, spärlichen Urin mit reichlichen Schweißen.

Veratrum album, Aconitum, Veratrum viride und Arsenicum album können, je nach den Umständen passend gewählt auch in der Pest gut wirken.

Die zweite Gruppe der Pestmittel umfasst:

Opium, Belladonna, Arnika, Baptisia, Hyoscyamus, Stramonium, Gelsemium, Ignatia, Ailanthus glandulosa, Rhus toxicodendron, Glonoinum, Nux moschata, Chloralum, Apis, Tarentula und Cannabis indica.

Es erfordert ein hohes Maß an Arbeit, Geduld, Studium und Nachdenken bei der Anwendung dieser wichtigen und wirksamen Mittel in der Therapie der Pest, wenn die höheren Nervenzentren mehr oder weniger ergriffen und die Äußerungen sich von einem einfachen Delirium bis zu tiefem Koma mit dazwischen laufenden stürmischen Erscheinungen von Hysterie, Tetanus, Epilepsie, Katalepsie und Apoplexie darstellen. Ja, die nervösen Äußerungen der Pest sind proteusartig, so mannigfaltig, als sie ein adynamischer Typus nur immer erzeugen kann.

Ignatia hat einen großen Einfluss, um das eingeängstigte Gemüt zu beruhigen, wenn ein geringer Schmerz in einer Drüse, mit nervösem Fieber, Hinfälligkeit, Appetitverlust etc. eine Person über Gebühr erschreckt hat.

Tarentula, Stramonium, Cannabis indica, Hyoscyamus entsprechen den verschiedenartigen Formen von Delirium, wie sie in dieser Krankheit zur Beobachtung kommen.

Opium, Arnika, Ailanthus glandulosa, Glonoinum, Nux moschata und Chloralum haben sich in apoplektischen Typen als sehr nützlich erwiesen.

14.10. Ambulatorische Pest

Es kommen zögernde Fälle vor, bei denen die Diagnose anfänglich etwas unsicher bleibt, bei denen sich aber doch Pestsymptome herausbilden, die dann zur schweren Erkrankung führen können, oder die wieder zurückgehen. Solche sind in allen Epidemien als *»ambulatorische Pest«* beobachtet worden.

Von ihnen sagt Dr. Majumdar, dass sie fast alle gut verlaufen, zumal bei homöopathischer Behandlung.

Jedenfalls gehören die so erkrankten Menschen zu den »*Bazillenträgern*«, die für den Bakteriologen ein Gegenstand des Zwiespalts und der Ratlosigkeit, für den biologisch gerichteten Anthropologen jedoch eine Quelle fruchtbarer Belehrung sind. Auf die theoretische Seite dieser Sachlage gehe ich hier nicht näher ein; es ergibt sich alles aus den oben schon ausgeführten Betrachtungen über die konditionale Bedeutung des Pestbazillus.

Die Tatsache an sich, dass auch hier solche Bazillenträger vorhanden sind, ist schon ein sehr befriedigendes Moment für die Pestheilkunde und für die konstitutionelle Prophylaxe. Nur wenig fehlt, und die Vorgänge leiten zur Genesung über, lautet die Erkenntnis, welche sich für die ärztliche Weisheit hier anschließt, und dies Wenige wird verhältnismäßig leicht zu tun sein. Ja, in diesen Fällen dürfte das Prophylaktikum genügen; sind aber deutliche Hinweise auf einzelne Arzneimittel im gegebenen Fall vorhanden, so wird die Verordnung derselben wohl von Erfolg sein.

Aber es gibt natürlich zahlreiche Pestfälle, wo vieles fehlt, um die Waagschale zu Gunsten der Genesung sinken zu machen. Es wird wohl auch solche geben, wo zum Zeitpunkt der Herbeiziehung des Arztes die Entscheidung zu Ungunsten des Kranken schon gefallen ist. Aber aus den Mitteilungen unserer erfahrenen Praktiker schöpfen wir das Vertrauen, dass durch die angegebenen und zum Teil schon hinreichend charakterisierten Mittel die Heilung bewirkt werden wird.

Rhus toxicodendron, Mercurius solubilis, die Schlangengifte, Antimonium tartaricum, Calcium arsenicosum, Pyrogenium, sowie Belladonna, Hyoscyamus und noch einige andere sind offenbar die Hauptmittel. Alle paar Stunden in höherer Potenz, mit Ausnahme von Campher, der öfter und in größeren Gaben zu verabreichen ist. Doch dies muss dem Studium in der Seuchenzeit und am Individuum vorbehalten bleiben; es ist genug der Vorbereitungen für solche Zwecke hiermit geschehen.

Von den Paracelsusmitteln für die ausgebildete Krankheit selbst, von seinem Spiritus auri und anderen Goldarzneien, von Gemmen, Elfenbein usw. würde ich nicht raten Gebrauch zu machen. Für diese Mittel haben wir heute nicht den rechten Aufschluss; auch spricht er nicht so zuversichtlich von ihrer Wirkung, dass es besonders einladend wäre. Ich halte da viel mehr von den homöopathischen Mitteln und ihrer ersichtlichen Verwandtschaft zum Pestprozess, wie sie aus den Arzneivergiftungsbildern in Ähnlichkeit hervorgeht. Wollte jemand die Goldarznei doch versuchen, so steht heutzutage das kolloidale Gold, welches in der vierten homöopathischen Verdünnung noch eine schöne Rotfärbung zeigt, als Tropfengabe aus jeder guten homöopathischen Apotheke zur Verfügung.

14.11. Milzbrand

Um noch einiges über den Milzbrand zu sagen, der mit der Pest nahe verwandt ist, so besteht große Ähnlichkeit der Erscheinungen. Beulenbildung und Ergriffenheit der Eingeweide sind auch hier die zwei verschiedenen Typen der Erkrankung. Im höchsten Maße waltet Ansteckungsfähigkeit und auch Gefahr, besonders beim intestinalen Milzbrand.

Den äußerlichen habe ich wiederholt behandelt, und er wurde stets geheilt (siehe meine »Innere Heilkunst«, 3. Auflage, S. 169), ich sage dies aber nicht um auf eine therapeutische Großtat hinzuweisen, sondern im Gegenteil deshalb, weil ich hervorheben will, dass er auch von selbst heilt. Wenn in einer so genau bekannten pestartigen Infektionskrankheit Naturheilungen vorkommen, so ist das vom größten allgemeinen Interesse in der schon hervorgehobenen Richtung.

Die Ähnlichkeit zwischen Milzbrand und Pest geht so weit, dass sogar die Anfangssymptome, besonders die auffällige Rötung der Augen, sich gleichen. Demnach ist es kein Wunder, wenn die »Ähnlichkeitsbeziehung« auch direkt darin zu erkennen ist, dass der abgetötete wirksame Stoff des schon 1830 von DAVAINE entdeckten Milzbrandbazillus gegen Pest verwendet wurde (unter dem Namen Anthracinum).

Ein sehr wertvoller Bericht über Milzbrand bei Hammelherden und Rindern, der sich auf viele Fälle und genau mitgeteilte Beobachtungen stützt, findet sich in der *Österreichischen Zeitschrift für Homöopathie,* Wien 1846 (zweiter Band, 3. Heft). Auch hier wird aufgewiesen, dass viele Tiere tagelang mit geröteten Augen und Unwohlsein herumlaufen, sodann aber wieder – sei es spontan, sei es durch geeignete Behandlung – gesund werden.

Es ist von großen Interesse zu erfahren, dass der Weidegrund an der Wartha, wo sich diese Epidemien abspielten, einen bedürftigen, humusarmen Boden aufwies. Wahrscheinlich fehlte es an den nötigen Mineralstoffen, welche das tierische Protoplasma gesund und widerstandsfähig erhalten; dem entspricht, dass benachbarte Herden in der Regel nicht angesteckt wurden. Gerade die Beobachtung ernster Krankheiten an Tieren vermag den Zweiflern gegenüber wervolles Material zur Begründung des homöopathischen Heilgesetzes beizubringen.

14.12. Isopathie

Kommt es soweit, dass uns die Pest heimsucht, so stehen in den Ausscheidungen, zumal dem Speichel der Schwerkranken sofort die Ansteckungsstoffe zur Verfügung, um daraus ein *Isopathikum* zu bereiten und es ebenfalls in höherer Potenz als ein sicheres wirksames Mittel anzuwenden, gleich wie wir seit langer Zeit – schon vor Koch – Tuberkulinpräparate in wirksamer Anwendung zogen, auch in den Grippeepidemien davon und von den pneumonischen Exkreten sehr hilfreich Gebrauch machten.

15. Die Behandlung der Pest

Pest acon., ail., anthr., *apis.*, arn., *ars.*, bapt., bell., bubo., *calc.*, cann-i., chin., chlol., gels., glon., graph., hell., hyos., ign., *kali-br.*, *kali-c.*, kali-fcy., kali-p., *merc.*, merc-cy., mur-ac., nat-c., *nat-m.*, *nat-p.*, *nat-s.*, nux-m., op., *phos.*, phyt., *puls.*, pyrog., RHUS-T., SEP., stram., *sulph.*, tarent., verat., verat-v., *viol-o.*, viol-t.

– **Vorbeugung** (aq-mar.), (cor-r.), rhus-t.

– **Anfangsstadium** merc., rhus-t.

– **nach der ersten Krankheitsphase** pyrog.

– **Abgeschlagenheit, mit** pyrog.

– **ambulatorische Pest** ant-t., (aur.), bell., calc-a., camph., crot-h., hyos., lach., merc., naja., pyrog., rhus-t.

– **Angst, mit** camph., ign.

– – **vor der Pest** rhus-t.

– **apoplektisch** ail., arn., chlol., glon., nux-m., op.

– **Atmung**

– – **beengt** lach.

– – **oberflächlich** calc-a.

– **Betäubung, mit** carb-ac.

– **Bewusstlosigkeit, mit** camph.

– **Blasen, mit** lach.

– **Blutschwamm, mit** lach.

– **Blutungen, mit** crot-h., lach.

– **Blutvergiftung; Septikämie** echi., pyrog., rhus-t.

– **Delirium, mit** camph., cann-i., hyos., pyrog., stram., tarent,

– **Drüsenschwellungen** crot-h., merc., rhus-t.

– – **eiternde** merc.

– – **Halsgegend** lach.

– – **schmerzhaft** merc.

– **bei erkältlichen Personen** rhus-t.

– **Erregung, mit** carb-ac.

– **feuchte Haut** bell., hyos., stram.

– **Fieber** bell., hyos., merc., rhus-t., stram.

– – **adynamisches** mur-ac.

– – **hohes** pyrog.

– – **septisches** pyrog.

– **Gangrän, örtliche** lach.

– **Gehirnstörungen, mit** carb-ac.

– **Gelbsucht, mit** crot-h., lach.

– **Hautbeteiligung** rhus-t.

– **Herabhängen des Unterkiefers, mit** mur-ac.

– **Herabrutschen im Bett, mit** mur-ac.

– **Herzschwäche, mit** calc-a., lach.

– **Karbunkel, mit** lach.

– **Kollaps, drohender** camph.

– **Konvulsionen, mit** hydr-ac.

– **Kopfsymptomen, mit** bell., hyos., stram.

– **Lähmung, mit** hydr-ac.

– **Lethargie, mit** camph.

– **Lungenkomplikationen, mit** carb-ac., pyrog.

– **Magen-Darm-Beschwerden, mit** carb-ac., pyrog.

– **Mundgeruch, mit** carb-ac.

– **Nervenzentren betroffen** naja.

– **Nichtwirkung wohlgewählter Mittel** camph., pyrog.

– **Petechien** crot-h.

– **Puls**

– – **aussetzend** calc-a.

– – **beschleunigt** calc-a.

– – **fadenförmig** camph.

– **Rasseln** ant-t.

– **Rotlauf, mit** lach.

– **Ruhelosigkeit, mit** camph.

– **Schluckbeschwerden, mit** lach.

– **Schmerz, mit** crot-h.

– **Schwäche, mit** mur-ac.

– **Schweiß, mit** carb-ac.

– – **erschöpfender** merc.

– – **kalter, klebriger** camph.

– **Schwellung**

– – **Gesicht** lach.

– – **Nacken** lach.

– **stinkender Atem** lach.

– **typhusartig; Schläfrigkeit** ant-t., lach., pyrog., rhus-t.

– – **Übelkeit** lach.

– – **Unruhe** lach.

– **Urin**

– – **dunkel**

carb-ac.

– – **spärlich** carb-ac.

Teil IV.

Die Skrophulose nach Henry Goullon jr.

Nachdem wir die *Synthetische Physiologie* von PAPUS, unsere Gedanken zur Skrophulose und die Schrift EMIL SCHLEGELS zur Pest kennengelernt haben, bleibt uns nur noch, einen echten Praktiker zu Wort kommen zu lassen, der viel Erfahrung auf dem Gebiet der Skrophulosebehandlung gesammelt hat, die er durch zahlreiche spannende und interessante Fälle von Kollegen angereichert hat.

Es wäre noch zu erwähnen, dass es sich hierbei um die gekürzte und sprachlich an manchen Stellen vereinfachte Darstellung des Werkes von GOULLON handelt, und dass unsere Vorstellungen, vor allem was die Zuordnung der Mittel zur Skrophulose anbelangt, an einigen Stellen abweicht, – aber das werden Kenner unserer Schriften leicht herausfinden können[8].

Um Ihnen den Lesegenuss zu erhalten, wurden daher keine Kommentare eingefügt. Vieles ergibt sich aus den bereits dargestellten Randgedanken zur Skrophulose oder aus anderen Schriften, vor allem aus der Syphilinie[5, 7].

Aus diesem Grunde entlassen wir Sie bedenkenlos in den Lesegenuss einer der schönsten Schriften über die Behandlung der Skrophulose, für deren Überlassung wir ECKART VON SEHERR-THOHS an dieser Stelle noch einmal herzlich danken.

Henry Goullon

Henry Goullon Sr. war eine der bekanntesten frühen Homöopathen. Er war der Fachwelt durch sein reichhaltiges Schrifttum bekannt. Er lebte in Weimar und man kann ihn als Sohn Weimars bezeichnen. Er war einer der wenigen Homöopathen seiner Zeit, der nicht aus dem Staatsdienst entlassen wurde, weil er Homöopath war.

Er war seit 1834 Arzt und gründete schon im Jahr zuvor die Homöopathische Gesellschaft in Thüringen.

Sein Sohn, HENRY GOULLON DER JÜNGERE, der Verfasser der Skrophulose, schrieb noch mehr, als sein Vater und war ein ähnlich harter Arbeiter.

Beide Ärzte haben viel für die Bewahrung der Skrophulose getan, wofür ich meinen ausdrücklichen Dank aussprechen möchte.

Doch lesen und urteilen Sie selbst

16. Die Skrophulose

16.1. Allgemeine Pathologie

Bazin sagte einmal:

> Die Skrophulösen haben »etwas zu viel« – Sie sind zu groß oder zu klein, zu klug oder zu dumm, zu dick oder zu mager, zu roth oder zu blaß, zu gefräßig oder zu appetitlos, zu verliebt oder zu kalt.

Aus dem skrophulösen Prozess resultieren:

1. Hypertrophie
2. Ulzeration
3. Eiterung
4. Tuberkelbildung

Allen Prozessen gleichermaßen zu eigen ist die Chronizität der jeweiligen Beschwerde.

Auch kann die eine Form des Prozesses fließend in die andere übergehen oder es kommt zu wechselseitigem Auftreten. So kann zum Beispiel an Stelle des Ekzems und der Impetigo eine Ophthalmie treten, an Stelle der Lymphknoten-Hypertrophie eine Meningitis.

Hypertrophie

Hypertrophisch entarten vor allem die Lymphknoten, deren zelluläre Elemente sich vermehren (Hyperplasie). Eine vollständige Resorption ist nicht ausgeschlossen.

Bei an Skrophulose verstorbenen Patienten findet man die verhärteten Lymphknoten in eine weißliche, graue, speckartige, oft beinahe knorpelartige Masse verwandelt. In manchen Fällen gehen sie in eine käsige Masse über, die auch in den Lungentuberkeln vorkommt. Oft ist diese käsige Masse in der Mitte aufgeweicht und in Eiter umgewandelt.

Ulzeration / Geschwür

Das skrophulöse Geschwür wird leicht phagedänisch. Es tritt außer auf der Haut auch an den Schleimhäuten auf und hat oft eine Hypertrophie des ulzerösen Gewebes zur Folge.

Die Ränder sind hart und ungleich, sie unterhöhlen sich leicht. Die Geschwüre sind schmerzlos, ihre Umgebung zeigt eine blasse oder violett, glänzende Röte. Ihr Grund ist mit etwas Lymphe oder dünnem Eiter bedeckt.

Wenn sie heilen, hinterlassen sie vertiefte und harte Narben.

Eiter

Die Vereiterungen sind meist seröser Natur mit Beimischung käsiger Bestandteile.

Der Eiter skrophulöser Menschen soll mehr Natron und salzsaueres Natron enthalten als der Eiter Nicht-Skrophulotischer.

Im Urin soll sich viel Benzoesäure befinden.

Die Kombination aus Ulzeration und Eiterung bietet die skrophulöse Karies, die in drei Erscheinungsweisen auftritt:

1. Einfache Karies
   Das Knochengewebe ist blutig infiltriert und atrophiert. Die Membrana medullaris ist hypertrophiert. Der blutigen Infiltration folgt eine eitrige auf dem Fuße. Daraus ensteht ein schwammartiger Zustand des Knochens, der langsam aufweicht, verschwärt und eine schwärzliche Eiterung mit Knochenfragmenten von sich gibt.

2. Karies mit Sequester
   Diese Form wird auch Pseudo-Nekrose genannt. Sie unterscheidet sich von der vorigen Form durch das Absterben eines beträchtlichen Knochenstückes und stellt auf diese Weise eine Zwischenform zwischen Karies und Nekrose dar.

3. Tuberkulöse Karies
   Finden sich deutliche Tuberkelablagerungen im Knochengewebe, sprechen wir von der tuberkulösen Karies. Die Tuberkelmasse ist meist auf einen Punkt konzentriert oder das Knochengewebe davon infiltriert. Im letzteren Falle findet gleichzeitig eine interstitielle Hypertrophie statt, die eine

Art elfenbeinerne Verknöcherung darstellt und mit Nekrose endet. Spina ventosa kommt nur in langen Knochen vor und besteht aus einer Hypertrophie der Markhaut und beträchtlicher Verdünnung des kompakten Teiles des Knochens.

16.2. Die hereditäre Skrophulose

Lange Zeit wurde im wesentlichen der Ernährungsaspekt der Skrophulose betont, doch die Tatsache, dass die Skrophulose einen ererbten Aspekt hat, hilft uns zu verstehen, dass nicht alleine eine schlechte Ernährungssituation für das Vorhandensein der Skrophulose ausschlaggebend ist.

Es gab Bevölkerungsgruppen, unter denen es nahezu üblich war, untereinander zu heiraten, dies schien ein sehr begünstigender Faktor der Skrophulose zu sein, aber auch die Abstammung von zumindest einem skrophulösen Elternteil steigerte die Wahrscheinlichkeit, an Skrophulose zu erkranken.

Untersuchungen in diesem Bereich konnten nicht nur eine erbliche Disposition erkennbar beweisen, es zeigte sich sogar, dass ein bestimmter skrophulotischer Aspekt weitervererbt wurde, zum Bespiel das skrophulotische Gehörleiden. Es zeigte sich bei diesen Untersuchungen auch, dass die Kinder die Konstitution des Elternteiles erbten, dem sie ähnlich sahen.

Es zeigte sich aber auch, dass Kinder aus der zweiten Ehe eines Elternteiles vollkommen gesund hervorgehen können, das galt für die Zweit-Ehen von Mann und Frau.

16.3. Begünstigende Aspekt

Es schien so zu sein, dass alles, was mit der Zeugung in Zusammenhang steht, eine Skrophulose begünstigen oder verhindern kann. So schien die Zeugungskraft, die Schwäche bei der Zeugung, die Schwäche des Zeugungsvermögens, massive Masturbation oder kranke Menschen, die sich von einer schweren Krankheit erholten, entscheidend für die Geburt skrophulöser Kinder verantwortlich zu sein.

Auch konnte beobachtet werden, dass, wenn die Skrophulose begünstigende Aspekte während der Schwangerschaft oder der Stillperiode auftraten, es eine direkte Einwirkung auf den Fötus oder den Säugling gab. Zu diesen Einflüssen gehörte auch das Wiedereintreten der Menstruation während der Stillperiode, oder fortgesetztes Stillen während einer neuen Schwangerschaft.

Es wurde immer wieder diskutiert, dass das Geschlecht, in diesem Falle das weibliche, als prädisponierender Faktor anzusehen ist, aber es konnte nicht eindeutig nachgewiesen werden.

Geschlechtliche Exzesse. Häufige Masturbation.

Zu häufig aufeinander folgende Schwangerschaften. Zu langes Stillen (Gestillt-Werden).

Nach Typhus; Masern; Keuchhusten.

Feuchte Länder. Übergang in ein kaltes und feuchtes Klima.

Mangel an reiner, frischer Luft. Aufenthalt in dumpfen, feuchten Wohnungen. Vernachlässigung der Hautpflege. Mangelhafte Zufuhr von Sauerstoff. Mangelhafte Zufuhr von Licht.

Abstammung von ungesunden Eltern.

Schlechte Ernährung. Überfütterung. Zu geringe Zufuhr von Proteinen. Keine Mutterbrust. Wenig Kuhmilch. Zu frühe Umstellung auf Erwachsenenkost.

16.4. Allgemeines

Die Skrophulose kann in 4 Stadien eingeteilt werden:

1. feststehende, primitive Form
2. gutartige Skrophulose
3. bösartige Skrophulose
4. gemeine Skrophulose

16.4.1. Die feststehende Skrophulose

Die feststehende Skrophulose kennt keine multiplen Lokalisationen oder beschwerdefreien Intervalle. Es kommt hierbei zu einem, aber intensiven Anfall in Form eines Tumor albus, der Pottschen Erkrankung, einer Karies, Hirntuberkel, Albuminurie, Addisonsche Krankheit, Lupus vulgaris oder einer Basilarmeningitis. Auch als eitrige Pleuritis oder Pneumonie, als hartnäckige Entzündung des Auges (unter Umständen mit Verlust des Auges) kann dieser Anfall auftreten.

Bei dieser Form des Auftretens ist es nicht ausgeschlossen, dass sich skrophulöse Peritonitiden, Pleuritiden oder tuberkulöse Diarrhoen anschließen.

16.4.2. Gutartige Skrophulose

Chronisch rezidivierende Form der Skrophulose.

Oberflächliche Lokalerkrankungen.

Seltene Rezidive.

Abortneigung.

Dysmenorrhoe.

Leukorrhoe.

Frühzeitiges Altern.

Verträgt nicht viel.

Keine Ausdauer.

16.4.3. Bösartige Skrophulose

Chronisch rezidivierende Form der Skrophulose führt zur Tuberkulose.

Diese Unterscheidung ist von therapeutischer Wichtigkeit, da die Verschiebung in Richtung Tuberkulinie andere Mittel zur Heilung braucht, als die reine Skrophulose.

Rapider Verlauf.

Rasches, simultanes Auftreten von verschiedenen, schwersten Affektionen, die manchmal an die Rotzkrankheit erinnern können.

Multiple Abszesse.

Enorme Drüsenschwellungen.

Rasch aufeinander folgende kariöse Prozesse an den verschiedenen Stellen des Skelettes.

Sehr akut verlaufende Pleuritiden, Peritonitiden usw.

16.4.4. Gemeine Skrophulose

Die gemeine Skrophulose stellt die Vollentwicklung der Skrophulose dar. Es können hierbei vier Entwicklungsperioden unterschieden werden:

1. die skrophulösen Hautausschläge
2. skrophulöse Affektionen der Lymphknoten (der Übergang zur dritten Periode wird von Panaritien mit Karies der Phalangen markiert)

3. Knochen und Eingeweide (Gehirn; Lungen; Pleura; Bauchfell; Ovarien; Leber; Pankreas; Testikel u.a.)
4. skrophulöse Kachexie

16.4.5. Habitus

Skrophulöse Kinder sind manchmal sehr dick, manchmal sehr mager.

16.4.6. Entwicklung

Spätes Zahnen und Laufen.

Spätes Schließen der Fontanelle.

16.4.7. Skrophulöse Kachexie

Blasses, erdfahles, gedunsenes Gesicht.

Weiche, lappenartig hängende, trockene Haut.

Die Abmagerung ist nicht sehr groß.

Seröse Infiltration.

Selten ist ein hektisches Fieber mit kolliquativen Schweißen vorhanden (gleichzeitige Tuberkulose).

Der Appetit ist lange vorhanden.

Kolliquative Diarrhoe.

Abnahme der Kräfte von Tag zu Tag.

Große Gleichgültigkeit.

Tod durch Herzstillstand.

16.5. Lokalisationen

Die skrophulösen Lokalisationen entstehen oft dort, wo ein nach vorausgegangener Entzündung (Psora) entstandenes Exsudat (Lymphe) eitrig zerfällt.

Es gibt aber auch grundsätzlich Lokalisationen, die der Skrophulose näher stehen als andere.

16.5.1. Sinnesorgane

So werden die Sinnesorgane und deren anatomische Hilfsstrukturen außerordentlich häufig von der Skrophulose befallen.

Skrophulöse Augen- und Ohrenerkrankungen sind bei weitem die häufigsten.

Auch der Befall der Nase war in früheren Zeiten sehr bekannt, sodass man bereits aus der Beschaffenheit der Nase auf eine skrophulotische Konstitution rückschließen konnte.

Der Mund, die Lippen, die Mundschleimhaut, die Hilfsapparate des Geschmacks wurden ebenfalls oft betroffen.

Das ausgedehnteste Sinnesorgan, die Haut war der häufigste Sitz der Skrophulose beziehungsweise deren Ausleitung, der Psora. Diese Ausleitungen sind sehr häufig parasitärer Natur (Soor, Intertrigo), was ihre enge Beziehung zur Parasitose verdeutlicht.

Sie kann sich aber auch als Milchschorf, als Ozaena, als Blepharitis ciliaris, als chronische Absonderung aus dem Ohr äußern.

Betroffen vor allem aber ist das Lymphsystem. Vergrößerte Lymphknoten vor allem im Unterkieferbereich galten in früheren Zeiten als sicher skrophulös. In den Drüsen können Schlackenstoffe über lange Zeit eingelagert bleiben und auf diese Weise zur chonischen Vergrößerung und Verhärtung der Drüsen führen. In diesem Zusammenhang sei noch einmal auf die synthetische Physiologie nach Encausse verwiesen, ein Buch, dessen Kenntnis unerlässlich zum Verständnis der Skrophulose ist.

Forschungen am Lymphsystem haben ergeben, dass das Lymphsystem ungerne Gifte aufnimmt. Es arbeitete passiv, sehr langsam und hat die Tendenz sich an bestimmten Lokalisationen zu vereinfachen, an denen dann die Lymphknotenschwellungen besonders deutlich bemerkt werden können.

Man bemerkt auch bei der Skrophulose ein Vorherrschen des venösen Systems, sodass der pastös-venöse Typ (Parasitose) stärker vertreten ist, als der sanguinische, erethische Typ (Tuberkulinie).

Die Problemaik der Skrophulose beginn im Bereich der Kapillaren und zwar auf solche Weise, dass die Lymphe mit einer so fehlerhaft aus den Kapillaren kommenden Flüssigkeit bespült wird, dass die vorhandenen Lymphgefäße kaum damit fertig werden, die unassimilierbare Flüssigkeit fortzuschaffen. Aus dieser übergroßen Tätigkeit des lymphatischen Sytems resultiert eine Atonie (Schwäche), die auch die Lymphgefäße mit einbezieht. Man könnte also sagen, dass sich bei keiner Erkrankung eine so hohe Akivität der Lymphe findet, wie bei der Skrophulose.

Anders herum haben Störungen des Organismus, die mit massiver Beteiligung des Lymphsystems einhergehen auch immer einen skrophulotischen Hintergrund, wie zum Beispiel das Pfeiffersche Drüsenfieber und die Beulenpest.

Die Lymphknoten bieten sich bei der Skrophulose als Depots an, die Stoffe, die dem Organismus nicht zuträglich sind, speichern zu können, damit diese Stoffe nicht in die Blutbahn gelangen und beispielsweise eine Sepsis hervorrufen. Auf diese Weise können krankhafte Erscheinungen unter Umständen über Jahre gespeichert werden.

Ein Homöopath, der nun versucht diese Depots aufzulösen, muss sich daher auch mit der Behandlung des Inhaltes der Depots auskennen, um den Patienten nicht zu gefährden.

Dennoch sollte uns auch bewusst sein, dass die Lymphknoten neben ihrer Speicherfunktion auch eine Transformationsfunkion haben, was zur Folge hat, dass die gespeicherten krankhaften Inhalte nicht mehr so gefährlich sind, wie in der akuten Krankheitsphase.

Hippokrates und Galen schrieben der Skrophulose einen an den Lymphdrüsen sitzenden dicken Schleim zu, eine bildhafte Darstellung der bisher besprochenen Inhalte.

Die Skrophulose wurde gerne in Zusammenhang mit schwer verdaulicher Nahrung, aber auch mit mangelhafter Erneuerung der Luft, Mangel an Sonnenlicht und anderen Einwirkungen gesehen.

Die Skrophulose beginnt aber auch häufig in der Genesungsphase von schwerwiegenden Erkrankungen (Masern, Typhus, Keuchhusten usw.).

Fast alle Teile des Körpers können skrophulotische Erscheinungen ausbilden, und die entstehenden Zeichen sind teils hypertroph, teils serös, teils plastisch, teils eitrig, teils tuberkulös, teils parasitär. Besonders häufig aber zeigen sich verhärtete, krustige oder dünne, eitrige, käsig werdende oder verjauchende Exsudate.

Besonders betroffen sind die Lymphknoten, die Drüsen, die Haut, das Unterhautzellgewebe, die Schleimhäute, das Gehirn, die Lungen, die serösen Häute, die Muskeln, die Knochen und Gelenke.

Die beiden verschiedenen Formen zeigen auch einen unterscheidbaren Habitus, der sich einmal der Parasitose (torpide Form) ein anderes Mal der Tuberkulinie (erethische Form) zuwendet. So kann folgende Beschreibung von Wunderlich gelesen werden:

Es zeigt dieser Habitus mehr oder weniger ausgezeichnet den lymphatischen Charakter, halb in der Art einer gewissen plumpen Ernährung mit dicker Nase, dicken Lippen, schwammigem, gedunsenem Aussehen, schmutzig-bleicher Farbe, großen widerstrebenden Haaren, aufgetriebenem Bauch, dünnen und dabei plumpen Gliedmaßen (Parasitose);

bald in der Art einer zarten Körperbeschaffenheit mit seiner durchsichtigen Haut, geröteten Wangen, aber großer Empfindlichkeit der Theile (Tuberkulinie).

Die Entwicklung einer Skrophulose kann folgendermaßen geschehen:

1. zunächst zeigen sich ihre Zeichen auf der Haut
2. dann an den Schleimhäuten
3. dann an den Lymphknoten
4. dann an den Knochen und Gelenken
5. dann erscheinen verkäsende Herde (Tuberkel) in den Lungen und im Gehirn, bis schlussendlich der Tod eintritt.

Die skrophulöse Augenentzündung

Die gewöhnliche skrophulöse Ophthalmie Es gibt wohl keine Krankheit, die in ihrem Auftreten und Verlauf so schematisch abläuft wie die skrophulöse Augenentzündung. Deshalb ist sie auch auf dem ersten Blick erkennbar und bedarf keiner schwierigen Diagnose. Kinder, die davon betroffen sind, scheuen das Licht und schließen krampfhaft ihre Lider. Die Augen lassen sich nur unter einem gleichzeitigen Erguss scharfer, wundmachender Tränen öffnen. Verklebung der Lider, Rötung, starke Gefäß-Injektion des Auges, Pustelbildung (Pustularophthalmie) bleiben nicht aus.

Die Affektion hat eine besonders starke Rezidivneigung. Bei unrichtiger Behandlung kann sie sich monatelang hinziehen.

Einige Kinder bekommen eine Geschicklichkeit darin, trotz des bestehenden Lidkrampfes und trotz der hochgradigen Lichtscheu durch Blinzeln die Gegenstände in ihrer Umgebung wieder wahrzunehmen. Andere Kinder kauern tagelang in den Ecken und versuchen sich in der Dunkelheit zu verstecken.

Es ist nicht praktisch, die skrophulöse Ophthalmie von der Keratitis zu trennen. Beide kommen zu oft gleichzeitig vor, gehen zu häufig ineinander über und bilden eigentlich zusammen die skrophulotische Augenentzündung.

Wird die Bindehaut befallen so geschieht es meist in der Konjunktiva sklerotika unweit des Kornealrandes, um den herum sich des Exanthem rosenkranzartig zeigt. Zuerst erscheint eine kreisförmige, dichte Gefäßinjektion, in deren Zentrum sich schnell ein plastisches Exsudat bildet. Dieses ist bald einer Pustel, bald einem Knötchen ähnlich. Es bildet sich bald eine dreieckige Gefäßverzweigung, deren Basis der Orbita zugekehrt ist (skrophulöses Gefäßbändchen).

Liegt das Exsudat sehr oberflächlich, entleert es sich bald nach außen und hinterlässt kleine, unrein erscheinende Geschwürchen. Liegt es tiefer, so ist auch das Geschwür tiefer und hartnäckiger. Ist das Exsudat über das ganze Auge verteilt so läuft es nicht so leicht ab, und es entsteht der *Pannus skrophulosus.*

Die Entstehung der Bläschen bei der skrophulösen Keratitis ist in etwa dieselbe. Unter den Erscheinungen der Lichtscheu, des Tränenflusses, der Kornealinjektion zeigt sich eine gerötete Partie in der Kornea, deren Gefäße mit der Konjuktiva kommunizieren und in der sich nach einigen Tagen ein Bläschen von schmutzig grauer Farbe, hirsekorngroß, entwickelt, über der das Epithelium aufgelockert erscheint. Ist nur ein Bläschen vorhanden, so wird es durch Absetzen einer größeren Menge plastischen Exsudates, das zuerst klar erscheint, später trüb und dicklich wird, größer.

Wird das Epithel durchbrochen, so entsteht ein reines, oberflächliches Geschwür mit Neigung zu baldiger und vollständiger Heilung. Liegt das Exsudat aber tiefer, so ensteht ein schmutzig graues Geschwürchen, in dessen speckähnlichem Rand und Grund mit der Lupe feine Gefäßverästelungen wahrzunehmen sind.

Bei günstigem Verlauf können diese Geschwüre gut heilen, ist aber die Hornhaut nicht nur verdrängt, sondern auch zerstört worden, kann eine Heilung nur unter Narbenbildung ablaufen, die eine Trübung mit sich bringt.

Verharren die Geschwüre längere Zeit im Zustand der Eitersekretion, so breiten sie sich nicht nur aus, sondern drängen in die Tiefe. Die Folgen sind dann partielle Erweichung und Auftreibung durch das Kammerwasser (Keratokonus) oder Perforation des Auges mit Ausfluss von Kammerwasser, Vorfall der Iris usw.

Die skrophulöse Ophthalmie wird von einigen Autoren folgendermaßen eingeteilt:

1. Die eigentliche skrophulöse Ophthalmie (Konjunktitivitis skrophulosa oder skrophulöse Sklerotitis)

2. Die nicht vaskuläre primitive Keratitis

3. Die skrophulöse Blepharo-Adenitis

Ausgang der skrophulösen Augenentzündung

1. Heilung, Lösung; bei richtiger homöopathischer Behandlung der normale Ausgang.

2. Übergang in die chronische Form.

3. Ulzeration (flach, mittel, tief). Bei schiefer Beleuchtung mit Hilfe einer bikonvexen Linse erkennt man auch die oberflächlichen Geschwürbildungen. Solange der Grund glänzend bleibt, nimmt das Geschwür an Tiefe zu und ist die Lichtscheu, der Tränenfluss und der Lidkrampf heftig. Trübt sich aber der Geschwürgrund, so beginnt die Vernarbung. Die rheumatischen Ulzera corneae sind umfangreicher mit unregelmäßigen Rändern. Bisweilen werden akute Ulzera chronisch. Boyer heilte einen Fall, wo 12 Ulzera auf der Kornea saßen mit `Plb.`und `Nit-ac.` Gleichzeitig bestand Hypopyon und Iritis. Das Ulcus perforans sitzt gewöhnlich im Zentrum der Kornea.

4. Das opake Staphylom soll ein Ausgang der strumösen Opthalmie sein. Es kommt zustande, wenn während der Perforation der Kornea diese allgemein aufweicht. Es hat konische Gestalt. Die Hornhaut wird dabei fibrös, undurchsichtig, skleroseartig.

5. Pannus tritt dann ein, wenn die akuten Symptome verschwinden und sich die Kornea in eine Membran verwandelt.

6. Abszessbildung zwischen der Hornhaut mit Ergießung des Eiters nach außen oder innen (Hypopyon).

7. Die Iritis ist selten und tritt fast immer nach vorausgegangener Perforation auf.

Die nicht vaskuläre primitive Keratitis Die Entwicklung und der Verlauf dieser Hornhautentzündung ohne Gefäßbildung ist sehr langsam, Monate, selbst Jahre können vergehen.

Die Kornea zeigt eine leichte Trübung, die sich bald auf die ganze Hornhaut ausdehnt. Interlamelläre Verdickungen von schmutzig weißer Farbe, die ein oder mehr Gefäße einzuschließen scheinen, treten allmählich auf.

Ein anderes Mal handelt es sich um blutige Ausschwitzungen, die sich allmählich resorbieren und dabei grünlich werden und einen oft unzerstörbaren Fleck bieten.

Manchmal zeigen sich Ausschwitzungen in der Kornea, während das dazwischen Liegende transparent bleibt. Diese Art Flecken sind ebenfalls schwer zu beseitigen.

Diese Form der Keratitis bleibt manchmal ganz auf die Kornea beschränkt, wenngleich die Sklerotika immer eine bläuliche Färbung rings um den Kornealrand zeigt. Die übrige Membran zeigt einen leicht rosigen Schimmer.

Die Konjunktiva palpeprarum bleibt intakt, die Mukosa bulbi zeigt nur eine leichte Injektion im Umkreis der Kornea.

Später injizieren sich die äußeren Membranen und die Iris entzündet sich. Exsudationen auf der Kapsel folgen, man erkennt sie durch die durchsichtig gebliebenen Stellen der Kornea. Die Kornea selbst weicht auf und nimmt mehr oder weniger eine konische Form an. Diese Art der Erkrankung geht selten in eine Ulzeration über.

Auch kann es geschehen, dass die akuten Erscheinungen zurückgehen, die Ausschwitzungen von der Peripherie aus aufgesogen werden und in ihrem Zentrum einen charakteristischen Anblick gewähren.

Die Kranken klagen über Nebel vor den Augen. Sie haben keine Schmerzen. Manchmal zeigen sich Lichtscheu und Tränenfluss während der Verschlimmerung.

In einigen Fällen ist auch die Retina beteiligt und es kann zu einer Amaurose kommen.

Am häufigsten liegt die Verdauung gleichzeitig darnieder. Die Kranken sind blass, heruntergekommen, die Haut ist trocken und entfärbt.

Manchmal tritt gleichzeitig eine Schwerhörigkeit auf, die Stimme ist belegt, es kommt zu Anschwellungen der Submaxillardrüsen.

Wegen der angedeuteten Residuen ist die Prognose ungünstig.

Mit homöopathischen Mitteln gelingt es jedoch, wenigstens die Ausschwitzung zur Resorption zu bringen.

Ausgang der nicht vaskulären primitiven Vaskulitis

1. Lösung. Selten, langsam und schwierig
2. Das gewöhnliche Ende mit Kornealflecken
3. Ein selten vollständiges Staphylom
4. Amaurose
5. Die Anhaftungen der Iris an die Kapsel sind häufig, weil die Regenbogenhaut an der Entzündung häufig teilhat.

Die skrophulöse Blepharo-Adenitis (Siehe Seite 209)

Die Augenentzündung der Neugeborenen; Ophthalmia neonatorum Diese Krankheit trifft bevorzugt skrophulotische Kinder. Die Entzündung tritt vereinzelt, endemisch oder epidemisch auf. Am häufigsten kommt es beim Durchgang des Fötus durch den Geburtskanal, durch Vaginalsekret, zu einer Infektion der Augen, aber auch eine Ansteckung von Auge zu Auge ist oft gesehen worden.

Kleine Krusten an den Wimpern und ein roter Längsstreifen über das wenig geschwollene Oberlid bilden den Anfang. Dann wird die Schwellung stärker. Der Lidrand rötet sich, die Lidbindehaut scheint durch Infiltration der Papillen schwammartig aufgelockert. Beim Öffnen der Augen ergießt sich zuerst nur ein Tropfen molkiges, mit gelblichen Flecken untermischtes Sekret. Das Oberlid wird intensiv rot, oft bläulich, gespannt und glänzend. Das geschwollene Oberlid ist oft ganz über das untere herabgedrückt (Oedema calidum).

Blutwasserähnliche Beschaffenheit des Sekretes deutet Gefahr an.

Schließlich wird das Sekret rein eitrig, gelb, grünlich und zeigt oft Blutspuren, die von der verletzten Bindehaut stammen. Die Hornhaut leidet durch eine parenchymatöse Folgeentzündung. Sie trübt sich und geht in Eiterung, Abszedierung, Perforation usw. über, oder erweicht (Malacie). Es kann die Linse ausfallen und Phthisis bulbi eintreten, selbst Amblyopie durch einen begleitenden Reizzustand der Retina.

Diese Form der Ausgänge tauchen bei korrekter homöopathische Behandlung nicht auf.

Neben der innerlichen homöopathischen Behandlung empfehlen sich Umschläge mit lauwarmem Wasser, in das das innerlich gegebene Mittel aufgelöst worden ist. Die Augen können mit einem warmen Tuch bedeckt werden, das auch nachts auf den Augen liegen sollte.

Die skrophulöse Ohrenentzündung; Otitis skrophulosa

Die katarrhalische Entzündung des Gehörgangs; Otitis katarrhalis externa
Diese Form der Erkrankung beginnt mit einem leichten, juckenden, später brennenden Schmerz im Gehörgang, der durch das Einführen des Fingers für den Augenblick beschwichtigt wird. Während der Schmerz nachlässt, stellt sich ein anfangs mehr seröser, später milchrahmartiger, flockiger, gelblicher, süßlich, bisweilen ammoniakalisch riechender Ausfluss ein.

Das Sekret verhärtet sich am äußeren Ohr zu gelblichen Krusten, nimmt periodisch zu und ab und nimmt während der Nacht zu. Verschwindet der Ausfluss, so stellt sich die zum Erliegen gekommene Ohrenschmalzproduktion wieder ein. Eine geringe Beeinträchtigung des Gehöres ist immer, Ohrgeräusche sind fast immer vorhanden.

Das Trommelfell ist in der Nähe des Hammergriffes gerötet, die entzündete, serös infiltrierte Auskleidung des Gehörganges lockert sich auf, ist stellenweise mit kleinen Papeln, Bläschen oder Pusteln besetzt, flockig, zottig, und schwillt unter Umständen in einem solchen Maß an, dass sich die Wandungen fast berühren. Aus diesem Grunde kann die Inspektion des Trommelfelles unter Umständen unmöglich sein.

Da das Trommelfell verschont bleibt, ist die Prognose dieser Erkrankung günstig.

Die skrophulöse Otitis externa neigt zu einem chronischen Verlauf. Manchmal verändert sie sich zu einer wahren Blennorrhoe mit meist scharfem, übel riechendem Sekret. Das Trommelfell pflegt seinen Glanz zu verlieren und sich zu verdicken. Nach längerem Bestehen können sich polypöse Auswüchse, teils von den Wandungen des Gehörgangs, teils vom Trommelfell aus bilden. Die Krankheit ergreift ursprünglich selten beide Ohren zugleich, geht aber später fast immer von einem Ohr zum anderen über, oder alterniert zwischen beiden.

Charakteristisch für die skrophulöse Otitis externa ist, dass sie sich unter der Form einer so genannten Otorrhoe in die Länge ziehen. Oft erscheinen diese Otitiden nach Exanthemen (Scharlach, Masern u. ä.).

Normalerweise kommt es bei dieser Krankheit zu keiner Beeinträchtigung des Trommelfells, der knöchernen Umkleidung des Gehörgangs, des Mastoids, oder gar des Gehirns.

Die Entzündung des mittleren Ohres; Otitis katarrhalis interna In früheren Zeiten wurde der allgemeine Satz formuliert »Bei genauerer Untersuchung wird man in der Regel finden, dass die Anlage zur Schleimhautentzündung des mittleren Ohres mit einer skrophulösen Disposition in inniger Verbindung steht.«

Es gab Familien in welchen kaum ein Mitglied von dieser Form der Erkrankung verschont blieb. Kinder, die diese Veranlagung zur Mittelohrentzündung haben, zeigen oft auch Kopf- und Gesichtsausschläge, besonders aber häufige Anfälle von Anginen und Schnupfen. Dies können Vorboten für eine Otitis interna sein. Ebenfalls ein Keuchhusten, eine exanthemische Erscheinung, ein katarrhalisches Fieber.

Außer der Trommelhöhle sind die Eustachische Trompete und der Prozessus mastoideus mitbeteiligt. Oft nimmt die Entzündung von der Tuba Eustachii ihren Ausgang.

Gleichzeitig ist Schwerhörigkeit, die an Taubheit grenzen kann, vorhanden, die zu Beginn der Erkrankung stark vom Wetter beeinflusst wird.

Positiv ist in diesem Stadium die Luftdusche, die fast augenblicklich Erleichterung bringt.

Die akute Form, fast immer in Verbindung mit anderen katarrhalischen Erkrankungen vergesellschaftet, beginnt meist plötzlich mit Schwerhörigkeit, Ohrensausen, Gefühl von Schwere und Völle im Ohr, Benommenheit des Kopfes, Stechen vom Hals zum Ohr. Nach wenigen Tagen kommte es zur vermehrten Schleimabsonderung in Nase und Rachen, die Mittelohrbeschwerden werden besser, unter Umständen durch einen Knall, der das Freiwerden der Eustachischen Röhre begleiten kann.

Kann der in der Trommelhöhle gesammelte Schleim nicht abfließen, bleibt die Schwerhörigkeit nicht nur bestehen, sondern verschlechtert sich.

Eine Perforation des Trommelfells oder eine Beteiligung des Mastoids werden nicht beobachtet

Periostitis auris mediae Diese Form der Erkrankung befällt nicht nur das Ohr, sondern das Leben selbst. Sie geht gewöhnlich vom Trommelfell aus und ergreift von dort aus sämtliche Bereiche des Mittelohres und lokalisiert sich dann zumeist an der Beinhaut. Sie bleibt nicht auf das Mittelohr beschränkt, sondern greift über auf die Eustachischen Trompeten und die Zellen des Prozessus mastoideus. Sie kann sich in Richtung Innenohr bewegen und von dort aus auf die Gehirnhäute und das Gehirn übergreifen.

Mit dem Eintreten des eitrigen, übelriechenden Ausflusses ist das Trommelfell regelmäßig perforiert, manchmal sogar in größerem Maße zerstört. Eine silberne

Sonde verfärbte der Ausflus schwarz, Knochenkörnchen können entleert werden in späteren Stadien sogar die Gehörknöchelchen.

Bei fortschreitender Karies erhebt sich auf dem Prozessus mastoideus eine weiche, fluktuierende Schwellung bei unveränderter Hautfarbe, die sich abwärts senkt und oft an tieferer Stelle eröffnet, wodurch man die Zerstörung in den knöchernen Partien durch die Sonde feststellen kann.

Mit dem Erscheinen des eitrigen Ausflusses aus dem Gehörgang bessern sich die Gehirnsymptome (Schwindel, einseitiger Kopfschmerz, Gedächtnisschwäche, Schläfrigkeit) vorübergehend, und das Gehör bessert sich oft sehr.

Dennoch schwebt der Kranke in fortwährender Gefahr, dass der Ausfluss ins Stocken gerät und der Tod durch Apoplex eintritt.

Diese Erkrankung tritt am häufigsten vor der Pubertät auf und steht gewöhnlich mit einer skrophulösen Diathese in Zusammenhang. In vielen Fällen gehen chronische Exantheme mit Reflexerscheinungen auf dem äußeren Gehörgang voraus, nach deren Verschwinden die Krankheit plötzlich ausbricht.

Weniger wichtig ist die Periostitis des äußeren Gehörganges, die durch die silberne Sonde festgestellt werden kann.

Auch die Entzündung des Trommelfells kommt so gut wie immer auf skrophulöser Grundlage vor, meist als sekundärer aus der Entzündung des äußeren Gehörgangs und des Mittelohres hervorgehender Prozess.

Ein mit Schwerhörigkeit verbundender, eitriger Ausfluss ist oft das erste Symptom, das den Kranken aufmerksam macht. Schmerzhaftigkeit ist nur vorübergehend, bei Abnahme oder Sistierung des Ausflusses.

Die Ohrenschmalzsekretion ist regelmäßig unterdrückt.

Immer verdickt sich das Trommelfell mit der Zeit. Stellenweise Zerstörungen kommen vor. Granulationen unter polypöser Form. Selten echte Polypen.

Die homöopathische Therapie ist sehr dankbar, da sie die so gefährliche Unterdrückung des Ausflusses verhindert. Als Homöopath braucht man kein Spezialist für die Behandlung solcher Erkrankungen zu sein, es genügt zu wissen, ob ein Katarrh oder ein kariöser Prozess vorliegt, ob akutes oder chronisches Auftreten stattfindet. Diese Qualität des Sekretes ist leicht zu ermitteln, auch der Sitz der Affektion.

Unsere Eiterungsmittel wirken sowohl vor, als auch hinter dem Trommelfell.

Eine Luftdusche kann unter Umständen hilfreich sein.

Es wurde schon erwähnt, dass es Ähnlichkeiten zwischen dem Prozess am Auge und am Ohr gibt. Das gilt auch für die Therapie.

Die homöopathische Behandlung chronisch Kranker dauert mitunter Wochen bis Monate. Trotzdem ist die Prognose nicht ungünstig.

Die skrophulösen Nasenerkrankungen

Wie bei den Gehörstörungen muss man auch bei den skrophulösen Affektionen der Nase zwischen akuten und chronischen unterscheiden.

Der Schnupfen ist zu bekannt um hier beschrieben zu werden. Es sei nur erwähnt, dass die Heilung der chronischen Form oft eine sehr lohnende ist, da nicht selten mit den Symptomen des Schnupfens die Skrophulose in ihrer Gesamtheit verschwindet.

Die skrophulöse Ozaena Die Ozeana wird immer von Geschwürbildungen und fötidem Geruch begleitet. Die Absonderungen aus der Nase sind hell, flüssig, rötlich, gelb und dick, mit Blutstreifen gemischt, das oft zu Borken eintrocknet, und übel riechend. Der Geruchssinn ist beeinträchtigt. Von den Geschwüren kann jede Stelle der Nasenschleimhaut betroffen sein. Aus der Beteiligung von Knochen und Knorpel resultiert die Hartnäckigkeit des Leidens.

Die Schwierigkeit der Heilung beruht wohl auf dem eigentümlichen Bau der Nase und die dadurch auftretende Zurückhaltung des geschwürigen Sekretes.

Das Leiden der Ozeana ist tückisch zu behandeln, aber die therapeutischen Misserfolge sollen eher den Homöopathen als der Homöopathie angelastet werden. Interessant bleibt, dass das Mittel, das das größte Vertrauen verdient (`merc-pr-r.`), auch spezifisch gegen die Augenblennorrhoe der Neugeborenen ist, auch diese Krankheit ist schwierig zu behandeln.

Vielleicht, weil beide Erkrankungen syphilitisch modifiziert sind.

Die Schleimhaupolypen Ein besonderer Ausgang chronischer Schleimhautentzündung sind die polypösen Wucherungen. Man unterscheidet sie je nach Konsistenz in fibröse und in Schleimhautpolypen. Neben der Ohrschleimhaut produziert die Nasenschleimhaut besonders gerne Polypen, die trotz chirurgischer Intervention sehr hartnäckig wiederkehren.

Meist fällt das Wachstum der Polypen mit intensiver, durch das vorgeschrittene Lebensalter modifizierter Skrophulose zusammen.

Die weichen Polypen sind blasige, gallertartige Auswüchse auf der Schleimhaut, die normalerweise von der äußeren Wandung der Nasenhöhle ausgehen.

Die harten Polypen gehen von Schichten unterhalb der Schleimhaut oder dem Perichondrium aus.

Bei gößeren Polypen beobachtet man:

- Verlust des Geruchs
- Offenstehen des Mundes
- näselnde Stimme
- vergebliches Schnäuzen

Feste Fleischpolypen sind imstande den Tränenkanal zu verlagern und auf diese Weise ein ständiges Tränenträufeln zu veranlassen oder Schwerhörigkeit zu erzeugen, indem sie die Eustachische Röhre beeinflussen.

Schleimiger, eitriger Schnupfen, selbst Geschwürbildung begleitet die Gegenwart von Polypen.

Die Diagnose wird erleichtert, wenn der Polyp weit oben sitzt, dadurch, dass man das eine Nasenloch zuhält und schnauben lässt. Bei einem vorhanden Polypen ist es unmöglich Luft durch die Nase auszuatmen.

Polypen fallen oft mit der Gegenwart jener ominösen chronischen Mandelanschwellung zusammen, die ebenfalls eine unleugbare Teilerscheinung allgemeiner Skrophulose ist.

16.5.2. Die Haut

Die Haut ist das empfindlichste Organ für Störungen der Konstitution. Sie bleibt bei chronischen Störungen oft nicht verschont.

Die unter Einwirkung der Skrophulose entstehenden Veränderungen zeigen sich polymorph mit wenigen charakteristischen Formen.

Die Haut der Skrophulösen erkrankt auf die leichteste Veranlassung. Wunden heilen schwer und eitern lange. Exkoriationen nässen und verschwären. Die Haut bedeckt sich mit ekzematösen und impetiginösen Ausschlägen, und serpiginöse Formen kommen sehr häufig vor. Der äußere Gehörgang wird sehr oft der Sitz einer Entzündung mit eitrigem Ausfluss.

Die skrophulösen Hautaffektionen gehören weder zu den Hautneurosen, noch zu den selbstständigen Hauthyperämien (Erythem; Roseola; Erysipel-Formen usw.) Sie gehören auch nicht zu den Anomalien der Sekretion (Schweiß-; Hauttalgsekretion), – eine Ausnahme bildet das Gerstenkorn –, oder den Hämorrhagien und Apoplexien der Haut.

- Am passendsten könnte man skrophulotische Störungen unter die Exsudationen einreihen.

Diese Exsudationsform auf der Haut zeigt sehr mannigfaltige Erscheinungen, die teils von der Art des Produktes, teils von der Lokalisation abhängen. Zum größten Teil aber sind sie unerklärlich.

Sie treten unter viererlei Gestaltungen auf:

1. In Form von Knötchen; Papulae; Strophulus; Lichen; Prurigo
2. In Form von Quaddeln (Pemphi; Urticaria)
3. In Form von serösen Exsudationen unter die Epidermis (Vesiculae; Bullae; ekzematöse Formen; Miliaria; Herpesformen; Pemphigus; Rhypia)
4. In Form von mit Lymphe oder Eiter gefüllten Erhebungen der Epidermis (Pusteln; Impetigo (vor allem im Gesicht); Akne; Ekthyma). Milchschorf. Psoriasis.

Allen Hautausschlägen ist die Anschwellung der benachbarten Lymphknoten charakteristisch.

Die beiden letzten der erwähnten Formen sind für die Skrophulose von besonderer Bedeutung, da sie die eigentlich charakteristischen darstellen.

Das skrophulotische Ekzem

Die ekzematöse Form entsteht folgendermaßen:

Auf einer hyperämischen Stelle der Haut entstehen kleine, meist zusammen stehende, wasserhelle oder molkenartige Bläschen, die eine Fläche von unbestimmter Form und Ausdehnung bedecken. Begleitet wird die Hauterscheinung von Beißen oder Brennen.

Die Bläschen enden dadurch, dass sie entweder platzen oder ganze Lamellen von der Haut abgestoßen werden. Oft bilden sich teils dicke Krusten.

Die Hauterscheinungen können chronisch werden und eine sukzessive Veränderung der Haut nach sich ziehen. Die Haut ist chronisch entzündet, die Epidermis ist dünn und wird immer wieder abgelöst, um seröse Absonderungen zu zeigen.

Diese Morphose passt genau zum *skrophulösen Ekzem.*

Dieses skrophulöse Ekzem wurde auch *Ekzema rubrum* genannt.

Diese Form der Erscheinung geht immer mit intensiver Hyperämie und entsprechend heftigem Brennen einher, das subcutane Gewebe ist stark geschwollen, oft entwickelt sich Fieber. Die Erscheinung bevorzugt das Gesicht. Die Bläschen haben einen trüben Inhalt, platzen und zeigen eine wie geschunden wirkende Hautfläche. Durch neue Hautausschläge zieht sich der Prozess sehr in die Länge. Als Ekzema rubrum kann man auch das oben erwähnte Wangenekzem bezeichnen.

Das reine Ekzem finden wir in der Skrophulose selten, vielmehr handelt es sich meist um eine Kombination aus seröser und eitriger Absonderung.

Jedoch die mit Pusteln einhergehenden Formen interessieren uns sehr, hier vor allem die *Impetigo-Ausschläge.*

Es handelt sich hierbei um kleine Eiterbläschen, die in unregelmäßigen Haufen auf hyperämischem Boden stehen, bald platzen und durch ihren Inhalt, wie durch fortwährende Absonderung eine flache, dicke, feste oder bröckelige Kruste bilden.

Manchmal heilen sie bereits nach 3 – 4 Wochen ab, öfter aber ziehen sie sich in die Länge oder werden selbst chronisch.

Begleitend haben wir Fieber beim Ausbruch der Erscheinungen und Anschwellung der benachbarten Lymphknoten.

Die aus Impetigo und Ekzem gleichzeitig bestehende Form ist wahrscheinlich die häufigste (Ekzema impetiginodes; Impetigo ekzematodes) bei der Skrophulose, doch auch andere Impetigo-Arten kommen vor.

Die skrophulotische Impetigo

Impetigo erysipelatodes mit starker Durchblutung (Hyperämie) zumeist im Gesicht.

Impetigo figurata zeigt rundliche oder ovale Formen der meist in Gruppen auftretenden Hauterscheinungen mit Krustenbildungen, die die Neigung haben zusammenzufließen. Die Krusten haben oft ein honiggelbes Aussehen (Melitagra). Sie finden sich meist im Gesicht und an den oberen Extremitäten junger Leute. Sie verlaufen meist akut oder subakut.

Impetigo larvalis ist eine chronische Form, die besonders bei Kindern vorkommt. Sie zeigt zusammenfließende, braune, oft durch Schmutz verunreinigte Krusten, die maskenhaft das Gesicht bedecken (Crusta lactea; Tinea mucosa; Achores).

Der *Milchschorf (Crusta lactea)* fällt wahrscheinlich mit Skrophulose zusammen. Die Kinder können durch diesen Ausschlag sehr entstellt werden. Sie jucken sich daran, durch Verletzungen kommt es schnell zu Blutaustritten und schmerzhaftem frühzeitigem Abfallen der Krusten. An dem Ausschlag nehmen oft die Umgebungen der Augen teil, sodass sie förmlich verkrustet erscheinen. Zwischendurch zeigt sich aber immer wieder, dass die Augäpfel unverletzt geblieben sind. Legt man die Hände auf die entzündete Haut, so spürt man eine brennende Hitze.

Die Impetigoformen sind nicht sehr schwer zu beseitigen, allerdings wird ein rasches Verschwinden oft von üblen Folgen für die Gesundheit und das Leben des Kindes begleitet. Trocknet beispielsweise nach `sil.` der Ausschlag sehr schnell ein, kann es nachher zum Hinwelken des bis dahin nicht krank erscheinenden Kindes kommen. Man sollte daher die Mittel nur in seltenen Gaben geben. Schlimmer ist natürlich noch die äußerliche Behandlung mit Salben.

Durch Salbenanwendungen ist oft ein plötzliches Umschlagen der Skrophulose nach innen erfolgt, oder miasmatisch ausgedrückt, die Psora (Ausleitung der Skrophulose) wandelte sich zur Skrophulose. Tödliche Lungenentzündungen, Hirnhautentzündungen, allgemeines Siechtum auch ohne sichtbare Lokalerkrankungen wurden früher häufiger beobachtet. Aus diesem Grunde sollte man immer versuchen, die Erkrankung nach außen zu leiten.

WUNDERLICH erwähnt eine *Impetigo scabida,* die eine sehr dicke, baumrindenartige Borkenbildung zeigt. Oft zieht sich diese Erscheinung über ein ganzes Glied, häufig von Ulzerationen begleitet. Goullon hat diese Erscheinung im Gesicht beobachtet: »harte, trockene, bald längliche, bald runde, erhabene Krusten in mehr disseminierter Weise, vom Gesunden abgegrenzt.«

Sehr oft wird die Ohmuschel von impetiginösen Ekzemen befallen, oft ist auch gleichzeitig ein Ausfluss aus den Ohren vorhanden. Auch am Hals und an den Armen kommen diese Erscheinungen vor.

Impetigo decalvans mit regelmäßigem Verlust der Haare.

Impetigo granulata: zerstreute Gruppen von Borken auf dem behaarten Teil des Kopfes.

Impetigo sparsa: zerstreute, kleine Gruppen von Pusteln, die auf verschiedenen Körperteilen sitzen können und sehr hartnäckig sind.

Impetigo rodens: fressende, um sich greifende Geschwüre, die mit Krusten bedeckt sind, jedoch selten einen Substanzverlust in der Tiefe verusachen.

Blepharitis ciliaris

Hierbei produziert die Skrophulose eine Entzündung der Wimpernbälge oder Liddrüsen mit bröckeligen, spröden, schmutzigfarbenen Massen, die die Wimpern verkleben. Die allgemeine Entzündung der Haarzwiebeldrüsen, die eigentlich richtiger *Blepharoadenitis ciliaris* heißen müsste, soll am oberen Lid häufiger sein als am Unterlid. Sie erscheint meist symmetrisch auf beiden Seiten. Charakteristisch ist eine Rötung, Schwellung und eine punktförmige Abszedierungsneigung am Lidrand. Die Lidränder bekommen durch das plastische Exsudat in das die Drüsen umgebende Gewebe eine höckerige, knotige Gestalt und Derbheit.

Zu Beginn zeigen sich nur leichte Schüppchen um den Grund der einzelnen Wimpern, die von einer stärkeren Sekretion der entzündeten Haarzwiebeldrüsen herrühren. Sie umgeben die Wimper ringförmig und bleiben als Ringschüppchen oft an der Wimper hängen. Nach der Ablösung ist der Grund um die Wimper leicht exkoriiert und sogar blutig, von sehr feinen Gefäßen umgeben. Nachts verkleben die Ränder und es tritt zunehmend eine Lichtscheu ein. Die Augen ermüden leicht beim Nahsehen.

Nun beginnt die Abszedierung, nicht in den Haarzwiebeln, sondern in dem sie einhüllenden Gewebe. Die Haarbälge bleiben intakt, bis sie durch oft rezidivierende Entzündung, Eiterung und Vernarbung ihrer Drüsen und des Nachbargewebes verdrängt und nicht mehr ernährt werden können, was zur Folge hat, dass sie degenerieren, absterben und ausfallen

So entsteht Trichiasis, Madarosis und bei weiterer Absetzung plastischer, sich verhärtender Exsudate Tylosis, eine Lidschwiele, im unteren Lid mit Ektropion.

Zu der stärkeren Sekretion der Schleimfollikel und Meibomschen Drüsen gesellt sich Hyperämie der Lidbindehaut und Lidkrampf. Auf die von Krusten befreiten, wunden Stellen wirken die reichlichen Tränen ätzend ein. Hinter dem ektropischen und hypertrophischen unteren Lid angesammelt, lassen sie das Auge inTränen schwimmend erscheinen. Die Tränenpunkte schließen sich oder tauchen, nach außen verlagert, nicht mehr in den Tränensee, sodass die Tränen über die Wange abfließen (Epiphora). Weiterhin tritt Tarsomalacie und Knorpelverkrümmung, Ektropium und Epidermoidaldegeneration der Lidbindehaut hinzu.

Eine Komplikation der Blepharitis besteht in der so genannten Asthenopie (Abnahme der Nervenenergie des Auges) mit daraus folgender optischer Überempfindlichkeit, die den Gebrauch blauer Brillen erforderlich macht. Scharfes Sehen-Müssen bei der Arbeit kann ein begünstigendes Moment sein.

Crusta lactea palpebrarum

Crusta lactea palpebrarum. Das Lidekzem kann alleine entstehen oder in Zusammenhang mit einem Ekzem des Gesichtes. Die kleinen, gelblich gefüllten Bläschen platzen, das Sekret, das sich daraus ergießt ist wundmachend, es bilden sich Krusten. Oft scheint das ganze Lid eine Geschwürfläche zu sein. Das Lidekzem kann sich mit der Blepharitis ciliaris verkomplizieren.

Gerstenkorn (Hordeolum)

Bei skrophulös Erkrankten werden die Talgdrüsen der Lider ungewöhnlich häufig affiziert, wodurch die altbekannten Gerstenkörner entstehen. Das Gerstenkorn ist weder ein Furunkel noch eine Entzündung der Meibomschen Drüsen, noch der Haarzwiebeldrüsen, die wir oben besprachen.

Das Gerstenkorn hat auch nichts mit dem Hagelkorn (Chalazion)[1] und nichts mit dem Hirsekorn (Milium) gemein, einem aus Talgdrüsen der Haut hervorgehenden Knötchen. Alle genannten Phänomene können an einem Auge gleichzeitig vorkommen.

Hauttuberkel

Die Hauttuberkel sind Infiltrationen der Kutis, die Störungen in der Rückführung des Blutes und der Lymphe ihre Entstehung verdanken. Mechanische Einflusse können oft den Grundstein für solch eine Tuberkel-Bildung setzen. Die Stelle ist meist erhaben, rötlich oder bräunlich gefärbt, umschrieben und resistent.

Die Hauttuberkel heilen schwer durch Resolution, oft unter Exfoliationen und mit zurückbleibenden narbigen Einziehungen, oder nach vorhergehender Verschmelzung mit Pustelbildung.

Diese persistieren oft jahrelang und können immer wieder zu oberflächlichen, aber auch tief sitzenden Eiterungen führen.

---

[1] Balggeschwulst, deren Sitz der Lidknorpel ist.

Die einzelnen zu unterscheidenden Formen sind:

1. Aknetuberkel (Akne rosacea; Mentagra)
2. Lupus vulgaris (am häufigsten im Gesicht, an Nase und Wangen)

Zu den charakteristischen Skrophuloseausschlägen gehören beide Erscheinungen nicht.

Von den bekannten Lupus-Formen gehört am ehesten der *Lupus elevatus non exedens* dazu. Die Knötchen treten hier als gruppierte, abgeplattete, anfangs linsengroße, später zusammenfließende Erhebung von gelber, roter oder rotbrauner Farbe auf, die das Hautniveau überragt. Sie sind von mäßiger Konsistenz und bilden im Laufe der Zeit Plateaus oder wallartige Erhebungen, die jedoch oft von Einschnitten durchfurcht sind. Auf ihrer Oberfläche schilfert sich die Epidermis ab, wird aber allmählich derber, schuppenartig, selbst krustenartig, vor allem wenn einzelnde Stellen nässen.

Durch neue Gruppen von Tuberkeln an der Peripherie breitet sich die Hauterscheinung aus, wobei die älteren verharren, einsinken und narbig verschrumpfen.

Furunkel

Furunkel spielen in der Skrophulose eine doppelte Rolle. Zum einen treten sie sporadisch auf, und legen Zeugnis dafür ab, dass etwas nicht richtig verarbeitet werden konnte, zum anderen kommt es zu massenhaftem Auftreten von Furunkeln. Bei dieser Form wird der ganze Körper von Eiterungen übersät. Meist geht dieser Massenerhebung ein allgemeines Siechtum voraus, das möglicherweise auf einer Skrophulose der Mesenterialdrüsen beruht.

Nachdem wochenlang eine Abmagerung, unter Umständen bis zum Skelett, vorausgegangen ist, die Ernährung gänzlich darniedergelegen und die Atrophie den höchsten Grad erreicht hat, gelingt es dem kranken Organismus zuweilen noch unter Erzeugung dieser massenhaften furunkulösen Entzündungen der Haut, ein Rettung der inneren Organe einzuleiten.

Ähnlich wie die Furunkulose sind die höckerigen Abszesse unter der Kopfhaut mit Beteiligung der geschwollenen Lymphknoten zu bewerten.

Sitzt ein Furunkel am oberen Augenlid, so kann leicht eine phlegmonöse Entzündung folgen, oder er wird gleich davon begleitet. Höchstgradige Schmerzen und missfarbige, livide Färbung, pralle oft bretttharte Schwellung mit Fieber sind oft vorhanden.

Im Verlauf bildet sich bei dem Furunkel ein Propf, der aus Fragmenten des Gewebes, Blut und Eiter besteht, der zu Beginn noch sehr zusammenhängt, aber bei forschreitender Eiterung sich lockert. Gleichzeitig nimmt die Schwellung noch etwas zu, die obersten Hautschichten ausgenommen und bricht durch, und mit mäßigem Druck wird neben dem blutigen Eiter die propfartige Masse im Zusammenhang entleert, wobei eine Höhle zurückbleibt, die sich in kürzester Zeit mit einer kleinen fast punktförmigen Narbe schließt.

Sehr häufig wird jedoch aus der ursprünglich furunkulösen Entzündung ein allgemeiner Abszess, dessen Aufbruch eine deutliche Fluktuation vorausgeht.

Intertrigo

Die Abstoßung einer zu jungen Epidermis an Stellen, wo die Haut Falten und Vertiefungen bildet, ist nicht immer auf Unreinlichkeit oder Fettleibigkeit zurückzuführen. Die sezernierende, schmierige, schleimige, oft verkrustete, manchmal seropurulente oder stinkende Flüssigkeit, die Ausbreitung und die allgemeine, flammende Hautröte, verrät oft viel über deren Urherberschaft.

Selten wird die Intertrigo mechanischen Verhältnissen ihre Entstehung verdanken, dagegen spricht das Auftreten nur an einer Seite (zum Beispiel unter einer Achselhöhle) und der Übergang in andere, zum Beispiel flechtenartige Ekzeme. Daher ist die Lokalbehandlung oft nicht sehr sinnvoll.

An das Wundsein reihen sich oft die Pytiriasis-Arten.

Psoriasis, Schuppenflechte

In Gegenden, in denen die Skrophulose endemisch war, wurden manchmal Kinder in die Praxen gebracht, die am ganzen Körper mit schuppigem Ausschlag behaftet waren. Auf gerötetem Grund befanden sich Hautblättchen, die sich leicht abschilferten. Viele Stellen erinnerten durch ihr leichtes Bluten oder Nässen an Ekzem oder Impetigo. Charakteristisch war die Möglichkeit eines raschen Umsichgreifens des Exanthems, dessen wuchernde Kraft und die fehlende Vorliebe für bestimmte Bereiche.

Diese Form der Psoriasis konnte das Gesicht ebenso einbeziehen wie die Beine, den Bauch genauso wie die Wade.

Krätze

Skrophulös Erkrankte scheinen der Krätzmilbe wenig entgegenzusetzen zu haben und hartnäckigere Folgen zu zeitigen als Gesunde.

Favus. Tinea favus

Es wurde beobachtet, dass der Favus, eine Pilzerkrankung (Parasitose) oft während einer Pneumonie (tuberkuline Verschiebung) verschwindet.

In ausgebildeter Form stellt sich der Favus als grau-gelbliche, rundliche, im Zentrum niedergedrückte aber konfluierende, fast pustelartige, aber keinen Eiter enthaltende, weichmehlige Borke dar, der Geruch ist Katzenurin sehr ähnlich. Jede Borke wird von einer Anzahl kleiner Pilzkörner und -fäden gebildet.

Diese Bildungen werden nicht selten Brutstätte von Läusen oder geben zu weiteren Ausschlägen, Exkoriationen und Geschwüren Anlass. Sie ruinieren die Haare und bringen eine Infiltration der Nackenlymphknoten mit sich.

Der Kranke wird mit der Zeit stumpf, die geistige Entwicklung stoppt.

16.5.3. Die Schleimhäute

Bei der Skrophulose werden vor allem die Schleimhäute am häufigsten betroffen, die den Sinnesorganen des Auges, Ohres, der Nase und des Mundes als Bekleidung dient. Dabei findet eine scharfe Absonderung statt, die zu einem ekzematösen Ausschlag im Bereich der Nachbarschaft veranlasst. So bringt der Katarrh der Nasenschleimhaut ein Ekzem in der Umgebung der Nasenlöcher und der Oberlippe, ein Katarrh des Ohres ein Ekzem am Ohrläppchen, eine Konjunktivitis ein Ekzem an den Wangen, ein Befall des Zahnfleisches ein Ekzem an den Mundwinkeln oder am Kinn, ein Katarrh des Darmes ein Ekzem des Afters mit sich.

Besonders oft zeigen sich hartnäckige Katarrhe und Blennorrhoen an den Augen, der Nase, in der Mundhöhle und im Rachen. Anhaltende Katarrhe des Magens und der Därme mit halber Lähmung der Darmmuskulatur. Katarrhe der Luftwege oft mit tuberkulinischen Auswürfen. Katarrhe der weiblichen Genitalien oft mit Geschwürbildung. Wucherungen an den Schleimhäuten.

Impetigo der Nasenöffnungen und der Lippe. Skrophelschnauze. Otorrhoen mit seropurulentem Ausfluss.

Blepharitis. Gerstenkörner. Gutartige Ophthalmien. Granulöse Pharyngitiden. Hypertrophie der Mandeln.

Katarrhalische Bronchitiden. Diarrhoe. Balanitiden. Leukorrhoe, Vulvitis bei kleinen Mädchen.

Die Mundschleimhaut

Die katarrhalische Entzündung der Mukosa; Stomatitis katarrhalis; Aphthen Sie ist mit Rötung, Schmerz und vermehrter Sekretion verbunden. Die Zunge sieht aus, als sei sie mit einer dicken Schicht Himbeersirup bestrichen worden. Bei längerer Dauer der Entzündung belegt sich die Zunge weiß.

Der Schleim fließt fortwährend über die Mundwinkel ab, erodiert diese, rötet das Kinn und durchnässt die Kleider. Meist ist der Scheim sauer.

Haben Rötung und Schmerzhaftigkeit einige Tage bestanden, so erheben sich kleine, wasserhelle Bläschen auf der Zunge, dem Zahnfleisch und der Lippen- und Wangenschleimhaut, die in Aussehen und Verlauf viel Ähnlichkeit mit Herpes labialis aufweisen.

Die Bläschen platzen sehr bald und hinterlassen kleine, flache Geschwürchen mit gelblichweißem Grund, die sich in den ersten Tagen in alle Richtungen vergrößern, konfluieren und auf diese Weise ausgedehnte geschwürige Flächen, besonders am Zungenrand und an der Schleimhaut der Unterlippe produzieren.

Stomacace, Mundfäule Charakteristisch für die Stomacace ist ein übler Geruch. Die Neigung spontan auszuheilen ist sehr gering. Die Schwellung, die Geschwüre und der Geruch können monatelang bestehen bleiben, die Zähne lockern sich dabei und fallen aus, die Kinder atrophieren bedenklich. Die dem Zahnfleisch anliegenden Teile werden durch Kontakt angesteckt und erleiden dieselben Veränderungen. Die Wangenschleimhaut schwillt an, sodass man den Eindruck der einzelnen Zähne deutlich an ihr erkennen konnte. Dasselbe gilt von der Zunge. Die Halsdrüsen sind angeschwollen.

Alfred Vogel sagt: Calomel erzeugt bei Kindern eine Mundkrankheit, die von Stomacace in keiner Beziehung zu unterscheiden ist, es sei denn, dass der Mangel an Ansteckungsfähigkeit der so genannten Stomatitis mercurialis, als differentiales Mittel geltend gemacht werden soll.

Aus diesem Satz und der Tatsache, dass Mercur homöopathisch für Stomacace ist, sehen wir wieder die Wichtigkeit des Ähnlichkeitsgesetzes bewahrheitet.

Der Soor; die Schwämmchen Eine mit der Bildung von Pilzsporen (Candida albicans) einhergehende Stomatitis beruht auf vorherrschender Säurebildung.

Die Atmungsorgane

Der Krupp; die Diphtherie Krupp ist zwar keine reine Skrophuloseform, aber es werden vorwiegend skrophulöse Kinder von dieser Krankheit befallen. Hier geht vor allem der *torpide Verlauf* auf Kosten der Skrophulose.

Die Untercheidung in wahren und falschen Krupp, ist von untergeordneter Bedeutung, weil beide auseinander hervorgehen können. Jede Kehlkopfentzündung mit dem charakteristischen Bräunton ist als Krupp zu behandeln.

Am schlechtesten ist die Prognose, wenn dem kruppösen Prozess eine Diphtherie der Mandeln vorausging. Dann wiederum kann man davon ausgehen, dass vor der Diphtherie eine chronische Anschwellung der Tonsillen vorausging, die so charakteristisch für die Skrophulose ist.

Die vorhandene oder fehlende Tätigkeit der Haut und Nasenschleimhaut ist ebenfalls prognostisch wichtig, indem der Ausbruch von Schweiß und Schnupfen eine Lösung andeuten und die Besorgnis von plastischen Ausschwitzungen zu verscheuchen imstande ist.

Nachträglich kann man aus der anhaltenden Heiserkeit und Stimmlosigkeit fast mit derselben Bestimmtheit auf echten Krupp schließen.

Der Krupp beginnt manchmal mit rauem, bellendem Husten und Atemnot. Weitere Vorläufer sind:

- Heiserkeit
- scharfer Husten
- Larynx- und Pharynxkatarrhe
- Mattigkeit
- Fieber
- Appetitverlust
- schweres Atmen im Schlafe

Die Steigerung geschieht durch Rauwerden des stoßweisen Hustens, Schmerzen im Kehlkopf, Stimmverlust oder durch einen meist nachts autretenden, heftigen Erstickungsanfall mit pfeifendem, kurzem, qualvollen Husten.

Bleibt auch jetzt noch die Besserung aus, so steigert sich die Atemnot unter den gewaltsamen Anstrengungen, Rot- und Blasswerden des Gesichtes, Anfälle, die nur kurz von Momenten tiefster Erschöpfung unterbrochen sind. Nach wenigen Stunden tritt schon allgemeiner Verfall, Kleinwerden des Pulses, sekundäres Lungenemphysem und der Tod am ersten Tage ein.

In den meisten Fällen aber bleibt der erste Anfall noch mäßig, der Husten ist zwar rau und unterdrückt, die Stimme matt und heiser, von Pfeifen unterbrochen, aber der Kranke schläft wieder ein, zeigt jedoch ein pfeifendes Atmen und Unruhe im Schlaf. Er schreckt mehrmals in der Nacht auf, am folgenden Tag aber zeigt sich eine deutliche Besserung mit noch größerer Mattigkeit.

Im Laufe desselben Tages oder der folgenden Nacht, oder auch des folgenden Tages treten wieder Erstickunganfälle auf, die nach und nach immer heftiger werden.

Zwischen den Anfällen ist meist ein heftiger Schmerz in der Laryngegend vorhanden, keuchende und pfeifende Atmung, Unruhe im Wechsel mit Sopor, beschleunigter Puls und erhöhte Temperatur.

Im weiteren Verlauf werden die Anfälle immer häufiger, anhaltender, durch soporöse Erschöpfung unterbrochen, die Lunge fängt an sich emphysematös auszudehnen und andauernde Atemnot mit zyanotischem Aussehen stellt sich auch in den Intervallen ein.

Die Anfälle werden im Laufe der Zeit immer seltener, aber das Atmungshindernis immer permanenter. Leichte Zuckungen oder Konvulsionen können hinzukommen, in manchen Fällen werden Pseudomembranen ausgehustet, jedesmal mit vorübergehender Erleichterung. Manchmal kommt erleichterndes Erbrechen einer zähen, schleimigen Flüssigkeit hinzu.

In einigen Fällen nehmen zwar die Erscheinungen ab, das Atmen wird freier, größere Unruhe tritt ein, aber der Puls bleibt außergewöhnlich hoch, und obwohl das Atmungshindernis behoben ist, nimmt der Sopor allmählich überhand, und es erfolgt mit oder ohne Lungenödem der allmähliche Kollaps und der Tod.

Therapie:

- nasse Umschläge um den Hals
- Inhalationen mit Kochsalz, Brom D2, Iod D2 oder Hepar sulphuris D2
- heiße Milch

Wichtig ist die Herstellung des Schweißes, der oft durch die kalten Tücher bewirkt wird. Ist bereits warmer Schweiß ausgebrochen, dürfen an diesen Stellen keine kalten Umschläge mehr erfolgen.

Der Bronchialkatarrh der Skrophulösen Der skrophulöse Bronchialkatarrh kommt meist im Kindesalter vor und nimmt einen chronischen Verlauf. Wegen der Nähe zur Tuberkulose ist es nicht erstaunlich, dass die Lungen schnell mit ergriffen werden. Der Organismus produziert eine große Menge Sputum von sero-purulenter Beschaffenheit. Meist kommt es zu Fieber, der Kranke magert ab, und die Auskultation zeigt überraschende Dämpfungsunterschiede zwischen rechter und linker Lungenspitze. Eine gewisse immer verdächtige Kurzatmigkeit, Zeichen gestörter Verdauung, geistige Ermattung und veränderte Laune dürften nicht fehlen.

Die Verdauungsorgane

Ein nicht seltenes Vorkommen bei der Skrophulose sind anhaltende Katarrhe des Magens und der Därme mit halber Lähmung der Darmmuskulatur. Diese Zustände sind entweder von vorübergehender Art (wobei ein Wechsel zwischen Verstopfung und Diarrhoe stattfindet) oder dauernd und dann von übler Vorbedeutung. Es tritt eine Beteiligung und infolgedessen eine Entartung der Mesenterialdrüsen ein, und unter den Erscheinungen einer follikulären Enteritis oder fortschreitender Atrophie, auch mit Aszites, gehen solche Kinder elend zugrunde.

Das Krankheitsbild einer derartigen Lokalsierung finden wir am anschaulichsten wieder in den durch salzsauren Baryt und Arsen gewonnen Heilresultaten.

Hydrozephalus

Skrophulös belastete Kinder scheinen gehäuft vor der Möglichkeit zu stehen, einen Hydrozephalus ausbilden zu können. Eine äußere Gegebenheit, ein Diätfehler, eine Erkältung des Kopfes, eine geringgradige Veranlassung kann dazu führen, dass sich dieser Wasserkopf manifestiert, oder die Erscheinung eine andere Höhlung sucht, wo sie sich manifestieren kann.

16.5.4. Das Drüsensystem

Die Lymphknoten

Die häufigsten Erscheinungen sind die Schwellungen und Erkrankungen der Lymphknoten, die vor allem am Hals und im Nacken sitzen, aber auch in der Achselhöhle und der Leiste, sowie im Bronchial- und Mesenterialbereich. Diese Lymphknotenschwellungen tauchen bei kleinen Beschwerden auf und können ganz von selbst entstehen. Die Störung zeigt sich durch Hyperämie, tuberkulöse Veränderung oder Schwellung.

Dass die Lymphknoten häufig skrophulös affiziert werden und in Abszedierung übergehen ist nicht zu verwundern.

Es lassen sich Entzündungen und skrophulöse, nicht entzündliche Infiltrate unterscheiden.

Die Entzündungen Die Entzündungen kommen am häufigsten hinter den Ohren, am Unterkiefer, am Hals, unter den Achseln, seltener in der Leistenregion vor. Je nach Grad der Entzündung und Ausbreitung auf das subkutane Gewebe und je nach Anzahl der ergriffenen Drüsen, sind derartige Entzündungen mehr oder weniger von Fiebererscheinungen, lokalen Schmerzen und abendlichen Verschlimmerungen begleitet.

Sie enden meist unter heftigem Schüttelfrost in Eiterung. In nicht seltenen Fällen kommt es nach spontaner oder herbeigeführter Entleerung des Eiters zur vollkommenen Heilung.

Häufig erneuern sich diese Entzündungen nach kurzen Zeitzwischenräumen oder sie treten langsam mit geringen Entzündungserscheinungen auf, die entzündlichen Infiltrationen bleiben dann auf einer unvollkommenen Entwicklungsstufe stehen, springen meist von einem Drüsenlappen auf den anderen und bilden auf diese Weise eine zusammenhängende Kette von Eiterungsherden.

Diese gehen in einen Schmelzungsprozess über, verursachen schlechtes Aussehen, Abmagerung und Nachlassen der Kräfte. Sie hinterlassen oft zahlreiche entstellende und eingezogene Narben.

In anderen Fällen entsteht an nur einer umschriebenen Stelle der entzündlich infiltrierten Drüse ein Eiterungsherd, der Eiter durchdringt die umgebende Kapsel jedoch nicht, er dickt sich ein und geht in eine käsige Metamorphose über. Durch diese Knoten kann die Drüse ein höckeriges Aussehen bekommen. Verkreidet der käsige Inhalt der Drüse, so wirkt er wie ein Fremdkörper.

Die nicht entzündliche Infiltration Hierbei besteht eine chronische Anschwellung einzelner Drüsen, die nicht schmerzen, auch nicht gerötet erscheinen, sich meist rund, oder länglich, glatt und verhärtet anfühlen und eine beträchtliche Größe erreichen können. Werden mehrere aneinander gereihte oder zusammen gehäufte Lymphknoten befallen, so bilden sie knotige Stränge oder unförmige, höckerige Pakete.

Nur wenn der Inhalt der Lymphknoten durch Zellwachstum verursacht wurde, ist eine Rückbildung überhaupt möglich, bei speckigem oder verkalktem Inhalt ist das kaum noch zu bewerkstelligen.

Die Drüsen

Nicht selten finden sich bei skrophulös Erkrankten hypertrophe Verdickungen und derbe Infiltratrionen einzelner Drüsen (Schilddrüse; Eierstöcke; Brustdrüsen; Nebennieren; Hoden; Speicheldrüsen), meist mit Verminderung ihrer Funktionsfähigkeit.

Die Schilddrüse

Die Anschwellung der Schilddrüse war früher bei Skrophulose ein so gängiges Zeichen, dass Kropf (Struma) und Skrophulose synonym gebraucht wurden. Die Kompressionssymptome der Schilddrüsenvergrößerung hängen von der Richtung ab, in der die Schilddrüse oder einzelne Lappen wachsen. Vergrößerungen nach vorne sehen zwar unschön aus, sind aber am ungefährlichsten. Durch Verschiebung der Musculi sternocleidomastoidei kann es zu Zirkulations- und Nervenstörungen kommen. Schluck- und Atembeschwerden gibt es, wenn die Struma die Luft- und die Speiseröhre ringförmig umschließt. Am gefährlichsten sind Vergrößerungen, die bis hinter das Brustbein ragen.

Struma parenchymatosa Einfache Hyperplasie der Drüsensubstanz. Meist bei jugendlichen Personen. Geht leicht in hartnäckige Formen über.

Struma colloidale Der gelatineartige Inhalt der Drüsenbläschen bringt die Drüsenzellen und später die Septen zur Atrophie. Mehr und mehr Bläschen konfluieren, und Teile oder ganze Drüsenlappen bilden elastische Schwellungen von verschiedener Form. Oft fühlt man neben den kolloid entarteten Stellen noch körniges, gesundes Gewebe.

Struma cystica Zysten zeigen mehr runde Formen und sie fluktuieren. Meist sind sie prall gespannt und scharf vom gesunden Gewebe abgegrenzt. Eine Degeneration ist eingetreten.

Struma fibrosa Die Bindegewebswucherung herrscht vor, und der Kropf fühlt sich derb an.

Struma vasculosa Es zeigen sich Gefäßwucherungen sowohl der Arterien als auch der Venen. Die Venen kann man oft geschlängelt in der Haut sehen. Beim Betasten fühlt man Pulsationen, bei der Auskultation hört man ein Schwirren. Oft zeigt sich ein herzsystolisches Geräusch, vor allem beim Morbus Basedow.

Struma hämorrhagica Durch Platzen eines Gefäßes und Bluterguss in das Gewebe entsteht ein Hämatom, das sich meist resorbiert aber auch Zystenbildung zur Folge haben kann.

Struma maligna Krebsige Entartung meist bei älteren Personen

Schließlich kann es noch zur Kalkablagerung oder auch zu amyloider Entartung kommen.

Wir wissen, dass Jod und Kalk einen Einfluss auf die Kropfbildung haben. Jod kann die Struma zurückbilden, aber auch eine Vergrößerung verursachen. Der Kalkverbrauch in der Schwangerschaft und beim Stillen lässt die Schilddrüse anschwellen, andererseits verursacht kalkhaltiges Trinkwasser eine Kropfbildung.

In Niederungen und im Seeklima werden Kropfbildungen so gut wie nie beobachtet. Der reichliche Jodgehalt im Meer- und Trinkwasser sind wohl der Grund dafür.

Patienten, die an Kropf leiden, fühlen sich seltsamerweise im Gebirge aber wohler.

Neben der Bereitstellung der Energie hat die Schilddrüse auch eine Entgiftungsfunktion. Werden in diesen Bereichen hohe Andorderungen an die Schilddrüse gestellt, so kommt es zur Hyperplasie des Gewebes, das heißt eine allgemeine Anschwellung des Gewebes mit Gefäßbildung. Diese Form stellt eine Anpassung an die Grundbedürfnisse des Organismus dar.

Wird jedoch durch krankmachende Reize die Schilddrüse in den Zustand der Reizung versetzt, überschwemmt sie den Organismus mit Jod im Übermaße, und wir haben einen Thyreodismus.

Bei Entfernung der Schilddrüse haben wir einen Zustand, den wir Myxödem oder Kretinismus nennen. Hier werden meist auf künstlichem Wege Schilddrüsenhormone zugeführt.

Kröpfe, die aufgrund einer Störung des Kalkstoffwechsels entstehen, verlaufen bei weitem nicht so stürmisch, wie durch Jodstoffwechselstörungen bedingte. Sie wachsen langsamer, fühlen sich derber an. Bindegewebswucherungen überwiegen gegenüber der kolloidalen und zystischen Degeneration.

Liegt Kalkmangel vor, so erfolgt die Rückbildung des Kropfes bei entsprechender Zufuhr rascher, als wenn Kalküberfluss die Ursache war. In letzterem Fall ist die Struma auch viel derber und größer. In diesem Falle kommen nur höhere Potenzen als Heilmittel in Betracht.

Lungentuberkulöse leiden so gut wie nie an einem parenchymatösen Kropf, während Skrophulöse sehr oft damit behaftet sind.

Mit den Mondphasen geht ein An- und Abschwellen des Kropfes einher.

Der Kropf sollte frühzeitig behandelt werden. Je länger er besteht, desto schwieriger ist auch dessen Heilung.

Solange es sich um einen parenchymatösen Kropf handelt, ist Heilung sicher zu erzielen und bei geeigneter Therapie auch dauerhaft zu erhalten. Bei kolloidaler Entartung kann man einen Stillstand des Prozesses erreichen. Bindegewebskröpfe sind schwer zur Rückbildung zu bewegen. Die zystische Form ist der Behandlung kaum zugänglich.

Die parenchymatöse Form neigt nach Operation sehr zu Rezidiven, die aber einer erfolgreichen inneren Behandlung weichen.

Therapie Neben der homöopathischen Therapie (siehe unten) ist folgendes Vorgehen empfehlenswert.

Ein gewöhnlicher Badeschwamm (Spongia) wird in Streifen von der Länge eines Fingers geschnitten. Diese Stücke werden soweit geröstet (Spongia tosta), dass sie in der Mitte brüchig erscheinen, an den Enden sich aber reißen lassen. Von dieser gepulverten Masse werden drei Tage vor Neumond sieben Gramm in eine Flasche getan, die etwa einen halben Liter Wasser enthält. Nun wird die Flasche in einen dunklen Ort (Keller) gebracht und täglich einmal umgeschüttelt. Drei Tage vor Vollmond beginnt man morgens und abends einen Esslöffel voll einzunehmen.

Chronische Hypertrophie der Mandeln Schon Kinder von 2 Jahren können diese Erscheinung aufweisen. Schaut man in die Mundhöhle, so erblickt man neben dem Zäpfchen zwei fleischige Wülste. Kleine und größere Blutgefäße überziehen sie, und oft sind einzelne Stellen von der gemeinsamen Hülle entblößt, als wäre eine wirkliche Mandel hinter der defekten Schale sichtbar.

Durch Ausbreitung in Richtung Nase entsteht eine näselnde Stimme, Schnarchen und erschwertes Atmen im Schlaf bis zur Schlafapnoe. Bei Kindern mit diesem Leiden besteht eine Neigung zu Angina oder Diphtherie. Andere Symptome der Skrophulose fehlen fast nie. Die vergrößerten Mandeln können sich vor die Eustachische Röhre legen und so zu Schwerhörigkeit oder abnormen Geräuschen führen.

Weitere Beschwerden sind: Schluckbeschwerden, erschwerte Atmung, nasale Sprache, Schnarchen im Schlaf, Mundatmung, chronischer Kopfschmerz, Schwerhörigkeit.

Normalerweise sind die Lymphknoten am Hals, Kiefer und Nacken mit geschwollen.

Im Laufe der Jahre kann es zu einer spontanen Verkleinerung der Mandeln kommen.

Dupuytren konstatierte, dass diese Mandelanschwellungen durch Druck auf die Atemmuskeln eine Atrophie bewirken, der dann später eine Hühnerbrust (Pectus carinatum) folgt.

Personen, die mit diesem Leiden behaftet sind, haben eine Neigung Tuberkulose zu bekommen. Es besteht oft Heiserkeit, Kurzatmigkeit, leichte Ermüdung beim Sprechen. Auch die Untersuchungen von Professor Dieulafoy weisen in diese Richtung, der glaubte, dass sich in vergrößerten Mandeln leicht Tuberkulose-Keime einnisten können. Um das zu beweisen entnahm er der angeschwollenen Mandel kleine Proben und impfte sie Meerschweinchen ein, die in einer Reihe von Fällen tuberkulös wurden.

Gute Ernährung und frische Luft sollen vorbeugende Maßnahmen sein. Auch eine Massage der betroffenen Tonsillen zeigt gute Effekte.

Chronische Hypertrophie der Rachenmandel Die Rachenmandel liegt hinter dem Gaumensegel im Nasenrachenraum am hinteren Ende der Rachenöffnungen. Sie ist normalerweise ganz klein und kaum sichtbar und macht nur im krankhaften Zustand Beschwerden. Durch öftere katarrhalische Affektionen der Nasen- und Rachenschleimhaut kommt es zu Reizungen, zur Blutüberfüllung zur Wucherung und Vergrößerung.

Symptome sind die behinderte Nasenatmung, es besteht das Gefühl, als würde sich ein Fremdkörper oder Schleim im Rachen befinden, unruhiger Schlaf verbunden mit Schnarchen und schreckhaften Träumen. In Folge der schlechten Nachtruhe sehen die Kinder blass und elend aus, leiden an Nasenbluten und Kopfschmerzen. Auch die geistige Enwicklung kann darunter leiden, das Auffassungsvermögen ist beeinträchtigt, das Kind wirkt zerstreut, unkonzentriert, es ist nicht in der Lage die Aufmerksamkeit lange auf einen Gegenstand zu richten (Aprosexie).

Stottern oder Sprachstörungen mannigfacher Art stellen sich ein. Die Stimme verliert ihren nasalen Beiklang, m- und ng-Laute, die so genannten nasalen Laute, können nicht mehr richtig ausgesprochen werden.

Es kommt zu Gehörstörungen, weil die vergrößerte drüsige Masse die zum Mittelohr führende Rachenöffnung der Eustachischen Röhre überwuchert. Entzündungen der Rachenmandel leiten sich auf diese Weise direkt zum Ohr weiter. 75 % der Fälle zeigen Ohrensausen, Schwerhörigkeit, Mittlohrkatarrhe seröser und eitriger Art mit Durchbruch des Trommelfells.

Manche Ärzte haben das Bettnässen der Hypertrophie von Tonsillen oder Rachenmandel zugesprochen, da es ihrer Meinung nach zu Behinderung der Oxydation des Blutes kommt, dieses mit Kohlensäure überladen wird, was wiederum auf den Blasenschließmuskel wirken soll.

Weiterhin gibt es Zusammenhänge zwischen der Vergrößerung der Rachenmandel und schweren Diphtheriefällen. Hierbei breitet sich die Diphtherie zu jener Region der hinteren Nasenöffnung aus, wo der Sitz der Tonsilla pharyngea sich befindet.

16.5.5. Das Blut

Skrophulöse Kinder bluten stärker als andere, jedoch ist das Blut auffallend dunkel (venös).

16.5.6. Die Gelenke

Eine häufige und bösartige Lokalerscheinung der Skrophulose sind Gelenkaffektionen, die zu Beginn in einer sehr mäßigen Erkrankung der das Gelenk umgebenden Teile mit Anschwellung und mäßigen Schmerzen besteht. Wiederholt es sich, so wird das Übel immer hartnäckiger und chronischer. Die Synovialmembran wird affiziert, und es kann zu derben Ablagerungen oder zur eitrigen Empyembildung in der Gelenkhöhle kommen. Es können sich weitere Zerstörungen daraus entwickeln, und das Gelenkende des Knochens kann mit beeinträchtigt werden.

Die Erscheinungen verlaufen an verschiedenen Gelenken unterschiedlich:

- An den Halswirbeln und am Knie neigen sie zur Verhärtung oder Auftreibung, selten kommt es dort zur ausgeprägten Eiterung.
- Am Fußgelenk finden sich oft isolierte Abszesse und Fistelgänge.
- Im Ellbogengelenk kommt es zur Abszedierung und Fistelbildung. Heilung erfolgt durch Ankylosebildung.
- Im Hüftgelenk und an den Lumbalwirbeln kommt es zu ausgeprägten eitrigen Zerstörungen.

Je nachdem, ob die Erkrankung vom knöchernen Anteil des Gelenkes ausgeht oder von der das Gelenk auskleidenden Synovialschleimhaut, erhalten wir zwei ganz unterschiedliche Krankheitsprozesse:

1. Arthrocace
2. Tumor albus; fungöse Entzündung.

Die skrophulöse Entzündung im Hüftgelenk; Coxitis scrophulosa; Coxarthrocace; Coxalgie; Morbus coxarum; Luxatio spontanea; Freiwilliges Hinken

Diese Erscheinung kommt meist in der zweiten Zahnungsperiode.

Akuter Verlauf

Vom Hüftkopf ausgehend ist sie in akuten Fällen vom heftigsten Schmerz an der Oberschenkelinnenseite bis ins Knie ausstrahlend begleitet, der sich bei Berührung oder Gebrauch des Gelenkes verstärkt. Der Schlaf ist gestört. Erschöpfendes Fieber taucht auf. Der Oberschenkel wird etwas nach innen gezogen. Das Gesäß ist angeschwollen. Die Gesäßfalte ist tiefer stehend. Das kranke Bein scheint länger oder auch kürzer zu sein.

Glücklicherweise ist die spontane Heilungsrate sehr groß.

Kommt es zur Eiterung so bilden sich oft auch Abszesse in der Nähe des Gelenkes, die mit dem Gelenk kommunizieren. Durch Schwinden des Hüftkopfes kommt es zum Missverhältnis zwischen Hüftpfanne und Hüftkopf, sodass dieser leicht aus der Pfanne rutscht.

Hektisches Fieber und Pyämie können zu einem tödlichen Ende führen.

Nur in seltenen Fällen vermindert sich die Eiterung, stoßen sich Knochenstücke ab, und schließen sich die Abszessöffnungen.

Chronischer Verlauf

Zu Beginn der Erkrankung bemerkt man nur ein unbedeutendes Schleppen oder Nachschleifen der kranken Extremität beim Gehen. Leichte Ermüdung, Schwäche und Steifheit des Beines, unsicherer Gang. Der vage, unbedeutend im Oberschenkel zu fühlende Schmerz gleicht dem rheumatischen. Er ist meist früh vorhanden und ist gegebenenfalls abends mit Fieber verbunden. Am Hüftgelenk selbst ist wenig Krankhaftes zu spüren, doch wird das Bein in die Höhe gehoben, wird das Bein angezogen und der Fuß nach innen gedreht. Diese Erscheinungen können Monate bis Jahre bestehen bleiben.

Wird das Leiden stärker, so stellt sich der charakteristische Knieschmerz ein. Dieser wird allerdings nicht schlimmer durch Berührung oder Bewegung. Beim Bücken allerdings bedienen sich die Kranken des gesunden Knies und lassen das kranke steif.

Es entsteht Hinken. Beim Sitzen ruht der Körper ebenfalls auf der gesunden Hüfte. Beim Gehen berührt die Fußspitze des kranken Beines den Boden. Das Becken bekommt einen Schiefstand wodurch das Bein länger oder kürzer erscheint.

Rückbildung und Heilung sind möglich. Sollte es nicht zur Heilung kommen, so zeigen sich zunehmend Eiterungen nach vorausgegangener Schwellung, Röte, Fluktuation, Senkungsabszesse bis ins Kniegelenk und tiefer. Schlussendlich verkleinert sich der Hüftkopf, es kommt zur echten Verlängerung des Beines und zur spontanen Luxation. Meist geschieht dies nach hinten und oben auf die äußere Fläche des Darmbeines, seltener in das Foramen obturatorius oder auf den horizontalen Ast des Schambeines.

In ganz seltenen Fällen kann der gesamte Hüftkopf durch eine große Fistelöffnung abgehen. Wird die Gelenkkapsel vom Eiter durchbrochen, so geschieht dies meist an der hinteren oder unteren Seite. Nicht selten tritt der Eiter aus der Gelenkhöhle mit dem Schleimbeutel des Muskulus iliopsoas in Verbindung und dringt von dort aus in die Beckenhöhle vor. Auch durch Perforation des Darmbeins von der Glutäalmuskulatur ausgehend, kann Eiter in die Beckenhöhle gelangen.

Die durch den Durchbruch der äußeren Haut gebildeten Fistelöffnungen sind meist von schwammigen, leicht blutenden, das Niveau der Haut überragenden

Granulationen umgeben. In der Nähe der Perforationsstelle befindliche Geschwüre in Haut und Unterhautzellgewebe sind nichts Seltenes.

Die skrophulöse Entzündung im Kniegelenk; Tumor albus genu; Gonarthrocace; Gonalgie; weiße Kniegeschwulst

Am Knie ist die Synovialmembran häufiger der Sitz der skrophulösen Erkrankung. Es ist ein sehr akuter und tödlich endender und ein langsamer, schleichender Verlauf möglich.

Die gewöhnlichen Symptome einer Entzündung: Röte, Hitze, Anschwellung, Steifigkeit, Funktionseinschränkung, Schmerzen stellen sich ein.

Zu Beginn ist das Knie gebeugt. Sollte sich Eiter bilden, so kann dieser Prozess sich oberhalb des Knies befinden, oder sich bis zu den Knöcheln herab senken (Senkungsabszess). Oft kommt er an irgendeiner Stelle (nur nicht vorne) des Unterschenkels zum Vorschein.

Durch Karies des Knochens kann eine Lageveränderung des Unterschenkels entstehen.

Heilung ist in jedem Stadium der Krankheit möglich. Es kann zur Versteifung des Gelenkes kommen mit falscher oder echter Ankylose, mit knöchernen oder bindegewebigen Adhäsionen.

Dem tödlichen Ende geht eine ödematöse Schwellung mit massiver jauchiger Absonderung voraus.

16.5.7. Die Knochen

Erscheinungen an den Knochen können vom Gelenk her übergreifen oder vom Periost ausgehen, wo sie dann in Eiterung übergehen, den Knochen entblößen und zur Nekrose führen. Unter dem Periost kommt es zu einem verknöchernden Exsudat.

Gehen die Erscheinungen vom Knochen selbst aus, kommt es zur Verdickung des Knochens und zur Knocheneiterung, bei der die Bildung neuer Knochensubstanz mit hypertrophischer Anschwellung häufig gleichzeitig abläuft und der Knochen ganz aufgetrieben wird. Es kann auch zu tuberkuloseähnlichen Veränderungen des Knochens kommen.

Knocheneiterungen können Kongestionsabszesse, Nieren-Erkrankungen, Fettsucht und den Tod zur Folgen haben.

Auch in Fällen der Heilung soll die Neigung zu Rückfällen nicht außer Acht gelassen werden.

Periostitis skrophulosa

Diese Erscheinung kann akut oder chronisch vorkommen. Die akute Form kann chronisch werden und umgekehrt. Selten werden spongiöse Knochen betroffen, meist sind es die kompakten (Tibia, Femur, Humerus).

In den meisten Fällen kommt es zur Eiterung oder Verjauchung. Dabei bildet sich zwischen Periost und Knochen Eiter, es enstehen Abszesse in der benachbarten Region, die sich mit den Eiterherden des Knochens vereinigen und so eine große Höhle bilden können. In der Regel ist das Periost über eine größere Strecke angehoben, der Knochen nekrotisiert und eitert.

Als Entzündungsprodukt kommen tuberkulöse Massen zum Vorschein.

Der anfänglich dumpfe, bei Berührung heftigere Schmerz, wird durch Witterungsverhältnisse und nachts schlimmer. Die Haut ist an den Stellen prall, bis Fluktuation und Aufbruch erfolgen. Schwammige Granulationen, die leicht bluten.

Wegen des häufigen Übergangs in Nekrose oder Karies ist die Prognose ungünstig. Ein hektischer Zustand kann den Tod herbeiführen, ehe es noch zur völligen Vereiterung oder nekrotischen Abstoßung kommt.

Osteomyelitis; Endostitis

Die Entzündung des Knochenmarkes in den Markkanälen der Röhrenknochen kommt häufig bei skrophulös Erkrankten vor. Eine Periostitis ist oft gleichzeitig vorhanden, ebenso eine Entzündung in den Knochenmaschen der kurzen Röhrenknochen. Sämtliche Maschenräume und die Markhöhle sind im Beginn mit dunkelrotem, blut- und zellenreichem, manchmal eitrig zerfließendem Mark gefüllt. In seinen späteren Stadien heißt der Prozess Osteoporose, Osteospongiose, Spina ventosa.

Eitrige Einschmelzung, Resorption von Knochensubstanz findet statt, sodass der Knochen wie aufgeblasen erscheint. Man könnte in gewissem Sinne von exzentrischer Hypertrophie sprechen, vor allem, da die gleichzeitige Periostitis lamellöse Wucherungen auflegt.

Die Gelenke pflegen frei zu bleiben. Dadurch und durch die knolligen Auftreibungen an Stellen an denen das Enchondrom vorkommt (Mittelhand- und

Mittelfußknochen), erinnert es auch daran. Im Falle eines Aufbrechens gibt es zahlreiche, aber kleine Fistelöffnungen.

Ostitis skrophulosa

Diese Erscheinung ist häufig bei skrophulös Erkrankten. Vor allem werden die spongiösen Knochen (die kurzen Hand- und Fußknochen, die Epiphysen der langen Knochen, die Wirbel) befallen.

Es treten zunächst ein odere mehrere Entzündungsherde auf. Die Knochenräume zeigen eine fettig-gallertige Flüssigkeit, die bald durch sehr zellreiche Granulationen ersetzt werden. Die Maschen des Knochengewebes werden größer, indem knöcherne Substanz durch die Wucherung der Granulationen zur Resorption gebracht wird (Osteoporose).

Der Knochen erscheint an den entzündeten Stellen voluminöser, obwohl seine Gesamtmasse weniger geworden ist. Häufig bemerkt man, wenn die Entzündung auch in der Tiefe des Knochens ist, dass die benachbarten Weichteile bereits Abszessbildungen erkennen lassen.

Die tuberköse Form ist sehr häufig. Es bilden sich mehrere Herde oder eine gleichförmige Infiltration der Knochenmasse mit einem halb durchscheinenden, grau-gelblichen, gallertigen Exsudat. Sind einzelne Herde vorhanden, so sind sie mit einer Art Balg umgeben, der das Exsudat einkapselt, bei den weiteren Veränderungen jedoch verschwindet.

Es tritt bald Erweichung ein, die Herde bekommen eine gelbliche Farbe, in einer dickflüssigen, bröckligen Masse finden sich bröcklige, käsige Teile und bei rascher Vergrößerung nicht selten kleine Knochenfragmente. Durch diesen Vorgang entstehen Höhlen im Knochen, die den Knochen morsch machen.

Heilung kann durch Resorption des flüssigen Inhalts entstehen unter gleichzeitiger Verkreidung und Verkalkung des Restes während sich in der Nähe Verdichtungen des Knochens bilden, wodurch manchmal eine Abkapselung zustande kommt. Häufiger ist aber der Durchbruch und die Entleerung des tuberkulösen Eiters mit Fortdauer des Prozesses als tuberkulöse Karies.

Die tuberkulöse Infiltration befällt entweder einen ganzen Knochen (z.B. Wirbel) oder einen Teil davon. In dem von grau-gelblichen Entzündungsprodukten durchsetzten Knochen treten gelbliche Streifen und Flecken auf, die sich rasch vergrößern, zusammenfließen und aus eitriger, mit bröckliger Masse untermischter Flüssigkeit bestehen, die bald eitrig-jauchig wird. Unter dieser Eiterung geht das Knochengewebe zugrunde und findet sich zuweilen in dem zum Vorschein kommenden jauchigen Fluidum. Geht der Prozess weiter, so kann er auch das Periost ergreifen und dessen Zerstörung, Verjauchung und Absterben bedingen.

Es gibt vier Möglichkeiten, wie eine skrophulöse Ostitis enden kann:

1. Zerteilung (äußerst selten)
2. Eiterung mit nachfolgender Heilung (selten)
3. Karies
4. Nekrose

Karies

Das Charakteristische der Knochenkaries besteht darin, dass sie spongiöse Knochen befällt und aus einer primären Knochenentzündung hervorgeht, die sich aus dem Inneren des Knochens in Richtung Oberfläche ausbreitet (Caries centralis), viel seltener vom Periost aus nach innen wandert (Caries peripherica).

Das Knochengeschwür par excellence kommt zustande, wenn die kariöse Entzündung eine umschriebene Stelle befällt, denn es können auch mehrere Stellen befallen werden. Der Knochen kann sowohl an einzelnen Teilen eitern (Caries partialis) als auch im Ganzen (Caries totalis).

Die Karies entwickelt sich dadurch, dass die Granulationen eine rötlich-braune Flüssigkeit absondern, die zusammen mit den zerfallenden Fettzellen und den nur spärlich vorhandenen Eiterkörperchen die Jauche bilden, mit der sich die Maschenräume des Knochens füllen. Dann kommt allmählich der Schwund der Knochenbalken zum Vorschein, wodurch der erkrankte Knochen weich und zusammendrückbar wird, bis er durch fortschreitende Zerstörung allmählich verschwindet.

Werden normale Knochenareale, die sich in der Nähe der Entzündung befinden, nicht mehr ernährt, so kommt es zur Bildung kleinerer und größerer Sequester, und es entsteht die Caries necrotica.

Das umgebende Bindegewebe hat Anteil an dem kariösen Prozess und wird von Eiterung ergriffen. Es bilden sich größere und kleinere Eiterherde, Fistelgänge, Durchbrüche nach außen zum Abfluss der kariösen Jauche.

Das Sekret ist meist dünnflüssig, von fadem, widerlichen Geruch ähnlich dem von faulendem Fleisch, mit Knochenpartikelchen, käsigen Krümeln und Flocken (sowie ebenfalls mit Knochenstückchen) vermischt. Um die Fistelgänge wuchern weiche, schwammige Granulationen, die den Eingang der Fistelgänge oft verlegen und bei jeder Berührung leicht bluten. Oft gelangt die Jauche daher auf Umwegen an die Oberfläche. Die silberne Sonde, die wegen der Schwefelverbindungen in der Jauche schwarz wird, fühlt die erkrankten Knochenareale als rau, uneben, wie wurmstichig und eindrückbar.

Das Allgemeinbefinden leidet erstaunlich wenig, wenn kleinere vom Stamm entfernte Knochen kariös befallen sind.

Beim Zustandekommen einer Heilung sistiert der Schwund der Knochenmasse, die Sekretion hört auf, die Granulationen werden seltener, faserreicher, von ihnen aus, genauso wie von den benachbarten Arealen, vor allem des verdickten Periostes, beginnt dann die Verknöcherung und Ausgleichung des Substanzverlustes.

Nekrose

Alle Ursachen und Hintergründe der Karies können auch Nekrose verursachen. Meist wird durch Untergrabung des Periostes oder der Markhaut ein Druck auf die Gefäße ausgeübt, nachdem massenhaft Exsudate frei wurden, sodass ein Stück Knochen isoliert wird und abstirbt.

Je nach Sitz und Umfang unterscheidet man

1. oberflächliche (Necrosis superficialis),
2. tiefe (Necrosis centralis),
3. teilweise (Necrosis partialis) und
4. vollständige (Necrosis totalis) Nekrose.

Im Gegensatz zum kariösen Prozess werden bei der Knochennekrose mehr die langen Röhrenknochen betroffen. Es sind vor allem die anatomischen Gegebenheiten veranwortlich dafür, in welcher Form die Skrophulose in Erscheinung tritt. Das gilt auch für die Nekrose selbst, die je nach Sitz unterschiedliche Charakteristika haben kann.

Oberflächliche Nekrose Hier befindet sich das isolierte Knochenstück, der Sequester, in der Nähe des Periostes und ist von keiner vollständigen Kapsel eingeschlossen, dadurch kann er leichter ausgestoßen werden. Der Ort an dem er sich befand, füllt sich dann mit Granulationen, die eine dem Knochen aufsitzende Narbe produzieren.

Zentrale Nekrose Hier findet sich das isolierte Knochenstück in der Tiefe, in einem von Granulationen ausgefüllten Raum der *Totenlade.* Von der Sequestralkapsel aus entstehen Öffnungen, die ebenfalls mit Granulationen versehen sind und nach außen münden (Kloaken). Die Öffnungen am Knochen sind oval, von verschiedener Größe, außen von einem Granulationswall umgeben. Aus ihnen kommt, solange der Seqester seinen Sitz in der Kapsel hat, Eiter zum Vorschein. Wenn sie zugehen, brechen sie doch meist wieder auf.
Wird der Sequester entfernt, so füllt sich die Höhle mit Granulationen, es bildet sich eine kompakte Knochenmasse, vorausgesetzt, dass der Allgemeinzustand nicht zu sehr heruntergekommen ist. Die Fistelgänge verschließen sich unter narbiger Einziehung.

Necrosis partialis Es kommt ebenfalls zur Entstehung einer Totenlade, die durch Lücken unterbrochen ist und von langen Fistelgängen durchzogen wird.

Necrosis totalis Bisweilen kommt es zum Absterben ganzer Knochen (vor allem an der Hand und am Fuß) als Folge intensiver Ostitis und Periostitis. Der aus dem ganzen Knochen bestehende Sequester zeigt daher noch Spuren der Entzündung, ist manchmal sogar kariös oder osteoporös und lagert in einer weiten mit Eiter und Jauche gefüllten Höhle.
Ist ein Aufbrechen der Schwellung erfolgt, oder ist sie geöffnet worden, so gelangt man durch die Öffnung auf den abgestorbenen Knochen. Der fühlt sich bei Berührung meist hart, glatt und fest an.

Spondylarthrocace; skrophulöse Wirbelentzündung; M. Pott; Kyphosis paralytica

Die Spondylarthrocace kann spontan entstehen, häufig erscheint sie aber nach Verletzungen, Stoß oder Fall. Es entzünden sich ein oder mehrere Wirbelkörper, was zu einer ulzerösen Zerstörung (als zentrale Karies) führt. In der Regel erscheint die Erkrankung als infiltrierende Tuberkulose. Wenn sich durch Verschmelzung der Tuberkelmassen Kavernen gebildet haben, so kann der Wirbel oft dem Druck nicht mehr Stand halten und sinkt ein. Es entsteht eine Knickung des Wirbelkörpers nach außen (Pottscher Buckel), die aber bisweilen mit einer Seitwärtskrümmung verbunden ist (Kyphosis skoliotica). Die dadurch zu erwartenden Erscheinungen des Rückenmarkes sind erstaunlicherweise oft unbedeutend.

Eine weitere Folgeerscheinung sind die so genannten Senkungsabszesse, die meist an der vorderen Fläche der Wirbelsäule verlaufen, um in der Schenkelbeuge oder dem kleinen Becken zum Vorschein zu kommen. Selten erfolgt ein Durchbruch in den Wirbelkanal. Die Beschaffenheit des Eiters ist dünnflüssig, jauchig, mit zerfallenen Tuberkelmassen und Knochenfragmenten. Er riecht übel und färbt die Sonde.

Fixe oder wandernde Schmerzen sind das erste Symptom. Es folgen Appetitlosigkeit, Fieberanfälle, Schlaflosigkeit, Abnahme der geistigen Fähigkeiten. Später folgt nach und nach die Knickung.

Je nach Sitz spricht man von

- Spondylarthrocace thoracica
- Spondylarthrocace cervicalis (Angina hippocratica)
- Spondylarthrocace lumbalis
- Spondylarthrocace sacralis

16.6. Verwandte Erkrankungen

16.6.1. Die Tuberkulose

Man vermutete, dass die Ausbildung der Tuberkulose sozusagen die Erhöhung der Skrophulose ist. Nach heutigem Verständnis ist die Tuberkulinie die aktive Seite der Skrophulose.

Die Veränderung in Richtung Tuberkulose ist bei hochgradiger Skrophulose eine fast zwingende Notwendigkeit. Diese Veränderung kann allgemeiner Natur sein, oft sind aber die Mesenterialdrüsen, das Gehirn und dessen Häute betroffen, auch die Lungen und die Bronchialdrüsen.

Es gibt Tuberkulose-Erkrankungen, die auf dem Boden der Skrophulose entstehen, es gibt aber genauso auch Tuberkuloseerkrankungen ohne skrophulotische Beteiligung.

Beider Krankheitsanlagen (Miasmen) sind erblich übertragbar.

Ein früherer Fakt ist aber, dass in vielen geschwollenen Halslymphknoten skrophulotisch erkrankter Kinder (deren Durchseuchung bis zu 96% reichte) Tuberkuloseerreger gefunden werden konnten, obwohl eine floride Tuberkulose ausblieb.

Ausgesuchte Kost und Hygiene verhindern oft, dass eine Überschwemmung des Organismus mit Tuberkulose-Erregern stattfindet, man weiß aber auch, dass viele Kinder, bei denen diese Voraussetzungen nicht gegeben waren, an rasch verlaufenden Hirnhautentzündungen verstarben oder in späteren Jahren eine Lungenschwindsucht ausbildeten.

16.6.2. Die Syphilis

Manche Autoren glaubten, dass die Skrophulose eine Folgeerscheinung der hereditären Syphilis sei. Heute wissen wir, dass vor allem die tertiäre Phase der Syphilis eine enge Koppelung an die Skrophulose aufweist.

Die Ähnlichkeit wurde in den vielgestaltigen Hauterscheinungen gesehen, die beide Erkrankungen produzieren. Bei der Syphilis werden aber vielmehr Bereiche des Geschmackssinnes (Zunge; Mundschleimhaut) befallen, bei der Skrophulose eher Ohr und Auge. Außer der syphilitischen Iritis finden sich wenige Manifestationen der Syphilis am Auge.

Eine weitere Ähnlichkeit zwischen Syphilis und Skrophulose wurde im Befall des Drüsensystems gesehen.

So gab es Therapeuten, die die Stadieneinteilung der Syphilis auf die Skrophulose übertrugen:

1. Stadium = Hauterscheinungen
2. Stadium = Befall des Lymphsystems
3. Stadium = Tuberkulose; Gangrän und Karies

Hufeland unterschied die Skrophulose in

1. Skrophulosa occulta
2. Skrophulosa manifesta

Für die Skrophulosa occulta wurde auch gemäß der Syphilis der Begriff der »larvierten Skrophulose« verwendet.

Ein wesentlicher Unterschied besteht jedoch zwischen Skrophulose und Syphilis:

- Es wurde kein spezifischer Erreger für die Skrophulose gefunden.

Daher ist die Skrophulose auch nicht direkt übertragbar.

Es zeigte sich aber, dass durch die Entnahme von Lymphe aus den Pocken-Pusteln geimpfter, skrophulöser Kinder die Skrophulose übertragen werden konnte, indem man andere Kinder mit dieser Lymphe impfte.

Es gelang jedoch nicht die Skrophulose zu übertragen, indem man skrophulöse Kinder mit gesunden in ein Bett legte.

Auffällig ist jedoch, dass viele Mittel, die bei der Syphilis hilfreich sind, auch die Skrophulose behandeln können.

16.6.3. Die Sykose

Auch die Sykose besitzt eine Beziehung zum Lymphsystem. Bei der Sykose finden wir oft einen Überschuss an weißen Blutkörperchen, was auch für die Skrophulose charakteristisch ist.

Im Unterschied zur Skrophulose kann die Sykose Drüsenanschwellungen an Stellen produzieren, an denen anatomisch keine Drüsen sein dürften, das heißt es kommt zur echten Tumorbildung im Sinne einer Neoplasie (Neubildung). Bei der Skrophulose bezieht sich die Tumorbildung immer nur auf bereits vorhandene anatomische Strukturen.

Auch im Knochensystem kann es zu Verwechslungen kommen. Die chronische Form der Sykose kann den Knochen angreifen, aber meistens die Knochen der Nase, der Mundhöhle, des Gaumens, des Ober- und Unterkiefers, des Brustbeins, des Heiligenbeins, die Rippen und die Dornfortsätze der Wirbel.

Der sykotischen Ozaena fehlt der charakteristische Geruch.

Die Knochen werden in der Sykose nie direkt angegriffen, sondern immer nur vom Periost ausgehend, und es entsteht dann niemals eine kariöse Form. Es kann zur Nekrose mit Sequesterbildung und Sklerose kommen, und während der Substanzverlust bei Tuberkulose, Syphilis und Skrophulose normalerweise nicht ersetzt werden kann, bildet sich nach dem Ablauf einer sykotischen Nekrose immer eine neue, dichte Knochenmasse, die den gesetzten Verlust wieder ausgleicht.

16.6.4. Rachitis

Der Umstand, dass die auslösenden Ereignisse bei Skrophulose und Rachitis dieselben sind, weist auf den Umstand hin, dass die beiden Krankheiten in Beziehung zueinander stehen.

Bei der Rachitis werden die mit der Nahrung zugeführten Kalksalze nicht vom Körper aufgenommen. Der Knochen weicht dadurch auf, aber nicht in seinem ganzen Durchmesser, sondern nur an der Oberfläche.

Die Knochen verändern sich in dreifacher Weise:

1. Knorpelzellen lagern sich in der Peripherie an
2. Diese Zellen verknöchern
3. Die Schichten, die in der Nähe des Knochenmarkes liegen, werden resorbiert, wodurch sich die Markhöhle erweitert und der Knochen allmählich aushöhlt

Schädel, Brustkorb (Rippen), Becken und Knochen der Extremitäten sind am stärksten vom rachitischen Prozess betroffen.

Auch die rachitische Anlage ist erblich, oft zeigen die Eltern die charakteristischen Schädelformen mit prominenten Stirn- und Scheitelbeinhöckern.

Die Rachitis vornehmer Kinder wurde früher oft auf eine syphilitische Belastung des Vaters zurückgeführt.

Beide Erscheinungen, Rachitis und Skrophulose zeigen sich oft in der Rekonvaleszenz nach schweren Erkrankungen.

Auch die Mittel, die bei beiden Erkrankungen helfen, sind ähnlich, z.B. `sil.`, `calc.`, `ph-ac.`, `phos.` usw.

17. Materia medica der skrophulös wirksamen Mittel

17.1. Apis; Honigbiene

Dr. Genzke in Bützow fand, dass nach anhaltendem Gebrauch und großen Gaben von Apis eine Trübung des Sehvermögens eintrat. An der Konjunktiva und Membrana nictiticans zeigten sich deutlich Gefäßinjektionen, wobei die Kornea ein umflortes Aussehen bekam und die Augenlider morgens durch abgesonderten Schleim verklebt waren. Dies sind Tatsachen. Im Übrigen gibt es wohl kaum ein Arzneimittel bei dessen Anwendung mehr Selbsttäuschung möglich ist, als mit Apis.

Dr. Genzke fand, dass Apis befriedigende Resultalte bei rheumatisch-katarrhalischer und skrophulöser Augenentzündung zeigte. Bei Jugendlichen und in akuten Fällen half Apis hervorragend, bei älteren Leuten war die Wirkung gleich Null, hier half Euphrasia eher.

Dr. Battmann in Großenhain hat bei Entzündungen der Konkunktiva palpebrarum, der Sklerotika und Kornea, mit Bläschen oder Geschwürchen und infiltrierten Adernetzen, mit starker Lichtscheu, Tränen, drückendem, beißendem Schmerz mehrmals eine sehr auffallende Wirkung von Apis gesehen.

Dr. Pousson hat mit Apis schöne Resultate gegen Kropf erzielt, vor allem bei Personen, die dem Kindesalter längst entwachsen waren, und die ansonsten keine weitere skrophulöse Erscheinung bemerkt hatten.

17.2. Arsenicum album; weißer Arsenik

Arsenicum wirkt nicht direkt, nicht spezifisch auf das krankhafte Produkt, zum Beispiel Parasiten tötend, sondern auf das gesunde Gewebe, dessen vitale Energie es steigert und es fähig erhält des pathologischen Elementes Widerstand zu leisten. Indem Arsenicum die Gesundheit im Ganzen wieder herstellt, wird es eines der sichersten Elemente um Neubildungen vorzubeugen.

Dies geschieht bei den die skrophulöse Kachexie verschlimmernden Skrophuliden und den oberflächlichen und tiefen Eiterungen, bei Lungenkatarrhen, die mit starker, übel riechender Sekretion, mit Fieber, Abmagerung und Marasmus verbunden sind; beim Parasitismus im Laufe schleppender Rekonvaleszens, endlich beim Tuberkel. Illusorisch sind seine Leistungen noch beim Krebs.

Bei Arsenicum trifft man durchgreifend eine der Paralyse ähnliche Hemmung der organischen Tätigkeiten. Andererseits Neigung zu profusen, chemisch veränderten Sekretionen.

Es ist durchweg der Eiterungsprozess, und insbesondere der zur Atonie und Gangrän neigende Eiterungsprozess, der der Heilkraft des Arsenicums unterworfen ist.

Gegen fressende Flechten und herpetische Geschwüre ist Arsenicum vielfach empfohlen.

- Nasenlöcher, Mundwinkel und After roh und wund.
- Geschwüre am Nasenflügel.
- Lästiges Brennen.
- Gefühl von Taubheit auf der Zunge.
- Unauslöschlicher Durst.
- Heftiges Brennen am After.
- Schnupfenausfluss scharf, ätzend auf der Oberlippe.
- Arges Brennen unter der Haut; im Bett.
- Chronische Ausschläge, Kopfgrind, die durch Arsenicum geheilt wurden, zeigten vorherrschend Ausschläge und Bläschen, die eitrige Flüssigkeit enthalten. Kleine pustulöse, krätzeartige Erhabenheiten platzen, und korrodierende Flüssigkeit bildet fressende Geschwüre. Fressblasen an den Fußsohlen und empfindliches Brennen auf der ganzen Geschwürsfläche.
- Geschwüre, dicke grünliche, übel riechende Jauche absondernd, heftig juckend, brennend, nachts schlimmer.
- Augenaffektionen mit brennenden Schmerzen und Wundheit der inneren Lidfläche. Trübsichtigkeit. Besser durch äußere Wärme. Flecken und Geschwüre auf der Kornea. Scharfe, heiße Tränen.

- Skrophulöse Kinder mit lebensgefährlichen chronischen Durchfallerkrankungen (`carb-v.`)

- Intermittierendes Fieber, heißer Kopf und heiße Hände und ein deutliches Zurücktreten des Nutritionsprozesses (`calc-ac.` folgt).

- `Ars.` mit `graph.` im Wechsel (mit Pausen 1/2 Jahr fortgesetzt) wird gegen bösartige Kopfflechte auf skrophulösem Boden gerühmt (auch mit Plica polonica gleichzeitig).

17.3. Aurum metallicum; Gold

Aurum hat viele Ähnlichkeiten mit Arsenicum, zum Beispiel die nächtlichen Atembeschwerden, das heftige Herzklopfen. Da Aurum aber stärker auf das Drüsensystem einwirkt, ist es ein brauchbareres Mittel bei der Behandlung der Skrophulose. Bei torpider Skrophulose (Parasitose) wurde es mit größerem Erfolge gegeben, als bei erethischer (Tuberkulinie). Speziell das Aurum muriaticum natronatum hilft bei skrophulösen Drüsengeschwüren mit zerrissenen, buchtigen Rändern und käsig- speckiger Absonderung. Skrophulöse Geschwüre der Konjunktiva und Kornea. Knotige, szirrhöse Drüsen.

Nächtliche Knochenschmerzen, vor allem des Nasenbeines, fauliger Geruch aus der Nase, Knocheneiterung werden von Aurum auch geheilt, aber meist dann, wenn ein syphilitischer Hintergrund zu finden ist, oder sich die Beschwerden auf Quecksilbermissbrauch zurückführen lassen.

Schwellung und Eiterung der Leistenlymphknoten. Verhärtung und Schwellung der Hoden.

Neben der Ähnlichkeit zu den Wirkungen von Arsenicum sind die Ähnlichkeiten zu den Wirkungen von Silicea sehr ausgeprägt.

Niedergeschlagenheit. Melancholisches Temperament. Abnahme des Gedächtnisses. Heißhunger. Gleichzeitige Affektion des Zahnfleisches.

Bohrende und brennende Schmerzen in den Knochen mit Rötung und Schwellung.

Nässende, sich ausbreitende Flechte. Schwellung der Achseldrüse.

17.4. Barium muriaticum; salzsaure Schwererde

Der salzsaure Baryt war durch HUFELANDS Empfehlung eine Zeit lang als ausgezeichnetes Antiskrophulosum im Gebrauch, der ihn bei entzündlichen Zuständen der Drüsen angewandt wissen wollte. Heute ist sein Gebrauch weniger häufig, aber Baryt ist fast ebenso unentbehrlich wie `iod.` und an seiner Stelle ebenso wirksam.

Seine Indikationen in Bezug auf die Anwendung bei Drüsenleiden lassen sich allerdings nicht so bestimmt hinstellen. Die physiologischen Wirkungen, die sich auf das Drüsensystem beziehen, beobachtet man besonders an den Tonsillen und an den Achseldrüsen.

Als therapeutische Wirkung nahm man wahr, dass bei seinem Gebrauche skrophulöse und andere Drüsenschwellungen nachließen, entzündete Drüsen schmerzhafter wurden.

Von den einzelnen Präparaten scheint `bar-m.` energischer zu wirken, als `bar-ac.` und dies wieder schwächer als `bar-c.`

Während Gold in der torpiden Skrophelform (Parasitose) passt, ist Schwererde in allen Formen von Skrophulosis florida (Drüsenverhärtungen und Geschwulsten = Sykose III.) indiziert, auch bei der Anschwellung der Schilddrüse (Kropf), Verhärtung der weiblichen Brust, bei Tumor albus, bei Neigung zu Anginen. Unter den charakteristischen Arzneiwirkungen hat `bar-m.` selbst Hodengeschwulst mit `aur.` gemein.

Die heilkräftigen Wirkungen von `bar-m.` bestätigen sich nur in den Skrophelkrankheiten, skrophulösen Augenentzündungen, skrophulösen Hautausschlägen und den hieraus entstehenden Diarrhoen, sowie auch den Blennorrhöen der Lungen.

Unter den Krankheiten der Atemwege, vor allem des Larynx (Krupp; Pseudokrupp) fällt auf, dass oft ein ausgeprägter Skrophelhabitus die Grundlage bietet. Daher ist auch die spezifische Hilfe durcht typische Skrophelmittel zu erklären: `hep., calc., spong., iod., brom.`

Oft zeigt sich diese Beziehung auch, wenn nach freiwilligem oder unfreiwilligem Verschwinden eines skrophulösen Hautausschlags hartnäckiger Husten (Bronchitis), selbst Lungenentzündungen mit reichhaltiger Absonderung, erfolgen.

17.5. Bromium; Brom

Bei der fortgesetzten Anwendung von Brom sah man Vergrößerungen drüsiger Organe und Anschwellungen der Lymphknoten schwinden. Hauptsächlich aber hat man aus seiner Ähnlichkeite mit Jod auf ähnliche physiologische Wirkungen und einen ähnlichen therapeutischen Nutzen geschlossen. Vor allem `kali-br.` wurde oft mit Erfolg zur Behandlung der Skrophulose und chronischer Drüsenleiden verwendet.

Die renommierten Wässer von Kreuznach (Elisabethquelle) verdanken ihre antiskrophulöse Wirkung neben dem Jod- auch dem Bromgehalt.

Brom wurde gegen harnäckige Skrophulose-Erkrankungen und Drüseneiterungen wärmstens empfohlen.

Es hat unter den charakteristischen Arzneiwirkungen vermehrte Tränensekretion, Brennen im Munde und im Schlunde, Husten und Erstickungsanfälle, beengte Atmung und Schnappen nach Luft. Stiche in den Lungen beim Atmen, Drüsenaffektionen. Die Wirkungen auf die Atmungsorgane, Schilddrüse und Hoden sind besonders auffallend.

Man hat bei der Diphtherie von Bromdämpfen noch Hilfe erhalten, wo Jod im Stich ließ. Überhaupt zerfallen die mit Brom in der Skrophulose erzielten Heilungen hauptsächlich in solche, die sich auf Drüsenleiden oder auf Croup (Krupp) beziehen.

Es zeigt sich in den niedrigen Verdünnungen am wirksamsten.

17.6. Calcium carbonicum

Wasser, das viele Kalksalze enthält, kann skrophulöse Veränderungen herbeiführen. Calcium carbonicum ist darum eines der wichtigsten Mittel zur Behandlung der Skrophulose.

Es tut Wunder in der skrophulösen Augenentzündung, es beseitigt (neben Schwefel) skrophulöse Dickbäuche, es heilt (neben Phosphor) chronisch-skrophulöse Durchfälle usw.

Allgemein ausgedrückt wirkt `calc.` zunächst auf das Gangliensystem und die von ihm versorgten Organe, vor allem aber Haut und Darmschleimhaut.[1] Von

[1] In den wirbellosen, gangliösen Tieren herrscht der kohlensaure Kalk, in den Wirbeltieren der phosphorsaure Kalk. Die Knochenerde ist genetisch der Gegensatz des Nervenmarks. Ein rasches Verschwenden der Nervenkraft begründet daher unmittelbar eine ebenso ra-

den Geweben, auf die `calc.` eine besondere Wirkung hat, sind hervorzuheben: das Drüsensystem, das Knochengewebe, die Schleimhäute.

`Calc.` soll sehr eng mit dem Blutleben des Menschen verbunden sein, weshalb es auch die Individuen besonders angreifen soll, die Schwierigkeiten mit dem Auf- und Rückbildungsprozess des Blutlebens haben: die Kinder, das weibliche Geschlecht, die lymphatisch-leukämische Konstitution. Es wirkt ferner auf den Zahnungsprozess, die Skrophulose, die Rachitis, die Chlorose, die Arthritis und die Lithiasis.

In der Therapie spielen die Kalkpräparate (`calc.`, `calc-ac.`, `calc-caust.`, `calc-p.`, `calc-m.`, `calc-s.`, und `hep.`)eine große Rolle als Drüsenmittel, Antidyscratica, Antiscrophulotica und Antilymphatica.

Man schreibt den Kalk-Salzen eine spezifische innere Umwandlung der Regeneration, einen spezifischen Einfluss auf das Nervensystem des gesamten lymphatischen und Drüsensystems zu.

Mit Rücksicht auf die charakteristischen Arzneiwirkungen der `calc.` als: Drüsenanschwellungen, skrophulöse Augenentzündung (Trübung der Hornhaut), Eiterausfluss aus dem Ohr, Ausfluss einer übel riechenden Flüssigkeit aus der Nase, Auftreibung des Leibes, Stuhlverstopfung, (aber auch Weichleibigkeit) ist das Mittel in den verschiedenen Manifestationen der Skropheldyskrasie versucht und bewährt gefunden worden:

- Bei der Milchborke, Crusta lactea, Kupferausschlag, Flechtenausschlag im `Gesicht`, Pemphigus und Nagelgeschwüren, besonders wenn Säurebildung im Magen vorhanden ist.
- Bei skrophulöser Entartung der Gekrösedrüsen, der Schilddrüse (Kropf), der Halsdrüsen.
- Beim chronischen Kopfschmerz skrophulöser Individuen.
- Bei der skrophulösen Augenentzündung.
- Bei der Otorrhoea purulenta scrophulosa.
- Bei der Ozaena scrophulosa mit Geruchsmangel, sowie bei der Polypenbildung.

---

sche Erzeugung von Erden, wobei der Kohlensaure Kalk wieder dem Gangliensystem, der phosphorsaure dem Zerebro-Spinal-System entspricht.

- Bei der Dyspepsie, verbunden mit Sodbrennen und Aufstoßen mit dem Geschmack des Genossenen.
- Bei habituellen Durchfällen. Sauer riechender Durchfall der Kinder. Askariden.
- Bei beginnender Rachitis (schwerem Laufen der Kinder); bei schwerem Zahnen der Kinder; zu langsam sich schließenden Fontanellen.

`Caust.` und `lyc.` haben viel Ähnlichkeit mit `calc.`

`Caust.` passt auch bei skrophuloseähnlichen Drüsenschwellungen, bei fetten Ausschlägen, nässenden Flechten, skrophulösem Ohrenfluss, bei (der nervösen) Dyspepsie, bei Panaritien, bei skrophulösen Augenentzündungen mit chronischem Charakter und Hornhautflecken. Allein, eine Verwechslung ist dann nicht möglich, wenn man bedenkt, dass `caust.` viel mehr der rheumatischen, als der skrophulösen Dyskrasie entspricht. (wie `rhus-t.`).

An der Spitze der Causticum-Symptome stehen: Gichtisches und rheumatisches Reißen in den Gliedern, Krummziehen der Glieder mit Lähmung derselben. Lähmung nach Schlagfluss. Verrenkschmerz im Hüftgelenk usw.

Schwerer ist die Grenze zwischen `calc.` und `lyc.` zu ziehen, da beide in der Wirkung sich harmonisch ergänzen, nicht sich opponieren. `Lyc.` steht dem Schwefel nahe, allein schon aus dem Umstand, dass `calc.` bei unterdrückten Hämorrhoiden und den üblen Folgen derselben treffliche Dienste leistet, also Antihaemorrhoidale ist, geht hervor, wie verwandt ihrerseits `calc.` und `sulph.` sind. Die Leiden, welche `lyc.` heilt, kann man in Ermangelung anderer Anhaltspunkte sagen, sind noch häufiger mit Leberstörungen verbunden, als dies bei `calc.` der Fall ist. Daher die gelbliche (grünliche) Farbe der ausgeschiedenen Sekrete (gelblicher Teint, gelbliche Zunge, gelblicher Auswurf usw.)

`Lyc.` passt (vielleicht aus diesem Grunde) häufiger bei Krankheiten der Erwachsenen. `Lyc.` nähert sich `sil.`, `graph.` und `ars.` mehr als `calc.`

`Calc.` passt in vielen Fällen vor `lyc.` gewissermaßen im ersten Stadium, wo auf die Exaltation noch nicht ein entgegengesetzter Zustand gefolgt ist. Im Zusammenhang damit hat `lyc.` mehr noch als `calc.` »Verstopfung« im weiteren Sinne des Wortes.

Wenn `lyc.` ausnahmsweise Diarrhöen heilt (`sulph.` tut dies ausnahmsweise auch), so sind es sozusagen sekundäre gewesen, Folgeerscheinungen vorausgegangener Hartleibigkeit.

`Calc.` ist aber in unzähligen Fällen von Durchfällen zahnender, skrophulöser Kinder, die wohl auch Reflexerscheinungen sein können, aber nicht den Ausdruck sekundär verdienen, spezifisches Heilmittel.

Mit einem Wort, `calc.` ist ein souveräneres Skrophulosemittel, als `lyc.` Es ist (neben `sil.` und `phos.`) ein Antiskrophulosum par excellence.

17.7. Calcium phosporicum; phosphorsaurer Kalk

Auch den phosporsauren Kalk dürfen wir nicht unerwähnt lassen. Die Rolle, welcher er in den skrophulösen Produkten spielt, ist eine evidente. Man weiß, dass neben dem kohlensauren Kalk und salzsaurem Natron, Calcium phosphoricum vorwiegt in der Lymphe und dem serösen Teil des Blutes Skrophulöser; man weiß ferner, dass die Milch skrophulöser (tuberkulöser) Kühe 7mal mehr phosphorsauren Kalk enthält als andere Milch. Dieser Überschuss an salinischen Salzen ist kein zufälliger und dürfte so gut für die homöopathische Therapie auszubeuten sein, wie die Tatsache, dass Merkurmissbrauch das ganze getreue Abbild der Skrophulose reflektiert. Bis jetzt ist unseres Wissens `calc-p.` nur von französichen Autoren gebührend gegen chronische Anschwellung der Mandeln empfohlen worden, allerdings meist auf skrophulöser Grundlage.

Hehne aus Beckum rühmt `calc-p. 12` (alle 14 Tage drei bis vier Tage angewandt) bei Tumor albus.

17.8. Calcium aceticum

Hauptmittel bei Kinderdurchfällen. Neigung zur Weichleibigkeit und Durchfall. Durchfall mit Mastdarmvorfall. Durchfälle skrophulöser Kinder während des Zahnens. Durchfälle der Kinder, die unter Erweichung des Magens und Darmes beschrieben werden (Gastromalacie). Der Durchfall stellt sich ohne bemerkbare Ursache ein. Die nach der Heftigkeit der Krankheit schnell folgenden kopiösen Stuhlgänge bestehen aus wässrigen, schleimigen, bald grünlichen, flockigen Ausleerungen, deren aashafter oder charakteristisch saurer Geruch, welchen nun auch die Blähungen haben, sich bald der Leib- und Bettwäsche mitteilt und so beständig die Atmosphäre verpestet; dabei gelindes Fieber, Brennen der Hände und Fußsohlen, fortwährend heftiger Durst, Appetitverlust, schnelle Abmagerung des ganzen Körpers und besonders des Gesichts, das ein altes Aussehen bekommt, beständige Unruhe, Umherwerfen, Wimmern und Schreien, blasse, trockene Haut, empfindlicher, elastisch aufgetriebener Unterbauch, mitunter Brechen, seltener blasser Urin oder leiser Schlaf mit halb-offenen Augen.

17.9. Calendula officinalis; Ringelblume

Sie verspricht ein brauchbares Mittel von Drüsenkrankheiten zu werden, einige Winke gibt schon die, wenn auch aphoristische, physiologische Prüfung. Empirisch wurde sie gegen die Skropheln, gegen Bubonen und gegen Verhärtungen und Krebs der Brustdrüse angewandt. Bei fortgeschrittenen Scirrhositäten, Brust- und Gebärmutterkrebs, sowie beim Hautkrebs.

17.10. Carbo animalis; Tierkohle

Dr. Weise nimmt eine bedeutende Menge Rind- oder Kalbfleisch, vom Fett gereinigt, setzt $\frac{1}{8}$des Gewichtes Knochen hinzu und brennt das Ganze in einer gewöhnlichen Kaffeetrommel zu Kohle. Nach dem Erkalten wird die Kohle pulverisiert und 3 Lot davon mit 2 Quentchen Zucker vermischt, und von dieser Mischung morgens und abends so viel, als das Volumen einer Erbse beträgt, trocken in den Mund genommen und mit etwas Wasser verschluckt, gegen veraltete, hartnäckige Drüsenbeschwerden.

Gesunde, welche dieses Mittel nehmen, sollen schmerzhafte Knoten in den Drüsen, Verhärtungen und Anschwellungen der Ohrendrüsen, auch Kupferausschlag im Gesicht bekommen, was sich jedoch alles allmählich wieder verliert.

Nach Dr. Reil schreibt man der Tierkohle eine schnellere und energischere Wirkung zu als der Pflanzenkohle.

Die Tierkohle verdient schon wegen ihrer besonderen Beziehung zum Drüsensystem und der Haut, mit mehr Recht als Pflanzenkohle, den Namen eines Heilmittels für die Skrophulose. Namentlich würde der Übergang der Skrophulose in Szirrhose die Anwendung der Tierkohle erheischen, ebenso der Übergang gutartiger Eiterung in schlechte Verjauchung und das Vorhandensein harter, schmerzhafter Drüsengeschwülste.

`Carb-v.` greift unzweifelhaft da heilend ein, wo pathologische Zustände mit überwiegender Venosität zusammenfallen. Insofern nun viele Skrophelkranke eine solche Überlegenheit des venösen Blut-Systems an den Tag legen, namentlich die torpide Skrophulose auf venöser Hyperämie beruht, wird auch die Pflanzenkohle auszubeuten sein, zumal, wenn Brennschmerz die skrophulösen Beschwerden begleitet.

Endlich vergesse man nicht die hohe Bedeutung des Graphites in der Therapie skrophulöser Vorgänge und, dass Graphit, wenn auch der anorganischen Welt entnommen, den heilenden Kohlenarten (`carb-an.` und `carb-v.`) sehr nahe kommt.

17.11. Carbo mineralis; Graphit; Reißblei

Graphit scheint eine direkte Verbesserung des Blutes herbeiführen zu können. Diese skabiösen, impetiginösen und trockenen Exantheme der Haut werden von Graphit geheilt. Gerade das mangelhaft oxydierte Blut, wie es skrophulösen Individuen zueigen ist, gewinnt unter dem Gebrauch von Graphit, das sogar gegen ausgeprägte Hydropsien (Hydrozele) mit Vorteil benutzt worden ist.

Es ist kein Widerspruch, dass Graphit ein Frauenmittel ist und zugleich antiskrophulös wirkt. Von letzteren Affektionen sind vorzüglich zwei, die in sein Heilgebiet fallen:

- die mit Lichtscheu und Neigung zu Gerstenkörnern verbundene Ophthalmie[2] mit gleichzeitigen rissigen Ausschlägen um Mund und Nase, und die
- Kopfflechte auf dem behaarten Teil des Kopfes, oder die fressende Flechte an verschiedenen Körperstellen jugendlicher Skrophulöser.

Ein der Flechte verwandtes Leiden, gewissermaßen deren intensiver Ausdruck sind die chronischen Fußgeschwüre der Frauen mit Brennschmerz. Skropheln mit herpetischer Konstitution gepaart sind das geeignete Feld, Graphit-Heilungen zu erzielen.

Trockenheit der leidenden Teile (daher Brennschmerz, der sich zum Beispiel bei der Ophthalmie durch scharfe Tränen äußert) ist nie ein fehlendes Symptom, wo Graphit half. Auch die für Graphit höchst charakteristische, oft äußerst hartnäckige Hartleibigkeit gehört hierher. Es nähert sich Graphit dem Arsen, mit dem es viel mehr Verknüpfungspunkte hat – sogar bis auf den mit Brechen und Durst verbundenen Magenkrampf heftigster Art – als mit Eisen, was auf den ersten Blick wunder nehmen könnte.[3]

[2] Besonders bei chlorotischen, anämischen Personen, bei gleichzeitigem Jucken der Lidränder und Gefühl von Schwere der Lider.

[3] Man vergleiche auch die Heilungen von Atrophia infantum, wie solche durch Arsenik und durch pflanzliche Kohle erreicht wurden.

Mit dem pflanzlichen Kohlenstoff (`carb-v.`) hat der mineralische (Graphit) das blähungswidrige gemein. Er heilt, wenn auch nicht so oft, die lästigen Auftreibungen des Magens durch Gase, wie solche sich, namentlich bei Frauen mit sitzender Lebensweise einfinden. Die Luftanhäufungen führen zu förmlichen Strikturen, und in Folge dessen auch zu Magenkrampf mit periodischem Charakter (zum Beispiel früh um $11^{\circ\circ}$ und nachmittag um $16^{\circ\circ}$ Uhr).

Wir sehen schon hieraus, dass auch Lycopdium dem Graphit nicht allzufern steht, abgesehen davon, dass Lyopdium in Bezug auf die Äußerungen der herpetischen Konstitution Graphit vielleicht noch übertrifft.

Um diesen vorhandenen Zusammenhang zu begreifen, muss man auf die Genesis der Flechte zurückgehen, welche in so vielen Fällen unterdrückter Hauttätigkeit (einer Hypercarbonisation des Blutes) ihre Entstehung verdankt.

Mit Silicea teilt Graphit seine Beziehung zur Nutrition und Plastizität des Hautorgans, dagegen dürfte es niemals, wie Kieselerde, Abszesse zeitigen.

Wir werden hierbei aber an eine andere Eigenschaft des Graphits erinnert, welche dasselbe in eminenter Weise mit Silicea teilt, unterdrückte Sekretionen wieder hervorzurufen, namentlich (venöse) Blutungen, während die von Silicea wieder provozierten Sekretionen sich in erster Linie auf den Schweiß der Fußhaut beziehen. Rissige, schrumpfige, geschwürige Affektionen heilen Graphit und Silicea. Schwerhörigkeit (auf skrophulöser Basis) wurde auch schon von beiden beseitigt. Um so fester halte man an den schon unterscheidenden Momenten, wonach Silicea eine größere Beziehung zu den mit Eiterung verbundenen Vorgängen hat, als Graphit, und allein den Namen eines Drüsenmittels und eines Knochenmittels verdient.

Es gibt aber noch mehr Mittel, die dem Graphit ähnliche Indikationen haben, Dahin gehört Acidum nitricum. Ein ausgezeichnetes Mittel in der skrophulösen Ophthalmie, passt Acidum nitricum auch bei rissigen, leicht blutenden, wenig absondernden Ausschlagsformen, bei chronischen Laryngitiden (wie Graphit), Husten mit rauer, trockener Stimme, ist Gehörmittel (nach Scharlach) und setzt fast eine ähnliche Konstitution voraus, wie Graphit, Arsen, Silicea, Lycopodium. Doch scheint ein feinerer Unterschied darin zu liegen, dass Salpetersäure bei sykotischer Dyskrasie (Feigwarzen, Tripper und Nachtripper), Graphit mehr der herpetisch-skrophulösen Blutverderbnis entpricht. Gröbere Unterschiede aber sind bei Graphit Hartleibigkeit, bei Acidum nitricum Durchfälle. Graphit ruft Blutungen hervor (diesmal ähnlich dem Eisen), Acidum nitricum stillt sie. In Bezug auf vereiternde Drüsen nähert sich Acidum nitricum der Silicea. Endlich kennt man von Graphit keine Beziehung zur Leber, von der Salpetersäure viele.

Skophulöse Kinder mehr als andere sind halbseitigen Gesichtslähmungen ausgesetzt, wenn es auch an und für sich ein seltenes Vorkommnis sein mag. Hier nun kommen außer Graphit, von dem Heilungen erwiesen sind, Causticum und Petroleum in Betracht. Causticum unterscheidet sich aber sofort durch seine antirheumatischen Tugenden, passt also bei rheumatisch-skrophulösen Affektionen, während Petroleum außer der genannten Ähnlichkeit noch die folgenden mit Graphit teilt: »Skrophulöse und rachitische Leiden. Juckende Flechten, Ausschlag auf dem Kopf. Schwerhörigkeit und Taubheit (von Lähmungen des Gehörnerven); Jucken und Nässen des Hodensacks und Flechten zwischen Hodensack und Oberschenkel. Aufgesprungene rissige Haut an den Händen.«

Wie soll man also Graphit füglich trennen? Für unsere Zwecke genügt es, zu wissen, dass man in zweifelhaften Fällen recht gut auf Graphit Petroleum folgen lassen kann; wenn nicht die schon oft für Graphit erwähnte Hartleibigkeit sofort den Ausschlag für das eine oder das andere Mittel gibt.

Endlich könnte man fragen, welche skrophulösen Beschwerden heilt Graphit, die nicht auch der Schwefel heilt? Nun, wir wissen, dass einmal Schwefel entschieden mehr den scabiösen, Graphit den herpetischen Exanthemen zusagt; dass zweitens Graphit die Eigentümlichkeiten des weiblichen Naturells, Sulphur mehr des männlichen voraussetzt; Schwären, Panaritien, Vereiterungen der Mandeln, gichtische und rheumatische Zufälle weisen allein auf Schwefel, während durch die Lokalität bestimmte Ausschlagsformen (hinter dem Ohr, am Skrotum) und durch das Wesen hinlänglich gekennzeichnete (Rotlaufentzündung, deren Rezidiven Graphit vorbeugen soll, Psoriasis palmaris, Mentagra), keine andere Wahl, als die des Graphits zulassen. Also mit anderen Worten, Schwefel hat einen größeren Wirkungskreis in den der Skrophulose eigenen Prozessen als die mineralische Kohle.

Graphit ist auch Schnupfenmittel. KAFKA empfiehlt es gegen Ozaena skrophulosa, bei eiterartigen, übel riechenden Nasensekreten, bei geschwürigen Nasenlöchern; Ausschnauben blutigen Schleims; Geruch nach verbrannten Haaren, bei heftigem Rachenkatarrh mit dem Gefühl, als müssten Speisen über einen Knollen hinuntergeschluckt werden; bei gleichzeitiger Rauheit und Kratzen im Hals.

Nach Rosenberger eignen sich die Fälle von Coryza für Graphit, welche herpetischen Charakter haben.

17.12. Carbo vegetabilis; Pflanzenkohle

Dort wo in akuten, als auch in chronischen Krankheiten die Lebenskräfte dem Erlöschen nahe sind, die Zirkulation ins Stocken zu geraten beginnt, dessen äußeres Spiegelbild sich die verhängnisvolle Zyanose bekundet; wo die Lebenswärme auf ein Minimum sinkt und die Angst des meist bei klaren Geisteskräften sich befindenden Kranken aufs Höchste steigt; wo alle Bewegungen den letzten noch verglimmenden Lebensfunken ausdrücken, dort, wo man an jeder Reaktion verzweifelt, überrascht uns noch mitunter die Wirkung dieses nahrhaften Zaubermittels.

17.13. Causticum; Hahnemannscher Ätzstoff

Wir gedachten schon der Stellung, die Causticum in der Reihe der antiscrophulösen Mittel einnimmt, da, wo von der `Calc.` die Rede war, und begnügen uns von Skrophelsymptomen, die sich für Causticum eignen, aufzuzählen:

1. Krätzartige Ausschläge. Fette Krätze.
2. Stechendes Jucken mit Brennen und Röte nach Kratzen.
3. Brennen an allen Stellen, die befühlt werden.
4. Nächtliches Zuschwären der Augen; viele dunkle Gewebe und Feuerfunken vor dem Gesicht.
5. Ausfluss aus den Ohren.
6. Verstopfung der Nase und steter Schnupfen.
7. Gelbes, missfarbiges, krankes Aussehen, mit gelblichen Schläfen und blassbläulichen Lippen.
8. Drücken im Magen, schon von Brotgenuss; viel Neigung zu leerem Aufstoßen.
9. Dicker Bauch bei Kindern; langwierige Hartleibigkeit; viel vergeblicher Drang.
10. Unwillkürlicher Harnabgang.

11. Langwierige Heiserkeit und schwache Stimme, Wundgefühl in Brust und Kehlkopf.

12. Kropfähnliche Halsdrüsengeschwulst.

Wir hätten somit eine ganz stattliche Reihe echter Skrophelerscheinungen. Außer an `Calc.` denkt man wohl noch an Schwefelleber und Mercur als analoge Mittel, mit denen es außerdem große Frostigkeit und starke Schweiße gemein hat.

Man achte daher umso mehr auf die wenigen unterscheidenden Momente. Causticum ist sozusagen das Rhus des Mineralreiches und wirkt überdies mehr gegen die in die Fläche ausgebreiteten skrophulösen Affektionen (Scrophulosa cutanea) mit Brennschmerz. Es bringt nicht Abszesse zur Reife. Es hat zum Eiter selbst nicht die spezifische Beziehung, wie die genannten Mercur und `Hep.`

Noch deutlicher dürfte die wahre Bedeutung von Causticum überhaupt, speziell aber in der Skrophulose werden, wenn wir einige der ungemein praktischen Bemerkungen von A. C. CLIFTON aus Northampton hier folgen lassen.

Causticum hat sich dernach in skrophulösen und rheumatischen Augenentzündungen bewährt, besonders wenn dabei Verstopfung war; bei allgemeiner Trockenheit der Haut, bei rheumatischer Lähmung der linken Gesichtshälfte in Folge von kaltem Nordostwind und in rheumatischem Gesichtsschmerz derselben Seite.

Sodann heilte der Verfasser mit Causticum Tränen- und Mastdarmfisteln (durch innerliche und äußerliche Anwendung).[4]

Bei chronischem Rheumatismus mit Geschwulst und Steifheit, mit Verkürzung der Sehnen (beim Aufstehen nach dem Sitzen die Sehnen in Kniegelenken wie zu kurz), mit stechenden und reißenden Schmerzen, besonders bei skrophulösen Subjekten, war Causticum sehr wirksam, wenn auch `calc.`, `sil.` und `sulph.` oft erst die Heilung vollendeten.

Bei Psoriasis palmaris half Causticum, ebenso bei Otorrhöe der Kinder, wo zugleich trockener Ausschlag hinter dem Ohr und um die Nase bestand. Bei Verstopfung der Kinder, besonders wenn dabei Bettnässen, eine trockene, ungesunde Haut, wo jede Verletzung in Eiterung übergeht (ein Hauptkriterium für die Skrophulose!), Trockenheit im Rektum, mit starker Zusammenziehung des Spinkter ani, wodurch die Kinder genötigt werden, den Stuhl mehrere Tage zurückzuhalten, fand der Verfasser das Mittel sehr erfolgreich.

[4] Gegen Tränenfisteln wird auch Staphysagria 30 abends eine Gabe gerühmt.

Ebenso ist es ein schätzbares Mittel bei Kehlkopfhusten, in Phthisis, wenn der Husten morgens eintrat und mit Kitzel im Hals und schwerer Löslichkeit des Schleims verbunden war. Bei Heiserkeit und Stimmverlust.[5]

Seine Beziehung zum Urogenitalsystem, dessen lokal-atonische Leiden es heilt, lassen fast allein Causticum vom Graphit auseinander halten, mit dem es nicht weniger als folgende Hauptsymptome teilt:

1. Antiskrophulosum.
2. Hartleibigkeit.
3. Brennschmerz und juckende Schmerzen.
4. Ausschlag hinter dem Ohr.
5. Psoriasis palmaris.
6. Halbseitige Gesichtslähmung.
7. Chronische Laryngitis, raue Stimme.
8. Trockenheit der Haut, Fissuren.
9. Augenentzündung.

17.14. Clematis erecta; Waldrebe

Von ihr gilt dasselbe, was von der Calendula gesagt wurde, die Homöopathen sahen gute Heilwirkungen von ihr bei Anschwellungen verschiedener Drüsenpartien und bei torpiden Skropheln.

Gegenüber den Exanthemen, bei denen zuviel generalisiert wird, scheint Clematis sehr vernachlässigt zu werden. Diese hat sich mir vorzugsweise bei der Blütenform (Papeln, Akne, Sykosis) bewährt. Ich habe sie hier als spezifisch und äußerst rasch wirksam gefunden; viel wirksamer, als beim Ekzem (Impetigo, Bullae, Ecthyma), überhaupt bei der Bläschenform, wo es doch verschiedentlich empfohlen worden ist.

Dr. Stens nennt unter den Krebsmitteln Clematis (`con.`, `lyc.`, `sep.`, `sul-ac.`).

---

[5] In akuten Fällen 2stündlich 1 Tropfen Causticum 3.

Dr. Kallenbach rühmt die Heilkraft der Clematis erecta bei Geschwülsten der weiblichen Brust, mit gleichzeitiger Affektion der ganzen Brustdrüse (sonst nicht), besonders dann, wenn die Schmerzen bei Ostwind, bei kaltem Wetter überhaupt und in der Nacht sich erhöhen. Dr. Weber bestätigt die Wirksamkeit der Clematis in solchen Fällen; er habe sie bei einem Mädchen bewährt gefunden, dem er dieses Mittel vorzüglich wegen Wundheit der Nasenhöhlen gereicht hatte.

Von Bönninghausen bemerkt dazu, dass die Hauptindikation für Clematis bei derartigen Drüsenleiden ein Brennen, Spannen, und Jucken sei, welches sich besonders nach kaltem Waschen oder kalten, nassen Umschlägen bedeutend verschlimmert.

Die weibliche Brust entspricht dem Testikel[6]. Wir sehen nun, dass Clematis auch dahin seine Wirkung entfaltet. Aus allem geht hervor, dass die Pflanze sozusagen mehr für Erwachsene passt, also auch mehr den durch die Jahre modifizierten Skrophelformen, zu denen man schließlich vielleicht nicht mit Unrecht die krebsige Entartung der Drüsen rechnen darf. Immerhin versuche man es bei Haut- und Drüsenaffektionen unter Berücksichtigung der oben genannten Kautelen:

1. Torpidität des Leidens.
2. Verschlimmerung durch Kälte und Nässe.
3. Drüsige Organe befallen, oder die Haut unter Aufblühen eines papulösen Ekzems.
4. Brennen, Spannen und Jucken in dem affizierten Teil.

17.15. Conium maculatum; gefleckter Schierling

Dem Conium kommt eine weit entschiedenere Wirkung auf das Drüsensystem zu, als der zu derselben natürlichen Familie gehörenden Cicuta (Wasserschierlung), welche ihre Wirkung mehr im Nervensystem entfaltet. Nicht nur die Alten: Dioscorides, Plinius, Avicenna beobachteten nach Schierlingsgebrauch Kleinerwerden von Drüsen an Gesunden, sondern auch neuere Erfahrungen bestätigen diese Tatsache. Namentlich kommt man aber darin überein, dass Conium schmerzstillend wirkt.

[6] Deshalb zieht Jodmissbrauch sowohl Atrophie der Testikel, als auch der weiblichen Brust nach sich.

Dr. Kurz empfiehlt Conium gegen periodischen Nachthusten, wenn eine Skrophelanlage den Husten unterhält. Meine eigenen Beobachtungen bestätigen diese Empfehlungen. (Conium 3., einige Tropfen in 2 Grm. Weingeist. Davon 3stündlich bis 12stündlich 2 – 3 Tropfen.)

Die Beziehungen des Conium, sagt Dr. Hilberger aus Triest, zu Drüsenerkrankungen und besonders zur weiblichen Brustdrüse, wurden schon von den Ärzten der älteren Schule geahnt; die physiologischen Arzneiprüfungen haben diese Eigenschaften faktisch bewährt gefunden. Die bedeutende Härte einer infiltrierten Drüse und die in Folge ihres Drucks auf die Nerven resultierenden flüchtigen Stiche bilden eine Hauptindikation für dessen Darreichung. Seine Wirkung entfaltet es wahrscheinlich durch Betätigung der gedrückten und daher erschlafften Nerven- und Gefäßzweige, und auf diesem Wege vermittelt es die Aufsaugung des nun schmelzenden Gewebes, ohne jedoch den eigentlichen dyskrastischen Charakter verändern zu können.

Conium 6 wurde gegen Lichtscheu und gegen schon in jungen Jahren eintretende Presbyopie empfohlen.

Einige Knötchen, wie harte Bohnen in der linken Brust, mit leichtem Hüsteln, schmerzlos (bei einem 25jährigen Fräulein), zerteilten sich nach dem Gebrauch von:

℞ Conii maculat fort. gtt. jjj.

Sach. lact. Gr. VIII (0,5).

M. f. p. d. dos. t. Nr. XII

Täglich 2 Pulver.

Dr. L. Battmann (aus Großenhain) hält Conium (2) für das spezifischste Mittel bei Vereiterung der Mesenterialdrüsen und beruft sich dabei auf eine interessante Heilungsgeschichte.

17.16. Dulcamara; Bittersüß

Charakteristische Arzneiwirkung (nach Altschul): Eiternde, nässende Flechten, Blasenausschläge mit gelblicher, wässriger Flüssigkeit, Drüsengeschwülste, Drüsenverhärtungen. – Beschwerden von Erkältung, besonders durch nasse Kälte. Plötzliche wassersüchtige Anschwellung des Körpers (hydropische Dyskrasie).

17.17. Euphrasia; Augentrost

Wir könnten mit Leichtigkeit ein Dutzend Mittel aufzählen, welche angeblich skrophulöse Augenentzündung und deren begleitende Erscheinungen heilen. Wann soll also gerade Euphrasia angewendet werden?

Wie es scheint, entspricht sie einer gleichzeitigen skrophulösen (Feigwarzen-)Dyskrasie, ist gegen Kondylome benutzt worden, nachdem Thuja im Stich ließ.

Euphrasia hat überdies:

- Entzündung und Rötung der Augen.
- Entzündung und Geschwürigkeit der Augenlidränder mit Kopfschmerz.
- Flecke, Bläschen und Geschwürnarben auf der Hornhaut, auch Verdunkelung derselben.
- Tränen der Augen, besonders im Winde. Viel Schleimabsonderung in den Winkeln, mit nächtlichem Zuschwären der Augen.
- Starker Fließschnupfen mit beißendem Augentränen und Lichtscheu,

Bei skrophulösen Opthalmien ist die Wirkung der Euphrasia unsicher und wird durch den inneren Gebrauch von Cannabis und Nitricum acidum, bei starker Lichtscheu durch `Rhus-t. 1` zweckmäßig unterstützt.

Bei katarrhalischer Ophthalmie ist die Euphrasia anerkannt wirksam und wäre deshalb in fast allen Apotheken offizinell.

Wir sind der Ansicht, dass Euphrasia niemals Mittel wie Calcium carbonicum, Nitricum acidum, Mercurius solubilis, Arsenicum album usw. bei der perniziösen Ophthalmia skrophulosa entbehrlich macht. Sie kann hier daher nur die Bedeutung eines Zwischenmittels beanspruchen.

17.18. Ferrum metallicum; Eisen

Wenn Eisen der Blutarmut allein zusagte, so würden wir es in der Skrophulose wenig benutzen können, aber es heilt vielmehr die mit hydropischen Zuständen zusammenfallenden Leiden, und von diesem Gesichtspunkt aus ist es ein Antiskrophulosum

Wir nennen die bewährten Indikationen nach Rückert:

1. Schlaffheit und Schwäche der gesamten Muskulatur und Abmagerung, Verdauungsschwäche, Kälte der Extremitäten.

2. Blutarmut unter der Maske von Vollblütigkeit und Kongestion, bei weißlicher Färbung der Schleimhäute.

3. Lungentuberkulose, besonders junger, florider Subjekte, mit auffälligem Erethismus des Gefäßsystems, Neigung zu Wallungen und Kongestionen nach der Brust. – Wir erinnern aber hierbei an die Eigenschaft des Eisens, in größerer Dosis Blutungen zu veranlassen; daher allopathische Ärzte es bei der Neigung zu Blutungen in der Tuberkulose nicht geben.

4. Völlige Stimmlosigkeit. Sehr beängstigend.

5. Chronische, wässrige Durchfälle bei Kindern, gewöhnlich bald nach Genuss von Speise und Trank, ohne Schmerz und ohne Anstrengung, meist unverdaute Stoffe enthaltend.[7]

Eisen ist auch das Mittel, das nach vorausgegangenem Jodmissbrauch passt (ebenso nach Arsenicum und China). Und welche skrophulösen Kranken wären nicht bereits mit Jod (oder einem zusammengesetzten Jodpräparat) überfüttert, wenn dieselben aus allopathischer Behandlung in die unsere übergehen?

Einen sehr interessanten Beitrag zur Wirkung des Eisens auf Skrophulöse liefert das Monatsblatt zum 82. Band der Allgemeinen homöopathischen Zeitung (1870). Dort findet sich eine Abhandlung des Dr. E. Seitz (in Buer bei Osnabrück), aus der hervorgeht, dass eine große Anzahl von Kröpfen durch den Gebrauch von Eisenpräparaten entschieden vergrößert und sogar hervorgerufen werden kann.

»Ganz ähnliche Verhältnisse«, fährt Seitz fort, »walten übrigens auch bei skrophulösen Drüsenschwellungen ob, und jeder objektiv behandelnde Arzt kann sich wohl überzeugen, dass bei manchen skrophulösen Kindern die Halsdrüsen nach Verbreichung von Eisenmitteln stärker anschwellen und schmerzhaft werden.«

Eine direktere Aufforderung, gegen solche Drüsenhypertrophien Eisen in homöopathisch zubereiteter Weise anzuwenden, gibt es wohl kaum. Der Allopath kann sein Gewissen vielleicht am ehesten dadurch beruhigen, dass er statt Eisen Jodeisen wählt. Denn Jod verkleinert ebenso sicher die Drüsen (namentlich die Schilddrüse), als Eisen nach Seitz' Erfahrung sie vergrößert.

[7] Häufigere Anwendung gegen diese Affektion als Ausdruck skrophulösen Leidens finden `calc., calc-acet., phos., ars.`

17.19. Hepar sulphuris calcareum; Schwefelleber

Im Allgemeinen mit der Wirkung des Schwefels zusammenfallend, wirkt Schwefelleber durch die Verbindung mit Kalk mehr noch auf das Lymph- und Drüsensystem, vor allem bei Plastizität. Daher auch seine heilende Wirkung von Krankheitsprozessen mit pseudomembranösen Ablagerungen (Croup). Sekretionen der Haut und der Schleimhäute werden durch dieselbe angeregt, ebenso Exsudate der serösen Häute rascher resorbiert. Wie Schwefel selbst, greift Schwefelleber in die von vorherrschender Venosität abhängigen Störungen ein. Alles dies sichert ihr eine hervorragende Stellung unter den Skrophelmitteln.

Nützlich bewährt hat sich Schwefelleber in folgenden Formen der Skropheldyskrasie:

1. Bei Abszessen, deren Reife und Eiterung unter dem Einfluss von `hep.` beschleunigt wird.
2. Bei feuchtem und nässendem Kopfgrind.
3. Bei Panaritien, wo Schwefelleber in Abwechslung mit Silicea ein chirurgisches Einschreiten überflüssig macht.
4. Bei inveterierten Drüsenverhärtungen, die zur Eiterung oder Zerteilung gebracht werden.
5. Unzweifelhaft ist ihre Heilwirkung in der skrophulösen Augenentzündung, wo sie um so sicherer wirkt, je reiner der Habitus skrophulosus in seiner Gesamtheit vorliegt.
6. Bei dem skrophulösen eitrigen Ohrenfluss.
7. Bei der Angina membranacea, im Croup und Pseudocroup. Bekanntlich kann man beide nicht immer bei Lebzeiten unterscheiden, so lange nicht wirkliche Membranen ausgehustet werden. `Hep.` nun verwandelt bald den trockenen, stumpfen, krähenden Husten in einen lockeren. Nicht immer gelingt dies mit der in der Croup-praxis noch geläufigeren Spongia. Die Qual der Brechmittel wird den homöopathisch behandelten Kindern erspart, wegen der Sicherheit, mit welcher durch unsere Mittel, zu denen also Schwefelleber par excellence gehört, eine zeitige Lösung herbeigeführt wird.

8. Gegen Rezidive von Amygdalitis empfiehlt sich `hep.` abermals. Als unverkennbarer Ausdruck vorhandener Skrophulose finden wir chronische Anschwellung der Mandeln. Jede Erkältung wirkt sich dahin aus. Nach Belladonna zögert zuweilen die Rückbildung der noch umfangreicher gewordenen Mandeln; dann geben man `hep.`

9. Geschwürige Mundwinkel.

10. Bei der Ophthalmia neonatorum (neben der äußerlichen Anwendung von `nit-ac.`)

11. Bei fieberhaftem Fließschnupfen, wenn derselbe sehr leicht ins Stocken gerät, vorzüglich bei skrophulösen oder rachitischen Kindern, wenn Heiserkeit oder ein hohler, rauer Husten sich dazu gesellt.

12. Gegen Ozaena skrophulosa.

Das Mittel, mit dem `hep.` am meisten verwechselt werden könnte, ist `merc.` Merkur hat fast alle therapeutischen Tugenden der Schwefelleber auf dem Gebiete der Skrophulose. Daher wird man auf die Gesamtcharakteristik beider zurückgreifen müssen, um keinen Fehlgriff zu begehen. Doch ist damit nicht gesagt, dass nicht zuweilen beide kurz hintereinander am Platz wären (ähnlich wie Lycopodium unmittelbar auf Calcium carbonicum folgen kann), zum Beispiel wenn die auf `hep.` erreichte Besserung stillsteht.

Gemeinsam haben beide Mittel:

1. Zerschlagenheitsschmerz.

2. Exzessive Schweiße.

3. Entzündliche Anschwellungen der Drüsen.

4. Kopfausschlag.

5. Skrophulöse Augen- und Ohrenentzündungen.

6. Entzündung und Vereiterung der Mandeln.

7. Speichelfluss.

8. Trockenen Husten

9. Die Erscheinungen wie beim akuten Rheuma: entzündliche, erysipelatöse Röte und Schmerzen.
10. Weißfluss.
11. Panaritium.
12. Schnupfen mit reichhaltigem Ausfluss einer scharfen Flüssigkeit.

Unterschiede	
Schwefelleber	Merkur
Schwieriger Stuhl, wie von Untätigkeit der Därme	Blutig-schleimige, den After wundmachende Stühle.[8] Grünschleimige (gallige) Stühle. Tenesmus (Ruhr)
Hat viel spezifischere Beziehungen zu den exsudativen Organen auf dem Kehlkopf Pseudocroup und Heiserkeit	Merkur wird nie so oft verwendet bei Croup. Mehr verwendet in Halsentzündungen, bis zur Anschwellung (Abszedierung) der Mandeln, Entzündung des Zäpfchens (mit Speichelfluss).
Hilfreich im Merkurialsiechtum Langwierige oder zögernde Eiterung Süchtige, leicht schwärende Haut; faulige, stinkende, krebsartige Geschwüre.	Verschiedene Manifestationen der Syphilis fallen in seinen therapeutischen Bereich: Nächtliche, entzündliche Knochenschmerzen. Entzündete, geschwollene, eiternde Drüsen. Höchste Abmagerung.

[8] In gewissen Fällen kommt freilich auch `hep.` als Ruhrmittel infrage, doch lesen wir bei `hep.` mehr von weißlichen und blutschleimigen, sodann von sauer riechenden, weißlichen Durchfällen. Merkur hat rote, gallige, grün-schleimige Diarrhöe.

Unterschiede	
Schwefelleber	Merkur
Starkes Ausfallen der Haare.	Geschwüriges, weißzackiges, abblassendes Zahnfleisch; Lockerheit und Ausfallen der Zähne. Stinkender Speichelfluss. Entzündliche Geschwulst und Eiterung der Leistendrüsen (Bubo venereus).
Torpide Skrophelform	Erethische und floride Skrophelform. Epilepsie Herpes zoster (Zona) mit heftigem, brennendem Jucken nachts. Nervöses Fieber mit Schmerz in der Lebergegend, Durchfälle und leicht blutendes Zahnfleisch. Typhus abdominalis im ersten Stadium mit Empfindlichkeit der Leber. Gastrische und skorbutische Mundbeschwerden. Lungenentzündung. Atrophia mesenterica (mesaraica), mit dickem Bauch der Kinder, schmelzenden Durchfällen und Zahnfieber (ars.) Gonorrhöe; Dysurie und Strangurie, Hämaturie. Hodenentzündung von unterdrücktem Tripper.

Wir resümieren in Kürze, dass die von Merkur geheilten Affektionen eine stärkere Beteiligung der mit der Gallezubereitung in Zusammenhang stehenden

Organe voraussetzt, als dies bei Schwefelleber der Fall ist. Letztere scheint dem kindlichen Organismus konformer, zusagender zu sein und eignet sich schon deshalb mehr zum vielseitigen Skrophelmittel als das von dem Begriff der Syphilis unzertrennliche Quecksilber.

Skrophulöse Augenentzündungen, wobei die Lider gerötet und geschwollen sind, zusammengebacken, mit Geschwürbildung auf der Hornhaut – erfordern als Hauptmittel `hep.` (zuweilen auch wohltätig im Wechsel mit `merc.` oder `merc-pr-r.`)

Wir sehen aus den mitgeteilten Krankengeschichten resp. Heilungen mit Schwefelleber, dass Mercurius solubilis häufig die Wirkung derselben sichert und ergänzt. Im Allgemeinen darf man sagen, Merkur mit seiner Indikation: »dünner Stuhl« passt besser im ersten Stadium, dem der Anregung, Hepar sulphuris mit der pathogenetischen Eigenschaft: »harter Stuhl« im zweiten, um es schroff auszudrücken, dem der Lähmung.

17.20. Jod und seine Präparate

17.20.1. Jodium purum; Jod

Trotz vieler widersprechender Aussagen steht doch fest, dass das Jod in seiner physiologischen Wirkung einen spezifischen Einfluss auf das Drüsensystem ausübt. Am Anfang und nach kleinen Gaben werden die Sekrete der Drüsen meistens etwas vermehrt; allein wenn auch bisweilen heftiger Speichelfluss nach Jod beobachtet wird, so ist dies doch weit weniger allgemein als beim Quecksilber der Fall und eher von individueller Reizempfänglichkeit abhängig. Dagegen sah man zwei andere wichtige Erscheinungen auftreten, nämlich das Schwinden der weiblichen Brust und der Hoden. Auch andere drüsige Gebilde, Gekrösedrüsen, Nebennieren fand man bei Sektionen nach anhaltendem Jodgebrauch verkleinert, sowie Fett- und Zellgewebe verzehrt.

Weit schlagender aber spricht die Erfahrung für die spezifische Drüsenwirkung des Jods. Hypertrophien der verschiedenartigsten drüsigen und anders konstruierten Gebilde, Tuberkulose und Skrophulose sind von jeher das Heilgebiet dieses mächtigen Mittels geworden und werden es bleiben.

Die Bemerkung des Dr. Knod von Helmstreit, dass Jod gegen Merkurialgeschwüre, Speichefluss und Mundfäule skorbutischer Natur half, mag hier ebenfalls Platz finden. Denn öfters kompliziert sich der Skrophelprozess mit den genannten Affektionen.

Dr. Schweikert ist der Ansicht, dass Struma bei Bewohnern jodhaltiger Quellengebiete von dem häufigen Gebrauch des Jods in seinen physiologischen Wirkungen herrühre, also ähnlich wie `calc.` die Struma erzeugende und Struma heilende Kraft besitzt.

Jod heilt, wie wir oben sahen, die durch Merkurmissbrauch heraufbeschworenen Beschwerden; da nun die letzteren ein der Skrophulose sehr ähnliches Krankheitsbild darstellen, so wird das Jod entschieden Nutzen in der Skrophulose selbst haben. So empfiehlt es sich denn auch gegen Drüsengeschwülste mit Verhärtung, Augenentzündung und Ohrleiden, skrophulöse Bubonen, dicke alte Halskröpfe, Entzündung des Kehlkopfes und der Luftröhre, häutige Bräune, Tumor albus, auch entzündliche mit heftigen Schmerzen und Eiterung; bei veralteten Hautkrankheiten (Impetigo skrophulosa).

Drüsen-Anschwellung und Verhärtung. Abmagerung mit Heißhunger. Neigung zu tuberkulöser Meningitis. Es entspricht der Karies, dem pleuritischen Exsudat, der Phthisis, dem Tuberkel. Eiterung mit und ohne Karies. Nach Jousset verhindern Jodinjektionen (Tinktur oder verdünnt) den Eintritt des heftigen Fiebers, es moderiert die Eiterung und führt oft unerwartet Heilung herbei. Dagegen heißt es im »Universal-Lexikon der praktischen Medizin und Chirurgie« in dem mit großem Fleiß und Sachkenntnis verfassten Artikel über Skrophulose: »In Fällen von tuberkulöser Entartung und eiterndem Abszess sind die Erfolge mit Jod gleich Null gewesen. Oftmals waren die Wirkungen unheilbringend und tödlich in Fällen von skrophulöser Kachexie, welche von fieberhaften Symptomen und Abzehrung begleitet waren.«

Band 46 Nr. 8 der Allgemeinen homöopathischen Zeitung finden wir folgendes warnende Beispiel vor den herkömmlichen Dosen des Jods.

» Eine Mädchen von 18 Jahren, blühend und voll gebaut, fragte wegen eines dicken Halses, so genannten Sattelhalses, einen Arzt um Rat. Dieser verordnete eine Jodsalbe und Jodtinktur in steigenden Gaben bis 15 Tropfen täglich 3 mal. Als ich nach 6 Wochen zu dem Mädchen gerufen wurde, hatte ich Mühe, sie wieder zu erkennen, so sehr war sie verändert. Ihre Gestalt war eingefallen, der Busen ganz verschwunden, ihr Gesicht überzog eine fahle Blässe, um die Augen zeigten sich blaue Ränder. Sie klagte über ein ganzes Heer von Beschwerden, namentlich über Brustbeklemmung, trockenen Husten, Herzklopfen, Appetitlosigkeit, Magendrücken. Ihre Periode, sonst regelmäßig, war das erste Mal nach dem Einnehmen ganz ausgeblieben, dann aber hatte sie sich um so heftiger eingestellt, und seit dieser Zeit hatte sie fast alle 3 – 4 Tage einen Abgang von dünnem, wässrigen Blut aus der Scheide. Die Lage der Kranken war Gefahr drohend. –

Jedenfalls ist durch das plumpe Experimentieren mit Jod die Blüte von einem jungen Leben für immer abgestreift.«

Im Croup skrophulöser Kinder, der doch auch sein Asthma laryngeum hat, verdient `iod.` die allergrößte Beachtung und scheint es fast, als ob viele Heilungen mit der verwandten Spongia meistens nur sogenannten falschen Croup (ohne Membranbildung) betroffen hätten. Wie könnten sonst Tatsachen, wie die folgende ihre Erklärung finden: »Tietze behandelte 1839 15 Kinder an Croup mit `acon., spong 30., hep. 3.` Keines starb. Ein Jahr später starben 5 von 6! (Ein ominöses Symptom war das gänzliche Verschwinden des Hustens.«

Also Jod, geht aus den gewonnenen Erfahrungen hervor, ist ein souveränes Croup-Mittel. Ehe wir der damit geschehenen staunenswerten Heilungen gedenken, erwähnen wir aus der Pathogenese des Mittels in Kürze folgende Symptome:

»Heftige Atembeschwerden. Engbrüstigkeit mit Schmerzen beim Tiefatmen, stärkerem, schnellerem Herzschlag und kleinerem, häufigerem Puls; Atemverhinderung in der Kehle; Brust schwer zu erweitern beim Einatmen – Mangel an Atem – Atemlosigkeit.

Schmerzhaftigkeit des Kehlkopfes. Ausräuspern vielen, zähen Schleims; Zusammenziehung und Hitze der Kehle. Entzündung der Luftröhre, Heiserkeit, Gefühl, als läge etwas im Kehlkopf, das durch Räuspern herauszuwerfen sei. Kribbeln und Kitzeln. Vermehrte Schleimabsonderung. Zäher Schleim. Trockener Husten, mit Beengung. Schwere auf der Brust usw.

Große Hinfälligkeit. Abgeschlagenheit. Große Schwäche. Schwäche der Muskeln.

Bangigkeit. Bängstigung. Beklommenheit der Brust.«

TRINKS kennt nur zwei Arten des Croups, die akute und die torpide. `Iod` ist das Spezifikum für beide; er braucht kein `acon.`, selten Schwefelleber, und schreibt die Erlangung seiner günstigen Erfolge der konsequenten Darreichung des spezifischen Mittels in wiederholten und verstärkten Gaben zu, wenn die Intensität der Krankheit durch schwächere Gaben nicht gebrochen wird und keine qualitative Umänderung eintritt.

Auch bei akuten Katarrhen des Kehlkopfes, ferner bei Entzündungen derselben, bei der Heiserkeit von Sängern infolge einer Erkältung (nicht bei Stimmlosigkeit), sowie bei chronischem Reiz im Kehlkopf, bei Kranken, die als Kinder skrophulös gewesen, sind Verdünnungen von Kalium jodatum oder noch besser von Jod von ausgezeichnetem Werte.

17.20.2. Oleum jecoris aselli; Lebertran

In Bezug auf seine lokal-spezifischen Wirkungen ist der Lebertran ein sehr gutes symptomatisches Mittel in der Skrophulose und Tuberkulose. Ein Heilmittel jedoch im wahren Sinne des Wortes, ist er in der Tuberkulose durchaus nicht (Kafka)

Es wäre einseitig, wollten wir bei Betrachtung der Antiskrophulosa nicht auch des Lebertrans gedenken. Weil von jeher viel Missbrauch mit demselben getrieben worden ist, besitzt er daher gar nichts Gutes?

Schon die Tatsache, dass er Jod enthält, sollte auf seine Bedeutsamkeit in der Skrophulose hinweisen.

Gehören nicht ferner viele unserer unschätzbaren Arzneien dem Meere an?

Chlornatrium, Sepia, Jod, Brom, Spongia, sogar die aus Austernschalen gewonnene kohlensaure Kalkerde – alle haben wichtige, man darf sagen, für uns in vielerlei Hinsicht noch unergründete Beziehungen zu Vorgängen in der Skrophulose.

»Ein bedeutender Wirkungskreis«, sagt Dr. Modden in einem 1848 vor der British homeopathic Society gehaltenen Vortrag über Oleum jecoris aselli, »wird ihm besonders bei skrophulösen Krankheiten und allen ihren Sippschaften angewiesen, namentlich wo das Knochengewebe leidet, wie bei Rachitis, Karies, Spina ventosa usw. Bei Leiden der Mesenterialdrüsen und der daraus hervorgehenden Atrophie ist er nicht minder wirksam. Die Skropheln machen bekanntlich zwei verschiedene Lebenszustände aus, in dem einen sehen die Individuen frisch, wohlgenährt und fett aus, in dem anderen bleich, mager abgezehrt, kachektisch. In dem letzteren Zustand ist dieses Mittel ganz besonders wirksam, in dem ersteren nur ausnahmsweise.«

Nach Dr. Modden ist auch Jod in allopathischer Dosis nur wirksam in der mageren Skrophel, und nicht gegen die fette.

Bei Knochenerweichung, bei Atrophia mesenterica und Phthisis pulmonaris, besonders bei der Tuberkulose, wo die Tuberkel noch nicht völlig in Erweichung übergegangen sind, bewährt sich Lebertran. Chronische Hautausschläge, skrophulöse Geschwüre und Augenentzündungen heilt er nach Bennets Beobachtungen sicher.

Die wenn auch beschränkte Anwendung des Lebertrans lässt sich vom homöopathischen Standpunkt aus um so eher rechtfertigen, als die Symptome, die das

Öl bei Gesunden hervorruft, mit dem von Hahnemann angegebenen der Jodine übereinstimmt. Kopp hat zuerst darauf aufmerksam gemacht, dass `ol-j.` in den Fällen wirksam sei, wo die Ärzte Jod in kleinen Mengen verordnen, was unserer 4. oder 5. Verdünnung gleichkommt. Kissingen und Kreuznach, Nauheim und Salins wirken ebenfalls erst durch ihren homöopathischen Gehalt an Chlor, Jod und Brom antiskrophulös.

Da aber das Jod allein sich nicht so wirksam zeigt, wie das Öl, so muss das ölige Menstruum für sich noch einen besonderen Anteil an der Heilkraft besitzen. Beobachtungen haben gelehrt, dass diejenigen, welche immerwährend mit Fettsubstanzen zu tun haben, wohl genährt und frei von skrophulöser Krankheit sind. Auf welche Weise das Fett einen wohltätigen Einfluss auf den Organismus übt, haben Versuche darzutun gestrebt, und es hat sich herausgestellt, dass es mit dem Eiweiß eine Art Emulsion bildet, worin nach genauen mikroskopischen Untersuchungen jedes Molekül Fett in einer Art Kapsel des Eiweißes eingeschlossen war.[9] Da der Thymus viel Eiweiß und Säure enthält, so wird beim Zutritt der Galle, zu deren Bestandteilen auch Fett und Natron gehören, die Säure neutralisiert, und das Fett bildet mit dem Albumen den Chylus. Die neuesten Untersuchungen haben die Wichtigkeit des Öls für die tierische Ökonomie nachgewiesen, woraus der große Nutzen des Lebertrans bei skrophulösen Erkrankungen hervorgeht, deren Ursprung Fehler des Verdauungsprozesses sind, wo die Emulsion nicht die normale quantitative Beschaffenheit besitzt. Man will sogar die skrophulöse Diathese dadurch vermindern, dass man mit verschiedenen Ölarten den Körper einreibt.

Das `ol-j.` – schließt Dr. Modden seinen Vortrag – steht also in zwei wichtigen Beziehungen zum Organismus und zwar

1. wegen des Öls an und für sich selbst und
2. wegen seines Gehaltes an Jod.

Die physiologische Wirkung des ersteren stellt der pathogenetischen (therapeutischen) Wirkung des letzteren nichts in den Weg, sodass das Mittel, welches noch dazu leicht verdaulich wäre, für die oben erwähnten Krankheiten sehr geeignet ist.

Wenn auch Dr. Modden zuviel vom Lebertran erwartet, so gibt er doch Fingerzeige für die Anwendung desselben und ist schon die eine Notiz wertvoll,

[9] Gundelin ist der Ansicht, dass in der Skrophulose der Chylus zu viel Eiweißstoff enthält.

dass der vollsaftige skrophulöse Habitus sich nicht dazu eignet, was viele allopathische Ärzte nicht zu wissen scheinen, denn ihnen ist der Lebertran das wahre Antiskrophulosum. Was die Verdaulichkeit des Lebertrans betrifft, so erhellt sich aus dem Gesagten selbst, dass und weshalb nicht jeder Magen sich dazu qualifiziert. So viel steht fest, dass manche Kinder keinen, andere den größten Widerwillen vor dem Öl an den Tag legen.

Interessant wäre festzustellen, ob die Skrophulose bei den Grönländern und Eskimos vorkommt, zu deren Leckerbissen bekanntlich auch alle möglichen Transorten gehören, und welche es auch an den Fetteinreibungen nicht fehlen lassen. Doch lässt sich a priori schon aus der weiter oben angeführten Tatsache, dass die Krankheit der gemäßigten Zone angehört, das Ausgeschlossensein derselben für den hohen Norden annehmen,

Prüfung des Lebertrans

Wenn man einen Streifen von Kupfer oder Messing in reinen Lebertran taucht, so verändert sich das Metall nicht, ist es hingegen mit einem vegetabilischen Öl verfälscht, so wird das Metall, wenn man es eintaucht und der Luft aussetzt, grün gefärbt werden.

In Dublin medical Press, 23. August 1853, wird als eines der besten antiskrophulösen Mittel, das dem Lebertran an Wirkung gleich komme, Oleum cocos empfohlen.

Wir schließen die Wiedergabe einer genauen chemischen Analyse des Lebertrans nach Dr. Jongh an:

	Lebertran		
	schwarzer	brauner	weißer
Oelsäure, Gaduine und zwei andere noch nicht näher bestimmte Substanzen	69.951	50.106	74.033
Margarinesäure	16.145	10.121	11.758
Glycerin	9.711	9.075	10.127
Buttersäure	0.159	9.075	0.074
Essigsäure	0.125	9.075	0.046
Gallensäure	0.299	0.062	0.043
Bilifulin und Billifellinsäure	0.376	0.445	0.263
In 30 gr. Alkohol lösliche Substanzen	0.038	0.015	0.006

	Lebertran		
	schwarzer	brauner	weißer
In Wasser, Alkohol und Aether unlösliche Substanzen	0.005	0.002	0.001
Jod	0.0295	0.041	0.037
Chlor und etwas Brom	0.084	0.159	0.149
Acidum phosophoricum	0.054	0.079	0.091
Acidum sulphuricum	0.010	0.086	0.071
Phosphor	0.0075	0.0114	0.021
Magnesium	0.004	0.012	0.009
Natron	0.018	0.068	0.055
Kalk	0.082	0.012	0.009
Verlust	2.596	2.603	3.209
	100.000	100.000	100.000

Der Lebertran also wirkt nach der Ansicht aller Autoren durch seinen Gehalt an Jod, Brom, Phosphor, Chlor. Nun sind aber, wie wir aus der Tabelle sehen, alle jene Stoffe in wirklich infinitesimalem Verhältnis, wenn man sie gegenüber der der Quantität des seiner Natur nach indifferenten Fettes hält.

Dr. Weil nennt daher den Lebertran geradezu eine »natürliche homöopathische Verdünnung in Fett. Die Empfehlung aber des Lebertrans in Fällen mit Abmagerung spricht recht klar und beredt dafür, dass wir es mit einem homöopathischen Präparat nicht nur in Bezug auf das qantitative Verhältnis des Jods zu tun haben, sondern auch und erst recht in Bezug auf die therapeutische Wirkung desselben. Denn diese Jodwirkung auf Gesunde in großen Gaben besteht im Schwund sämtlicher drüsigen Gewebe sowohl, als auch anderer Gebilde, überhaupt in Abmagerung.

Einer ganz ähnlichen Auffassung begegnen wir in der vortrefflichen, pathologisch therapeutischen Studie: *Die Anämie oder Blutblässe* von Kafka.

Dieser betrachtet den Lebertran »als eine homöopathische Verdünnung eines Phosphorjodürs« und hält denselben deshalb nur in bestimmten, nur dem physiologischen Wirkungskreis desselben entsprechenden Krankheitsformen für passend.

Da nun aber die Drüsen, die äußere Haut, die Schleimhaut der Respirationsorgane und des Knochensystems es vorzugsweise sind, auf welche sowohl Jod als auch Phosphor eine entschiedene Einwirkung haben, so soll seine therapeutische Anwendung sich nur erstrecken auf:

1. Alle Formen der Skrophulose und Tuberkulose der Drüsen, besonders wenn der hyperämische oder Entzündungsprozess abgelaufen und eine chronische Anschwellung derselben zurückgeblieben ist.

2. In allen Formen skrophulöser Hautkrankheiten, welche mit Exsudationen verbunden sind, z.B. Ekzem, Impetigo, Pityriasis rubra, Tinea, Favus, Prurigo usw. ebenso wie bei einer Entartung der Haarfollikel, welche uns unter dem Namen Hauttuberkel bekannt sind.

3. In allen chronischen, katarrhalischen Prozessen der Respirationsorgane, wie zum Beispiel der Nase, des Kehlkopfs, des Rachens, der Trachea, der Bronchien usw., welche die Skrophulose und Tuberkulose begleiten.

4. In allen skrophulösen Knochen-, Gelenk- und Beinhauterkrankungen, sowie in der Knochentuberkulose.

5. Auch rheumatische Affektionen, insofern sie im Wirkungskreise des Jods liegen, besonders wenn dieselbem mit chronischen Exsudaten in den Gelenken, zwischen den Muskeln oder im Unterhautzellgewebe verbunden sind, passen für die Anwendung des Lebertrans.

Weiterhin verdienen die Stimmen der Therapeutiker Beachtung, welche in »den Beimischungen faulender Lebertranbestandteile, die in jedem Lebertran zu finden sind«, einen wesentlichen Anteil der Wirkung derselben erblicken.

»Über den eigentlich wirksamen Stoff im Lebertran« – sagt A. Vogel – »ist schon viel gestritten worden. Die Einen glauben, er wirke einfach als Respirationsmittel durch seinen Fettgehalt, Andere suchen seine Wirksamkeit in den Spuren von Jod und Brom, Andere endlich in seinen Fettsäuren und den Beimischungen faulender Bestandteile.

Da die Versuche mit reinem Fette, sowie auch die mit kleinen Dosen Jod oder Brom nicht den gewünschten Erfolg hatten, so scheint vor der Hand die letztere Ansicht die stichhaltigste zu bleiben.«

Es bleibt uns noch übrig, ein Wort der Warnung auszusprechen in Bezug auf die äußere Anwendung des Lebertrans. Es gelingt nämlich sehr leicht, durch Auflegen von in Lebertran getauchten Kompressen Tinea-Ausschläge des Kopfes rasch zum Verschwinden zu bringen, aber gerade diese Exantheme sind nichts weniger als örtliche Prozesse, vielmehr Ausdruck der an die Oberfläche kommenden Skrophulose. Eine jähe Unterdrückung bedingt ein Verstopfen und Versiegen der zahllosen Quellen, deren Inhalt jetzt eine retrograde Bewegung machen wird, oder, wissenschaftlicher ausgedrückt, die flüssigen Krankheitsprodukte werden resorbiert und im Inneren abgelagert, es kommt zu meningitischen und pneumonischen Prozessen, im günstigsten Falle zu bloßer Schwerhörigkeit, Ohrenfluss, Augenkrankheiten usw.

Endlich knüpfen wir an die Besprechung der physiologischen und chemischen Eigentümlichkeiten des Lebertrans eine Aufforderung, denselben in Form von Inhalationen im Croup versuchen zu wollen. Es ist bisher in fast allen schweren wirklichen Croupfällen unerlässlich gewesen, mehrere der bewährten Mittel herbeizuziehen. Da nun aber zu letzteren namentlich Brom, Jod und Phosphor gehören, die sämtlich im `ol-j.` enthalten sind, so ist es möglich, dass Dank dieser Zusammenfindung der spezifischen anticroupösen Elemente eine bedeutende Schutz- und Heilkraft für die genannte Krankheit daraus resultierten.

17.20.3. Kalium hydrojodicum; Jodkalium

Die Wirkung des Jodkaliums, sagt Schömann, stimmt im Allgemeinen mit der des Jodes überein, erleidet aber doch durch die Verbindung dieses mit dem Kalium unverkennbare Modifikationen.

Es wird von der alten Schule benutzt:

1. Gegen alle Formen der Skropheln, Drüsenanschwellungen, skrophulöse Blennorhoeen, chonische Hautausschläge auf skrophulösem Boden. Skrophulöse Geschwüre. Skrophulöse Augenentzündung; bei Flecken und leukomatösen Verdunkelungen der Hornhaut; bei Verhärtung der Brüste und Hypertrophie der Milchdrüsen.

2. Gegen Kropf, Struma lymphatica. 2 – 5 Gran, täglich 3 – 4 mal, empfehlen zum inneren Gebrauch allopathische Lehrbücher.

Was auf die Empfehlung von dieser Seite zu geben ist, erscheint durchaus notwendig, durch zwei Beispiele zu illustrieren.

»Ein Mann von 62 Jahren, sehr biliös und seit seiner Jugend an der Gicht leidend, erhielt von einem allopathischen Arzt gegen Ischias `kali-i.` mit der Vorschrift es früh und abends zu einem Esslöffel Wochen lang fortzubrauchen. Nach etwa 8 Tagen stellte sich eine äußerst schnell wachsende Anschwellung der ganzen Schilddrüse ein, mit etwas Empfindlichkeit gegen Berührung und Beklemmung; er musste das Mittel dennoch fortnehmen und bekam nun in der zweiten Woche alle Zeichen einer Endokarditis: Beklemmung, Ohnmachtschwäche, stürmischen, stoßenden, aussetzenden und ungleichen Herz- und Pulsschlag, spannenden Schmerz quer über die Brust; besonders war es der rechte Ventrikel, welcher sich auch allmählich etwas erweiterte; auch Appetitmangel und Erbrechen hatten sich hinzugesellt. Mercur jj in mehreren Dosen, bei einem nach einigen Tagen wiederkehrenden Sturm Arsen hoben das Übel ganz. Sepia beseitigte den Rest.«

»Ein Mädchen von 13 Jahren nahm wegen Skrophelgeschwüren, Karies des Unterkiefers und einer sehr bösartigen skrophulösen Augenentzündung mit Hornhautgeschwüren Kalium jodatum zu einigen Gran früh und abends mehrere Wochen hindurch. Hierbei heilte die Augenentzündung rasch und dauernd, und die Geschwüre besserten sich bis nahe zur Vernarbung, als sie einer rasch in Vereiterung übergehenden Lungenentzündung verfiel und verstarb.«

Jodkalium hat in allopathischen Dosen eine kumulative Wirkung, ähnlich wie das Chloroform, das den zu Operierenden in wohltätigen Schlaf verfallen lässt, aber über die beabsichtigte Wirkung hinaus schon unerwartet zum ewigen Schlaf verholfen hat.

Syphilitische vertragen das Jodkali besser als skrophulöse Konstitutionen.

Erwähnenswert ist die Schlaflosigkeit, über welche Kranke selbst nach verhältnismäßig kleinen Dosen von Jodkali zu klagen haben.

17.20.4. Ferrum jodatum; Jodeisen

Jodeisen ist auch uns Homöopathen untentbehrlich in der komplizierten Skrophel. Es leistet hier mehr als die reinen Antiskrophulosa Silicea, Phosphor, Jod, Calcarea usw. Man tut gut, dasselbe nicht in infinitesimaler Gabe anzuwenden. Wo Chlorosis, Rachitis, Syphilis sich mit den skrophulösen Vorgängen kombinieren, ist Jodeisen indiziert. Es beseitigt namentlich Impetigoausschlag der Wange, ekzematöse Exantheme des Gesichts und des ganzen Körpers.

Ferrum jodatum wirkt auf Hydrocephalus acutus, wenn anämische, schlecht genährte Kinder befallen werden, oder wenn durch vorausgegangene Antiskrophulosa (Blutegel, Calomel, Jalappa) ein solcher Zustand künstlich herbeigeführt wurde.

Rückert in seinem »Versuch einer Verwertung des ab usu in morbis gewonnenen Heilmaterials«, nennt als Indikation für Eisen: Hydrocephalus acutus mit weit offenen Fontanellen, woraus folgt, dass das Eisen im Jodeisen in diesen Fällen wichtiger ist, als das Jod.

Ekzem mit Borken wie Baumrinde.

17.20.5. Calcarea jodata

Von BEHSEMEYER gegen Struma und die chronische Anschwellung der Mandeln empfohlen. Sie entspricht der intensiv auftretenden Skrophelform. Denn jene chronisch-skrophulösen Intumneszenzen der Mandeln bleiben bis ins Mannesalter und rufen häufig interkurrente Kehlkopfkatarrhe hervor. Unter dem Gebrauch der `calc-i.` verkleinern sich die Anschwellungen, deren zerklüftetes Aussehen mit den napfförmigen Vertiefungen charakteristisch ist.

Ich selbst lernte außerdem das Mittel hoch schätzen in der perniziösen Ophthalmie der Skrophulösen, wo die kohlensaure Kalkerde im Stich ließ. `Calc-i.` hat ohne Zweifel eine große Zukunft.

17.20.6. Joduretum sulphuris

Diese Jod-Verbindung ist äußerst wirksam und bei der Behandlung von skrophulösen Affektionen fast so unentbehrlich wie Silicea. Damit sei zugleich angedeutet, wo das Mittel indiziert ist. Es kann sehr oft an Stelle der Kieselerde gesetzt werden, zumal in Fällen chronischer Geschwürbildung, eitriger Otorrhoe, Knochenverschwärung oder nicht heilen wollender ulzeröser Vorgänge im Gesicht, selbst mit verdächtigem (krebsartigem) Aussehen.

Bei chronischen Mandelanschwellungen, langwierigem Rachenkatarrh skrophulöser Kinder, Ozaena, Ekzem-Ausschlägen (so genannter Salzfluss, wie er in späteren Jahren in Gestalt der chronischen Fußgeschwüre erscheint) ist die Jod-Schwefelverbindung ebenfall von großem Nutzen.

Man wird aber gut tun, nicht zu hohe Potenzen zu wählen, sondern besser zu niedrigen Verreibungen und Dilutionen – etwa in der 4. oder 5. Dezimalstufe – zu greifen.

17.21. Folia juglandis; Walnussblätter

REGRIER rühmt die Walnussblätter gegen skrophulöse Affektionen. Sie erzeugen nach ihm, Diurese zuweilen auch Diarrhoe, und wirken namentlich auf die

Verdauung. Sie sollen weniger bei Knochenleiden leisten, als bei Affektionen der äußeren Haut, der Drüsen und Augen.

NASSE empfiehlt das Mittel speziell gegen Heliminthiasis, Otorrhoe und Fluor albus skrophulosus; HAUSER bei Hautausschlägen, Tinea capitis.

In neuester Zeit wurde es bei Hypertrophie der Mandeln und chronischer Anschwellung derselben verwendet.

Äußerlich wurde es auch bei Flecken der Hornhaut benutzt. In der ophthalmologischen Praxis sah ich guten Erfolg von der innerlichen Behandlung von T. juglandis (1. oder 2. Verdünnung) gegen chronische Blephradenitis ciliaris mit Neigung zu allgemeiner Gefäßinjektion der Augen.

17.22. Kalium und seine Präparate

Die Kalisalze in unserer Zusammenstellung antiskrophulöser Mittel übergehen, hieße eine große Lücke in unserer Arbeit lassen. Denn Kalium carbonicum ist imstande, beginnende Lungentuberkulose zum Stehen zu bringen, letztere aber ist der intensivste Ausdruck der Skrophelsucht. Das chromsaure Kali entspricht, wie wir gleich sehen werden, den allerhartnäckigsten sonstigen skrophulösen Manifestationen. Der Grundcharakter der Kalipräparate ist der, dass sie profusen fehlerhaften Ausscheidungen (seien es Blutungen oder purulente oder seröse Sekretionen) Einhalt gebieten. Dazu kommt bei Kalium carbonicum ein unläugbarer Einfluss auf das Herz (also die Zirkulation) und die die Herztätigkeit regelnden Nervendistrikte. Im übrigen sind die beiden abzuhandelnden Kalipräparate unter sich so verschieden, dass wir sofort jedes für sich besprechen wollen.

17.22.1. Kalium carbonicum

Wir erwähnten schon die Bedeutung von Kalium carbonicum für die Lungen; ehe es aber zur Tuberkulose kommt, gehen namentlich Katarrhe des Kehlkopfes und der Nase voraus; daher entspricht denn auch diesem mit bestimmtem, spezifischem Charakter auftretenden Leiden unser Präparat. Chronizität und Neigung zu Rezidiven treten, wie bei allen skrophulösen Affektionen, so auch hier hervor.

`Kali-c.` heilt also Stockschnupfen, der das Atmen durch die Nase unmöglich macht, sich aber beim Gehen in freier Luft löst, im Zimmer zurückkehrt, mit vielem Jucken in der Nase und Absonderung gelb-grünen oder auch blutigen Nasenschleims; in anderen Fällen entleert sich eiterartiger Schleim, meist aus einer Nasenhälfte, von üblem Geruch; Brennschmerz in der Nase, wunde, schorfige Nasenlöcher, ja völlige Verstopfung der Nasenöffnungen; Abstumpfung des Geruchs; abends oft starker Fließschnupfen mit häufigem Niesen und Kopfschmerz, rauer Stimme, Kribbeln im Hals, was zum Räuspern und Husten reizt, und dem Gefühl von fest sitzendem Schleim.

»Kali«, sagt auch KAFKA, »ist ein vorzügliches Mittel bei Stockschnupfen mit totaler Heiserkeit und Stimmlosigkeit, bei Verschleimung des Schlundes und dem Gefühl von einem Pflock in der Kehle; bei Krampf- und Kitzelhusten in der Nacht; bei Sticken und Würgen bis zum Erbrechen, besonders gegen morgen.«

Das Symptom des »Pflocks« beim Schlucken hat auch `graph.`, und das Symptom der Heiserkeit und Aphonie `caust.`

Stechende Schmerzen sind in vielen Fällen ein untrüglicher Hinweis auf Kalium carbonicum.

17.22.2. Kalium chromicum

Das (saure) chromsauere Kalium sowie das doppeltchromsaure (`kali-bi.`) greifen tief in eingewurzelte skrophulöse Schäden, und besteht gerade in der Hartnäckigkeit die nahe liegende Indikation zur Anwendung desselben. Daher heilt es den wahren häutigen Croup, es heilt Ozaena, und Schnupfen-Arten, die durch ihre Dauer fast zu physiologischen Prozessen geworden sind.

Die nicht minder chronischen Mandelanschwellungen fallen in sein Heilgebiet, sowie perniziöse Ausschlagsformen.

Verdacht auf Beimischung hereditärer syphilitischer Elemente bestärkt in der Wahl des Mittels.

Da, wo sich dieses Mittel als wirksam erwiesen hatte, wurde die Schleimhaut der Nase wund.

Nach einem wahren Croup zeigt sich skrophulöser Nasengrind.

Gegen torpide, von Entzündung nicht merklich begleitete Mandelgeschwülste, besonders bei Kindern von schlaffer, leuko-phlegmatischer Natur, und wenn zugleich Auflockerung der Nasenschleimhaut und Schorfe in der Nase vorhanden waren wurde `kali-chr.` oft mit ausgezeichnetem Erfolg angewandt.

17.22.3. Kalium bichromicum

Ein magerer, anämischer Mann, 30 Jahre alt, mit der Kristallisation des doppeltchromsauren Kaliums in einer Fabrik beschäftigt, hat seit 3 Monaten mehrere Geschwüre an den Tonsillen und im Schlunde, bedeckt mit einem aschgrauen Schorf und umgeben von einer dunklen, lividen, geschwollenen Schleimhaut. Puls klein, 120 Schläge pro Minute, großer Durst; Zunge trocken und rot, erschwertes Schlucken und Schlaflosigkeit.

Er gab an, dass alle seine Kameraden in der Fabrik mehr oder weniger in gleichem Zustande wären.

Für die Wahl des Mittels ist es nicht unwichtig zu wissen, dass es auch gegen sekundäre und tertiäre Syphilisformen mit Nutzen gegeben wurde. Drysdale heilte damit syphilitische Periostitis und Exantheme vermutlich syphilitischer Natur. Es scheint sich ganz wie das rote Quecksilberpräzipitat gegen skrophulös-syphilitische Affektionen zu eignen.

17.22.4. Kalium chloricum; chlorsaures Kalium

Das chlorsaure Kalium hat eine so begrenzte charakteristische Heilwirkungssphäre, dass wir dasselbe ebenfalls hier erwähnen sollten. Es ist das spezifische Mittel für die Mundfäule (Stomacace, immer mit eigentümlichem, fötidem Geruch).

Laurie hob durch `kali-chlor. 1.` Trituration, täglich 3mal 1 Gran, eine Mundfäule, welche so um sich gegriffen hatte, dass es schon eine Perforation der Wange bewirkt hatte.

Alfred Vogel schreibt: »Wir sind so glücklich, gegen die Stomacace ein Mittel zu besitzen, wodurch schon genug zu dessen Empfehlung gesagt ist. Es ist das chlorsaure Kali.«

Odor foetidus aus dem Magen (Chlorsaures Kali 6,0 in Zuckerwasser 120,0. 1 Kaffeelöffel voll 3 Stunden nach dem Essen).

17.23. Lycopodium; Bärlappsamen

»Bärlapp oder Hexenmehl steht dem Schwefel sehr nahe, welchen die Pflanze, von der das Lycopodium-Keimpulver stammt, auch enthält.«

Schon deshalb ist die zweite Bezeichnung für Lycopdium: Sulphur vegetabile gerechtfertigt.

Lycopodium ist aber auch Knochenmittel, passt bei Rachitis (nach Calcium carbonicum); bei Erweichung und Eiterung, Verkrümmung der Knochen; ferner bei Hautausschlägen von chronischem Charakter, bei beginnendem Knochenfraß, wie Silicea; bei Geschwüren, die leicht bluten, wie Merkur, eiternden, nässenden Flechten, eiternden Kopfausschlägen; dann außer den genannten, auch bei Augenentzündungen mit nächtlichem Zuschwären und Tränen in freier Luft, Kältegefühl in den Augen abends, Trübsichtigkeit, Augenliderdrüsenentzündung, geschwollene Halsdrüsen; bei gastrischen Symptomen, wie sie so häufig Skrophulöse zeigen, vor allem wenn anhaltende Hartleibigkeit und Blähungsbeschwerden damit verbunden sind. Stockschnupfen und Eingenommenheit des Kopfes. Gegen den Skrophelschnupfen, wenn der Ausfluss gelblich oder grünlich ist. Innerlich geschwürig-schorfige Nase (wie Kalium carbonicum). Trockener Husten. Kurzatmigkeit.

Es will uns scheinen, als ob Lycopodium mehr den Skrophelprozessen zusagt, die nicht mit übermäßiger Sekretion, vor allem nicht mit kopiösen Eiterungen verbunden sind, für welche sich Calcium carbonicum, Merkur und andere mehr anbieten. Es entspricht Lycopodium mehr den unterdrückten Absonderungen oder den skrophulösen Vorgängen ohne Absonderung, ja mit Vertrocknung und Sprödigkeit der Teile (ähnlich wie Silicea[10]) Arsen, das zum Beispiel Ichthyosis heilt oder Graphit, das unterdrückte Hämorrhoiden wieder flüssig macht.

Bestärkt wird man darin noch, wenn man die Heilkräftigkeit des Lycopodium bedenkt bei den Beschwerden der Weichselzopfdyskrasie, deren Grundcharakter anomale Trägheit der peripheren Tätigkeiten (zum Beispiel unterdrückte Transpiration) ist, und die viele Berührungspunkte mit der Skrophulose bietet.

Die von Lyopodium geheilten Exantheme im Bereich des Kopfes und Gesichts können zwar feucht sein und eitern, aber entbehren der dicken, fetten, profusen Eiterung.

Bei der Schwerhörigkeit mit Ausfluss einer dünnen, gelblichen Flüssigkeit aus dem Ohr passt Lycopodium vorzugsweise.

Bei skrophulöser Knieschwellung gibt man Lycopodium im Wechsel mit Calcium carbonicum (und Silicea).

Der Croup, ein beredter Ausdruck vorhandener Skrophulose, bedarf zuweilen des Lycopodium, wenn Heiserkeit, lockerer Husten am Tage und Stickhusten in der Nacht stattfinden, oder überhaupt wenn Stickanfälle mit freien Zwischenräumen wechseln.

[10] Lycopodium wird überdies ganz wie Silicea gegen nächtliche Knochenschmerzen nach Merkurmissbrauch empfohlen.

Schließlich gedenken wir der therapeutischen Schutzkraft von Lycopodium bei folgendem Blasenleiden: In der Blase Schweregefühl; Brennen beim Wasserlassen; beständiger Harndrang, zuweilen sehr heftig, dann in Harnverhalt übergehend. Katarrhalische Blasenentzündung. Urin trübe, milchig. flockig. Öfteres Drängen, zuweilen mit Unvermögen, den Harn zu lassen, wobei die Kinder stets an den Unterleib fassen und ungeduldig weinen. Urin blass und hell.

Urinverhaltung der Neugeborenen.

Im allgemeinen ist Lycopodium mehr bei den Leiden der Erwachsenen zu verwenden, als bei Kindern, Ist die Theorie richtig, wonach die Skropheln eine Art Gicht des kindlichen Alters darstellen sollen, so würde man am ehesten auf dasselbe da verfallen, wo es sich um Kinder wirklich gichtischer Eltern handelt. Bei dieser Gelegenheit sei wiederholt daran erinnert, dass die übrigen renommierten Gichtmittel wie Calcium carbonicum, Silicea, Phosphor, selbst die Jod-Präparate, vor allem aber Schwefelleber ebenso brauchbare ja unentbehrliche Antiskrophulosa sind, gewiss ein entscheidendes Moment bei der Beurteilung der Frage: Sind die skrophulösen Erkrankungen den arthritischen verwandt oder nicht?

Im Gegensatz zu Calcium carbonicum, das mehr der pastösen mit geistiger Trägheit verbundenen Form entspricht, würde Lycopodium mehr der erethischen entsprechen.

Aus Rückerts »Versuch einer Verwertung des ab usu in morbis gewonnenen Heilmaterials« nennen wir noch folgende Lycopodium-Zeichen:

1. Gefühl wie von einem harten Körper im Schlunde, mit Stechen, Anschwellungsgefühl und Frühauswurf eines gelblichen, dicken, in der Mitte festen, fast härtlichen, grün-gelben Schleims.
   »Mehrmals hatte ich die Freude, jenes sonst als unheilbar bekannte, mit Knochenfraß der Halswirbel endende Schlundleiden, das mit aufgetriebener gereizter Schleimhaut des Halses, mit varikösen Gefäßen darin und mit einem flechtenartigen Ausschlag darauf, nebst wuchernden Fleischwärzchen in Verschwärung übergehend, sich dem untersuchenden Auge darstellt und stets mit schweren Leiden verbunden ist, von Lycopodium 30 vollständig geheilt zu sehen.«

2. Chronische skrophulöse Ausschläge, die mit schmutzig gelblichen oder bräunlichen oder grünlichen Schorfen sich immer neu bedecken, ekelhaft weißlich oder mulstrich oder faulig riechen, teils trocken, teils nässend, meist unter der Lupe eine pilzartige Bildung zeigen und vorzugsweise die behaarten Körperstellen lieben.

3. Die dem Panaritium diffusum vorausgehenden Blutschwären haben das Eigene, dass sie sich nur unvollkommen entscheiden, nur wenig eitern, sodann blau werden, zu eitern aufhören und unvollkommene Narben, bläulichrote Flecken zurücklassen.
   Die Blutschwären in und um die Achselhöhlen, dabei in denselben nässende, schorfige, juckende Flechten mit Anschwellung der Achseldrüsen. Die Schwären eitern lange, und es entstehen immer wieder neue.

4. Lycopodium passt oft bei bösartigen, veralteten Fußgeschwüren, Salzflüssen, phagedänischen Geschwüren.

5. Lycopodium ist auch ein Schnupfenmittel.
   Dabei: Trockenheit der Nase oder scharfe Absonderung namentlich aber lästiges Stirnkopfweh (wo auch Mercurius solubilis infrage kommt), mit abendlicher Verschlimmerung und schließlich Ausschnauben zitronengelben Schleims.

6. Schorfe in der Nase, nächtliches Zuschwären der Nasenlöcher bei Stockschnupfen.

7. Trockenheit der Choanen, bei übel riechendem Nasensekret, Heiserkeit, Rauheit, Wundheit der Brust, und bei nächtlichem Kitzelhusten mit dem Gefühl von Schwefeldampf.

17.24. Mercurius; Hydrargyrum; Quecksilber

Die Erfahrung lehrt, dass die verschiedenen Präparate dieses Mittels dem ganzen lymphatischen System eine besondere Modifikation und der Gesamtökonomie des Körpers eine dem skrophulösen Zustand gleiche oder ähnliche Stimmung einprägen und mitteilen können. Leute, die von Berufs wegen, mit Quecksilber zu tun haben, bekommen häufig skrophulöse Kinder. Ohne diese Quelle der Skrophulose zu überschätzen, hat die Homöopathie allen Grund an obiger Erfahrung festzuhalten.

Von allen Quecksilberpräparaten am deutlichsten skrophulotisch wirkt Mercurius präzipitatus ruber.

Am auffallendsten und bekanntesten ist die (physiologische) Wirkung des Quecksilbers auf die Speicheldrüsen. Unter die Formen der Merkurialkrankheit werden auch die Vergrößerung der Drüsen gerechnet, vor allem die Vergrößerung der Leisten-, Achsel- und Mesenterialdrüsen, die Vergrößerung der Parotis, des Pankreas und von Hoden und Leber. Vermehrung der Drüsensekrete ist bei Quecksilberwirkung so gut wie immer vorhanden.

Dennoch sollten wir vorsichtig in der Einschätzung sein, ob sich die Drüsenschwellungen im Abflusswege eines Primäraffektes befinden oder nicht. Im ersten Fall ist die Anschwellung nur als Reaktion des Immunsystems auf den syphilitischen Reiz zu verstehen und keine eigenständig skrophulöse Erkrankung.

Qecksilber kommt in Bezug auf seinen Einfluss auf das Knochensystem Silicea sehr nahe, ist überhaupt in seiner Eigenschaft als Eiterungsmittel geradezu unentbehrlich in den meisten skrophulösen Vorgängen.

- Entzündliche, besonders nächtliche Knochenschmerzen, Verkrümmung und leichte Zerbrechlichkeit der Knochen.
- Ausschläge wie fette Krätze, oder auch trockene, frieselartige, leicht blutende Krätze.
- Entzündliche Anschwellung der Drüsen
- Eiterungen aller Art.
- Geschwulst des Kopfes oder Ausschlag auf dem Kopf.
- Entzündungen der Augen, besonders wenn dabei auch die Lider rot und geschwollen sind. Die Konjunktiven sind nicht sehr geschwollen, die Rötung stark, die Absonderung eitrig, Lichtscheu.
- Reißen und Stechen in den Ohren; eitriger oder blutiger Ausfluss. Schwerhörigkeit mit Sausen und Brausen in den Ohren. Entzündung des inneren Ohres mit heftigen nächtlichen Schmerzen und Eiterung.
- Entzündung und Schwellung der Nase, vor allem der Nasenpitze. Schnupfen mit reichlichem Ausfluss einer scharfen, ätzenden Flüssigkeit.
- Mundfäule.
- Halsentzündung mit Schwellung der Mandeln und Speichelfluss.
- Zahnungsbeschwerden.
- Ekzem der Beugeseiten der Extremitäten, besonders in der Nähe der Gelenke und an den Glutäen. Die Schmerzen sind heftig. Der abgesonderte Eiter ist kontagiös. Die Heilung erfolgt vom Zentrum des Plaques aus.

- Aktiv entzündlicher Bubo mit Eiterungstendenz. Die Schmerzen bessern sich schnell, und wo keine Rückbildung erfolgt, entwickelt sich die Eiterung gut und rasch ohne dass sich ein torpides Geschwür an der geöffneten Stellte entwickelt.

- Geschwüre bei Mädchen und Jungen im Alter von 4 – 10 Jahren, die ganz den Charakter der Syphilis simulieren. Bei Jungen treten diese Geschwüre am vorderen Teil des Penis auf, auch an der Vorhaut und am Skrotum, bei den Mädchen an den Schamlippen, an der Harnröhrenmündung und selbst am Damm. Es fehlt die Härte der Unterhautzellgewebe. Eine starke Schmerzhaftigkeit und Reizung mit Anschwellung der begleitenden Leistendrüsen ist charakteristisch.

- Aus großen, teigigen Beulen entstehende oberflächliche Geschwüre am Nacken und am Thorax.

- Panaritium im entzündlichen Stadium. Es lindert die Schmerzen, beschleunigt die Eiterbildung und wirkt oft im Zusammenhang mit Silicea.

Bei der Scophulosis erethica et florida, Entzündung der Drüsen mit phlegmonöser Röte, Schwellung und Schmerzen, die sich abends verschlimmern, eignet sich Mercurius solubilis besonders. Auch in der Blepharoadenitis skrophulöser Individuen (hier nur von Silicea übertroffen und ergänzt). Geschwürbildung auf der Hornhaut und Lichtscheu.

Obgleich nicht immer im Zusammenhang mit der Skrophulose, bietet die Angina uvularis (verlängertes, geschwollenes Zäpfchen) ein wunderbares Beispiel für die therapeutische Wirkung des Merkurs, hier vor allem des Mercurius sublimatus corrosivus, das auch schon chronisch gewordene Fälle auf wundersame Weise heilen kann.

Bei der Atrophica mesaraica (mesenterica), dem dicken Bauch der Kinder, die meist ohne Muttermilch auskommen mussten und jetzt unter Durchfällen und Zahnfiebern leiden, kann Merkurius gute Dienste leisten.

Ähnlich wie Silicea kann es bei Mastitis helfen den Eiter herauszubringen.

Beide weisen auch eine ähnliche Heilkraft beim freiwilligen Hinken (Claudication spontanea) auf.

Silicea	**Merkurius**

Silicea	Merkurius
Knochenmittel.	Drüsenmittel.
Verschlimmerung zur Zeit des Neu- und Vollmondes. Schmerzen bei Wetterveränderungen.	Auftreten der Symptome nachts (in der Bettwärme).
Verhärtungen (szirrhöse) Flechten.	Eiterung.
	Leicht blutende Geschwüre.
Beginnende oder schlechte unterdrückte Eiterung.	Blutiger Ausfluss aus dem Ohr.
Unterdrückte Fußschweiße.	Blutige, blutstreifige, blutschleimige Durchfälle
Gelbe, verkrüppelte, spröde Fingernägel.	
Verstopfung	Durchfall.

Merkur nähert sich mehr Calcium carbonicum, Causticum, Phosphor, Nitricum acidum. Silicea findet dagegen (außer in Graphit und Lycopodium) in Arsen sein größeres Analogon, hat sogar mit diesem »Erbrechen nach jedem Trinken« gemein. Der bei aller Ähnlichkeit zwischen Silicea und Merkur bestehende Antagonismus geht schon daraus hervor, dass Silicea Geschwüre heilt, die ihre Entstehung dem Merkur-Missbrauch verdanken.

Dr. Götze schrieb: »Mercurius solubilis Hahnemannii in der 3. Potenz ist spezifisch bei den meisten Anginen mit Anschwellung der Tonsillen oder der Submaxillardrüsen, vor allem aber bei derjenigen Form von Angina, bei der frühzeitig kräftige Exsudate auf den entzündeten Schleimhautpartien zu finden sind.

17.25. Natrium muriaticum; Kochsalz

Chronische Hautausschläge, Nessel- und Frieselaussschläge. Schwären. Blüten und Ausschlag im Gesicht, besonders an den Mundwinkeln. Starke Nachtschweiße. Tränen der Augen (im Freien), Jucken in den Augenlidern, Trübsichtigkeit. Sausen in den Ohren. Schwerhörigkeit. Eiterausfluss aus den Ohren. Anschwellen der Unterkieferdrüsen, Schwellung der Lippen und Halsdrüsen. Kropfartige Drüsengeschwulst (wie bei Skrophulösen). Leichtes Bluten des Zahnfleisches, Lockerheit der Zähne. Harter Stuhl, abwechselnd mit Diarrhoe.

Heiserkeit. Schmerz im Kehlkopf und in der Luftröhre, Engbrüstigkeit, Eiterauswurf beim Husten (Tuberkulose).

Kann man wohl die Zeichen der Skrophulose prägnanter wiederfinden, als in diesen charakteristischen Arzneiwirkungen des gemeinen Kochsalzes? Daher zweifeln wir keinen Augenblick an den Beobachtungen französischer Ärzte, die fanden, dass sich das Seesalz, in Wasser gelöst, gegen skrophulöse Hornhautgeschwüre mit Lichtscheu vorteilhaft bewährte.[11]

Nun noch einige speziellere Indikationen:

Natrium muriaticum ist bei Fließschnupfen angezeigt, der mit Stockschnupfen wechselt, und mit Heiserkeit, Kratzen und Scharren in der Luftröhre verbunden ist, wobei der Hustenreiz aber größtenteils von der Magengrube ausgeht (Status gastricus). Vollständiger Geschmacks- und Geruchsverlust. Verstopfung des Tränenkanals mit ständigem Tränen.[12]

An dieser Stelle geben wir noch einige der sehr praktischen Bemerkungen aus Rückerts »Versuch einer Verwertung des ab usu in morbis gewonnen Heilmaterials«:

Das reine Kochsalz ist eine der kräftigsten antipsorischen Arzneien.

Von Grauvogl zählt es zu den der hydrogenoiden Körperkonstitution entsprechenden.

Die Gesamtheit der Wirkungen beruht auf der großen vegetativen Wirkung.

Das Lymph- und Nervensystem wird durch Natrium muriaticum beeinträchtigt, woraus hervorgeht, dass es besonders bei chronischen Krankheiten angezeigt ist.

Der intermittierende Charakter weist noch mehr auf Natrium muriaticum, das ansonsten sehr leicht mit Lycopodium verwechselt werden kann. Dieser Umstand spricht dafür, dass das Kochsalz antiskrophulös wirkt. Besonders die skrophulöse Opthalmie scheint sich unter gewissen Bedingungen für Natrium muriaticum zu eignen. Eine dieser Bedingungen ist die Absonderung scharfer, Nase und Oberlippe wund machender Tränen. Verstopfung des Tränenkanals. Weiterhin: trübes Aussehen der Augen, Eiter in den Augenwinkeln. Der Tränenfluss ist an frischer Luft stärker. Lichtscheu mit stechenden Schmerzen in den Augen. Ausschläge am Mund, an den Lippen, an den Mundwinkeln, Blüten, Schorfe und Geschwüre (ähnlich wie Graphites und Causticum).

[11] Lehrreich ist die Beobachtung von Busch, dass Augen in Flusswasser nur unter Schmerzen offen gehalten werden können, während dieses im Meerwasser wunderbar gelingt.

[12] Es gibt einen Schnupfen mit Verbesserung des Geruchssinnes, der durch Phosphor geheilt wird. Mit Heiserkeit und Bronchialkatarrh.

Skrophulöse leiden oft an Verstopfung, und Natrium muriaticum ist ein Mittel, das solche Verstopfungen der hartnäckigen Art geheilt hat. Solche Anzeichen sollte man suchen, wenn man Natrium muriaticum unter den vielen skrophulösen Mitteln erfolgreich auswählen möchte.[13]

17.26. Nitricum acidum; Salpetersäure

Salpetersäure kann bei allen aphthösen Geschwüren des Mundes als Heilmittel in Betracht gezogen werden. Aber auch bei den in flache Geschwüre übergehenden Phlyktänen der Hornhaut, bei den in Eiterung übergehenden und später Geschwüre bildenden Zellgewebsentzündungen des inneren Augenwinkels (Aegilops); bei den Eicheltripper begleitenden, flachen, übel riechenden Geschwüren.

Es wirkt aber auch bei vielen der gemeinen skrophulösen Augenentzündungen (Pustularophthalmie; Herpes conjunctivae etc.) vor allem in den späteren Stadien, auf der Höhe der Entzündung und nachdem Calcium carbonicum erfolglos angewendet worden ist.

Die skrophulösen Augenentzündungen zählen zu den hartnäckigsten der skrophulösen Erkrankungen. `Merc.`, `ars.`, `hep.`, `lyc.`, `con.` werden oft ohne Geduld gegeben und versagen. Selbst dann erreicht man noch zufrieden stellende Ergebnisse durch `nit-ac.`

Außer in der an sich ungefährlichen, aber oft sehr hartnäckigen skrophulösen Augenentzündung ist `nit-ac.` unentbehrlich bei der Behandlung der Ophthalmia neonatorum.

- Drücken in den Augen wie Sand, in den äußeren Augenwinkeln.
- Blinzeln, große Lichtempfindlichkeit. Lichtscheu.
- Stechen und Jucken in den Augen.
- Beißen und Brennen.
- Rötung des Augenweiß.
- Schwellung über den Augenlidern.

[13] Will man Natrium muriaticum in Form von Bädern benutzen, so geschieht es, indem man Sole und Flusswasser (etwa zu gleichen Teilen) mischt, oder indem man ein bis zwei Pfund Kochsalz und ein Pfund Seesalz dem Vollbad (gewöhnlich warmem Wasser) zusetzt.

- Flecken in der Kornea.
- Tränen der Augen. Scharfe Feuchtigkeit.
- Zueitern des Auges.
- Schwieriges Öffnen der Augen, morgens.
- Verdunkeln der Augen. Das Sehen trübt sich, die Gegenstände werden dunkel.
- Nebel vor den Augen.
- Kurzsichtigkeit.
- Schwerhörigkeit.

17.27. Phosphorus; Phosphor

Schon aus dem Umstand, dass Phosphor oft die Wirkung von Silicea ergänzt und vervollständigt, zum Beispiel in Fällen von Mastitis und deren Ausgängen, kann man auf dessen antiskrophulöse Wirkung schließen. Phosphor ist wie Silicea ein Knochenmittel, noch mehr aber ein Lungenmittel. Stärker tritt die antiskophulöse Wirkung des Phosphor jedoch beim Croup zutage, gerade bei den Fällen echten Croups, die mit Recht zu charakteristischen Äußerungen der Skrophulose gerechnet werden können. Indem Phosphor auf das Nervensystem aufbauend wirkt, hat es selbst im letzten Stadium des Croup Wunder getan. »Kaum fühlbarer Puls, kalte klebrige Schweiße, chronische Heiserkeit, Brennen im Kehlkopf.«

Bekannt ist weiterhin die Wirkung des Phosphor auf chronische Diarrhoen von denen skrophulöse Kinder in der Zahnungsperiode und später befallen werden, wo nur Calcium carbonicum, Calcium aceticum und Arsenicum album ähnlich häufig angezeigt scheinen.

Im Übrigen ist, was die Heilwirkung des Phosphors auf die speziellen Skrophelformen betrifft, die Ausbeute nur eine beschränkte zu nennen. Außer beim Croup im letzten Stadium mit rasselnder Atmung im oberen Teil der Brust und der Trachea, und außer bei Knochenkrankheiten als Karies scrophulosa mit hektischem Fieber und Exostosen, spielt Phosphor eine namhafte Rolle bei der Behandlung der Ozaena skrophulosa.

Man könnte noch fragen, ob die allen bekannte Eigenschaft des Phosphors, eine Nekrose des Kieferknochens herbeizuführen, nicht homöopathisch verwertet worden ist. Wir glauben dies bejahen zu können, indem wir im Phosphor ein schätzbares Heilmittel beim Zahnschmerz kariöser Zähne, (die doch auch quasi einen Teil des Kiefers bilden), besitzen. Und zwar entspricht Phosphor der Karies sicca (Merkurius der Karies humida). Beide Arten des Zahnschmerzes zählen offenbar zu den fatalen Privilegien skrophulöser Individuen.

Moleschott (*Kreislauf des Lebens* Seite 44) sowie auch G. Rose und Bromeis sind der Ansicht, dass mittelst der Gerste unserem Blut und den Knochen Phosphorsäure (und Fluor) zugeführt werden. Aus diesem Grund lässt Kafka Kindern, deren Knochenbildung langsam vor sich geht, die so genannten Graupen, bald geröstet als Kaffee, bald zerstoßen entweder in der Kindsuppe oder in Milch gekocht als Brei verabreichen. So sieht er den Stoffwechsel im Allgemeinen und vorzüglich aber die Bildung der Knochensubstanz schneller vonstatten gehen.

Da der Lebertran (vor allem der Braune) neben Jod als wesentlich mit in Betracht kommend Phosphor enthält, so ist man vielleicht berechtigt anzunehmen, dass dieses alte Heilmittel nicht selten diesem Umstand seine Erfolge verdankt hat. Es wurde dann, kann man sagen, in Fällen angewandt, die sich für homöopathische Gaben des Phosphors eigneten.

17.28. Petroleum; Steinöl

Petroleum ist ein wichtiges Mittel bei skrophulösen Gehörleiden. Wenn sich an dem Schnupfen die Tuba Eustachii beteiligt, was die verschiedenen Geräusche, Sausen, Brausen, Knacken in den Ohren sowie Schwerhörigkeit zur Folge hat, so denke man an Petroleum.

Kafka reicht Petroleum bei Schnupfen mit Heiserkeit und Verstopfung der Choanen, Schleimanhäufung im Schlunde mit Drücken, Kitzeln und Brausen; bei nächtlichem Kitzelhusten mit Trockenheit in der Trachea.

Ferner hat Petroleum halbseitige Gesichtslähmungen (skrophulöser Kinder) geheilt, wobei ich aber nicht verschweige, dass meine Beobachtungen in zwei Fällen negativ ausfielen.

17.29. Rhus toxicodendron; Giftsumach

Dr. Genzke sagt von Rhus toxicodendron: Die gute Wirkung im ersten Stadium der Coxarthrocace, die Kollege Reissig in Berlin in mehreren Fällen erbrobt hat, scheint sich zu bestätigen.

Meyer rühmt `rhus-t.` gegen Ekzem (neben Schwefel).

Hautausschlag auf skrophulösem Boden wird dann von Rhus geheilt, wenn eine grünliche gelbliche Flüssigkeit aussickert, die zu gelben dicken Borken vertrocknet, zugleich aber fressender Natur ist, nachts stark juckt und die Haare ausfallen lässt.

Sonstige charakteristische Arzneiwirkungen: nässender Kopfgrind, Flechten auf dem Haarkopf, Augenentzündung, ödematöse Schwellung des ganzen Auges und seiner Umgebung. Entzündliche Ohrdrüsengeschwulst. Daher hat sich Rhus klinisch bewährt bei skrophulöser Augenentzündung, bei der Parotitis nach Scharlach, bei der Verhärtung der Parotis.

17.30. Silicea

Ihre Erstwirkung bezieht sich auf das System der Zerebro-Spinal-Nerven und die Vegetation des Knochens. Als Heilmittel ist sie vorzüglich nützlich bei Lähmungen im weitesten Sinne, also überhaupt bei chronischer Schwäche des höheren Nervenapparates, unterdrücktem Gefühls- und Bewegungsvermögen, unterdrückten Sekretionen, besonders der Peripherie, aus gleichem Grunde; daher auch hierdurch bei gehemmten Eiterungsprozessen; dann noch Hauptmittel bei Pseudoerysipel, Furunkel, Karbunkel, Panaritien, Karies, Knochenauftreibungen und festen Geschwülsten.

Dr. Noack junior empfiehlt Silicea in den skrophulösen Hauteruptionen, wenn dieselben mehr den behaarten Teil einnehmen, und gegen solche am Ausgang der Nase.[14]

»Massive und wiederholte Gaben«, sagt er in einer vortrefflichen Abhandlung über Silicea in Eiterungsprozessen, »sind angezeigt, wenn es sich um bloße (skrophulöse) Drüsenanschwellungen ohne Eiterung handelt. Wo aber Eiterung oder auch nur die Tendenz dazu vorliegt helfen hohe Verdünnungen (30).«

[14] Schwarze hatte Graphit mit großem Erfolg einem 23jährigen Manne gegeben, dessen Gesicht mit Ekzem bedeckt war und eine Menge Risse und Schrunden zeigte, Indessen Lider und Mund blieben noch zu heilen. 2 Gaben Silicea (je ein Tropfen Silicea 30) heilten in 3 Wochen.

In chronischen Fällen pflegt man täglich einmal (und seltener), in subakuten früh und abends und in aktuen alle 2 – 3 Stunden Silicea zu reichen.

Über die Eigenschaft der Silicea, unterdrückten Fußschweiß zurückzurufen (was offenbar zuweilen eine Lebensfrage werden kann) enthält die A.H.Z. Bd. 73 Nr. 10 fünf durch den Namen GALLAVERDIN hinlänglich verbürgte Beispiele, wobei des nur scheinbaren Widerspruches gedacht wird, dass Silicea auch umgekehrt krankhaft vermehrten Fußschweiß heilt, ähnlich wie Calcium carbonicum in homöopathischer Gabe Kröpfe heilen kann, und doch auch wieder ein Überschuss von kohlensaurem Kalk solche hervorruft.[15]

Eisige Kälte der Füße, Ephidrosis, stinkender Fußschweiß, Brust- und Magenaffektionen nach unterdrücktem Fußschweiß erfordern Silicea.

JOUSSET sagt von der Kieselsäure: »Sie entspricht den pustulösen Ausschlägen des Kopfes und der Extremitäten, den vereiterten Lymphdrüsen. Sie hat Anschwellung des Leibes und der Nase unter ihren Symptomen, Stockschnupfen.[16]«

Otorrhoe mit und ohne Karies. Leukorrhoe, chronische Diarrhoe, Ophthalmie mit Ulzeration der Kornea; kalte Abszesse. Karies der Phalangen mit lanwieriger Eiterung. Karies der zelligen Apophysen, der Klavikula, der langen Knochen, Tumor albus, Phtisis mit eitrigem Auswurf.

Eiterung von Knochen und Weichteilen weisen auf Silicea hin.

In Panaritien, von denen Skrophulöse sehr oft heimgesucht werden, gibt es außer etwa Causticum kein besseres Mittel, als Silicea.

»Welcher Wert der Kieselerde in Knochenkrankheiten gezollt werden muss, wird jeder homöopathische Arzt in seiner Praxis hinreichend erfahren haben. Ich wenigstens habe den Wert bei Panaritien, die von den heftigsten, stechenden Schmerzen begleitet waren, bei Beinfraß und vorzüglich bei Tumor albus, wovon ich drei Fälle in kürzester Zeit zu beobachten Gelegenheit hatte, kennengelernt.

Ich glaube, dass die Kieselerde in keiner der genannten Krankheitsformen von einer anderen Arznei übertroffen werden dürfte. Das Eigentümliche dabei ist, dass die heftigsten, lancinierenden Schmerzen sehr bald nach ihrer Anwendung schwinden. Bei Karies sah ich sehr bald den aashaften Geruch und das jauchige Sekret weichen und einem normalen Eiter den Platz räumen.

[15] DR. GALLAVARDIN nennt unter den anderen Mitteln, die die anomalen Schweiße der Extremitäten heilen, die normale unterdrückt gewesene Transpiration aber wieder herbeizuführen vermögen (je nach Indiviudalität des Falls) Lycopodium, Kalium carbonicum, Calcium carbonicum, Sepia, Ammonium carbonicum, Barium carbonicum.

[16] Bei gleichzeitiger chronischer Entzündung der Mandeln und schmerzhafter Schwellung der Unterkieferdrüsen.

Es scheint die Kieselerde in all denjenigen Fällen von Panaritien gleich von Anfang an gereicht werden zu müssen, wo eine Zerstörung des Knochens (nächtliche, heftige Schmerzen) nachweisbar ist, der Merkur dagegen dort, wo die Schmerzen nicht so heftig, mehr klopfend, als stechend sind und das Periost von dem Krankheitsprozess ausgeschlossen bleibt.

Bei Karies der Fußwurzelknochen sah Dr. Eidherr dieselbe gute Wirkung.

Der in so vielen Thermen vorkommende Gehalt an Kieselerde, bisher ganz unbeachtet, ist höher zu veranschlagen, da mehrere derselben ihre Eigenschaft dieser verdanken.

Silicea zählt von Grauvogl als Nutritionsmittel zu der Reihe der bei hydrogenoider Konstitution anzuwendenden Stoffe. Zu den Organen des Nutritionssystems steht Silicea in der Tat in ganz besonderer Beziehung.

Verschlimmerung des ganzen Krankheitszustandes bei zunehmendem Mond.

Konstitution schwächlich, Haut fein, zart, Gesicht bleich. Weiter spricht für die Bedeutung der Silicea als Skrophelmittel, dass dieselbe Personen zusagt, deren Ernährung schlecht ist, nicht etwa infolge schlechter Nahrungsmittel, sondern mangelnder Assimilation, sie sind gewöhnlich verstopft.

Der ruhige Schlaf bildet eine Kontraindikation für Silicea.

Silicea verdient ferner den Rang eines spezifischen Mittels bei Kaphalhämatom.

Wertvoll sind die bewährten Indikationen bei Augenkrankheiten:

- Anschwellung des rechten Tränenkanals, die abfließenden Tränen heiß.
- Bei den hochgradigen skrophulösen Affektionen der verschiedenen Art, namentlich Ophthalmien, wo der Durchbruch der Kornea droht; in den Ulzerationen der Kornea mit Anschwellung der Lider, wenn sie chronisch und schmerzhaft geworden sind.
- Linsengroße Abszessbildungen im oberen Teil der Iris, als gelb-rötliche Geschwulst sich darstellend, die ganzen Pupillen verdeckend. Der Eiter, wovon ein Teil in die vordere Augenkammer trat, ward ganz resorbiert.
- Wie Rauch oder Nebel vor den Augen.
- Augen entzündet, rot, tränend.
- Eine unverkennbare, starke, gräuliche Trübung der Kristallinse des rechten Auges ward bis auf ein ganz kleines Pünktchen beseitigt.

- Vollständige Heilung eines verjährten grauen Stars durch monatlich eine Gabe Silicea.
- Eine Frau verlor die schweißigen Füße und erlitt dadurch eine solche Abnahme des Sehvermögens, dass sie nur die großen Buchstaben erkennen konnte. Nach durch Silicea wiederhergestelltem Schweiß sah sie besser als vorher.

Mehrjähriger skrophulöser Ohrenausfluss, übel riechend, mit Wundheit der inneren Nase und Krustenausschlag der Oberlippe.

Bei skrophulösen und rachitischen Subjekten, deren Zähne meist kariös und brandig sind, wo der Zahnschmerz sich besonders nachts und durch Einziehen kalter Luft verstärkt.

Der klopfende Zahnschmerz, den Silicea heilt, ist mit Geschwulst der Knochenhaut oder des Unterkiefers selbst verbunden. Der Schmerz sitzt mehr da als im Zahn und der Schlaf ist wegen allgemeiner Hitze gestört.

Oft verbindet sich damit Ausspucken zähen, schleimigen Speichels, wie denn auch profuse Speichelabsonderung Silicea umso mehr indiziert. Wir haben hier ein verwandtschaftliches Moment mit Merkurius, mit dem Silicea außerdem den Ruf eines Zahnschmerzmittels teilt. Letzteres kann auch von Arsenicum album gesagt werden. Alle drei beschwichtigen die oft bis zur Verzweiflung peinigende Schlaflosigkeit der Zahnpatienten.

Wenn bei Entzündung der Tonsillen die Zerteilung nicht mehr zu erwarten, die Zunge dick belegt ist und das Gesicht beim Schlucken krampfhaft verzogen wird, zeitigt und heilt Silicea den Abszess schnell.

Auch passt Silicea, wenn beim Schlucken (ohne Entzündung) der Hals schmerzt.

Skrophulöse Anschwellung und Verhärtung der Halsdrüsen, Ohrspeicheldrüsen, allmählich entstehend, langsam zunehmend, lange dauernd, oft eine enorme Größe erreichend, fast ohne Schmerz, ohne Röte, Hitze der Haut.

Bösartige skrophulöse Geschwüre und Fistelgänge der Lymphdrüsen am Hals und Karies des Schlüsselbeins.

Die bei Skrophulösen so häufigen Panaritien sowie Nackenkarbunkel.

Silicea ist ein Volksmittel. In hiesiger Gegend wendet das Landvolk den feinen Staub des Kieselsteins, des so genannten Teufelsfingers, gegen Geschwüre und eiternde Wunden an. Der Teufelsfinger ist ein sehr harter, schwärzlicher, glatter Stein von länglicher Gestalt, der einige Ähnlichkeit mit einem Finger hat. Man schabt ihn und streut das Pulver auf die eiternde Stelle. Man hat mir mitgeteilt, dass dadurch vielfache Heilungen alter bösartiger Schäden vollbracht worden sind.

17.30.1. Kaolin

Der Silicea nahe steht das Kaolin, (potenzierte) Porzellanerde. Kaolin kann bei der Behandlung des Croup eingesetzt werden, vor allem in den schlimmsten Fällen, wo Aconitum, Hepar sulphuris, Spongia, Bromum, Phosphor und Jod im Stich ließen.

Kaolin kann vor allem dann eingesetzt werden, wenn die Entzündung im unteren Teil des Kehlkopfes oder im oberen Teil der Luftröhre sitzt, was an der mühevoll sägenden Inspiration zu erkennen ist.

17.31. Spongia tosta

Ist Spongia ein Mittel gegen die Skrophulose?

In dem Sinne wie Schwefel, Calcium carbonicum, Phosphor, Silicea und andere gewiss nicht.

Den ausgebreitetsten Ruf genießt er wohl im Croup, doch dürften die Fälle genau zu individualisieren sein, da Beispiele bekannt sind, wo Spongia entschieden nichts leistete. Der wohltätige Einfluss, den auf den Hals Croupkranker angelegte heiße Schwämme ausüben, ist der anticroupösen Eigenschaft der Spongia ebenfalls nicht fremd.

Ebenso gewiss ist ihre Heilwirkung auf Strumageschwülste, welche bekanntlich früher mit Skrophulose identifiziert waren; daher der alte Ausdruck Struma für Skrophulose. Schon aus diesem Grunde hat das auch als Kropfschwamm bezeichnete Mittel in der Reihe der Antiskrophulosa seine Berechtigung.

Noch weniger aber wird man sich über die vortreffliche Wirkung der Spongia bei skrophulösen Vorgängen wundern, wenn man bedenkt, dass Jod, Schwefel, Phosphor, Jodnatrium, Bromkalium, Chlorkalium und Kohle in ihm enthalten sind.

Nicht unwahrscheinlich ist es, dass von den jedesmaligen quantitativen Verhältnissen dieser Stoffe die größere oder geringere Zuverlässigkeit des Mittels im Croup abhängen. Ebenso wird sich daraus die Art und Weise der Wirkung auf das Drüsensystem erklären. Außer auf die Schilddrüse ist der Einfluss auf die drüsigen Organe der Hoden (in der Orchitis) und auf die weiblichen Brustdrüsen (adenoide Geschwulste) unverkennbar.

Bolle aus Paderborn veröffentlichte zwei interessante Fälle aus denen sich die Wirkung von Spongia auf frische und verschleppte Fälle schlussfolgern ließe.

17.32. Sulphur; Schwefel

Die Vielseitigkeit der Schwefelheilwirkung erklärt sich nur unter Zuhilfenahme der Hahnemannschen Hypothese über Psorasiechtum, die einen tiefen Einblick in das innere Wesen vieler chronischer Krankheiten gestattet. Denn 7/8 der letzteren sollen nach den Forschungen Hahnemanns dieser Ursache ihre Entstehung bezüglich ihrer Hartnäckigkeit verdanken.

Unter Psora aber verstehen wir nicht den durch die Krätzmilbe verursachten Ausschlag, sondern die Summe gewisser biologischer Hindernisse, die sich dem natürlichen Verlauf der Krankheit entgegenstellen, diesen natürlichen Verlauf entstellen und komplizieren. Diese Hindernisse beziehen sich nicht auf die Erscheinungen, die man mit dem Begriff syphilitische umfasst hat, sondern stehen vielmehr diesen gegenüber.

Wahrscheinlich spielen bei dem Auftauchen der Psora die Hauptrolle die Konstitutionsverhältnisse unserer Vorfahren. Wie die geistigen Schwächen und Gebrechen, so überkommen uns, wenn auch modifiziert, von unseren Eltern, Voreltern und noch unberechenbarer weiter zurück die physischen Missverhältnisse dieser: also die geistigen und physischen Anlagen.

Ohne Heilmittel heilt keine chronische Krankheit von selbst, auch nicht bei zweckmäßiger Diät und Lebensweise.

Das große Verdienst der Einführung der Psora besteht unserer Meinung nach darin, dass dadurch der Zusammenhang gewisser Vorgänge auf der Haut mit dem Gesamtorganismus für alle Zeiten festgestellt worden ist, die Lehre von der Örtlichkeit der Hautausschläge den Todesstoß erhalten hat.

Dass die Krätzmilbe nur eine Gelegenheitsursache wird, die schlummernde Krankheit zu wecken, was vielleicht sonst erst nach Monaten oder selbst Jahren oder gar nicht ans Tageslicht gekommen wäre, beweist schlagend Virchows Ausspruch:

»Die parasitischen Milben können ihre ganze Entwicklung an dem Menschen durchleben, sich befruchten, Eier legen, Junge sich entwickeln, ohne dass nur eine Spur von Krätze sich bei manchen Menschen kenntlich macht.«

Indem Schwefel in seiner vorzüglichen physiologischen Wirkung das venöse System betrifft, wird derselbe zum ausgezeichneten Skrophelmittel. Derselbe ist spezifisch in allen skabiösen Ausschlagsformen, deren die Skrophulose so viele aufzuweisen hat, ohne dass der Ausschlag auf der Gegenwart von Parasiten zu beruhen braucht.

Die therapeutische Beziehung des Schwefels zum Drüsensystem erhellt aus der feststehenden Tatsache, dass derselbe das ganze lymphatische Gefäßsystem, alle absondernden Flächen und mithin auch die Drüsen affiziert und gegen dort wurzelnde Krankheiten mit heftigem Erfolg verwendet worden ist.

Beschwerden der Respirationsorgane (Heiserkeit, Brustverschleimung, schweres Atemholen, Engbrüstigkeit, Erscheinungen beginnender Lungenschwindsucht, Verdickung des Lungengewebes in den Spitzen, Reiz im Kehlkopf, trockener Husten usw. hebt Sulphur um so leichter, je ausgesprochener ein skrophulöser Habitus mit den genannten Symptomen vergesellschaftet ist.

Dasselbe gilt von den Aphthen (Schwämmchen), Panaritien, Entzündungen der Augenlider (Silicea; Hepar sulphuris) mit starker Schleimabsonderung, Lichtscheu usw., endlich von den dem Schwefel so zugänglichen Anschwellungen der Lippe, der Nase, der Unterkieferdrüsen, der Mandeln.

Zu den festgestellten Bereichen seiner Heilkraft gehören noch: Crusta lactea, Tinea capitis humida, die skrophulöse Ophthalmie (Hornhautgeschwüre), die Ophthalmia neonatorum (Hepar sulphuris), der skrophulöse Ohrenfluss, rachitische Beschwerden (Silicea; Phosphor), und namentlich solche Leiden, die in einer Beseitigung exanthemischer Leiden ihre Ursache nehmen. So ruft er (Graphit) zum Beispiel hämorrhoidale Blutungen zurück.

Unerträgliches Jucken (vor allem nachts) ist dem Schwefel eigentümlich, wenn man ein vorhandenes Ekzem heilen will.

Dr. Eidherr bediente sich in Fällen, wo die innerliche Anwendung des Schwefels nicht zum Ziele führte, der Schwefeltinktur, wovon einige Tropfen in Wasser gegeben wurden zu Waschungen und zwar mit dem besten Erfolg.[17]

Dr. Cohnfeld fand Sulphur in allen Ausschlagsformen wirksam mit Ausnahme der syphilitischen und der Ringelflechte. Er nannte daher Sulphur (und Arsen) die Apostel, die ihn wahrhaft und gründlich bekehrt hätten, indem sie durch die unwiderstehliche Macht der Tatsachen die Skepsis ausrotteten, mit

[17] Herr Apotheker Petters zeigte mit vor kurzem einen Spiritus sulphuris, den er durch sorgfältiges Verreiben des Schwefels, erst für sich, dann mit dem Spiritus bereitet hatte, und der schon durch seine sinnlichen Eigenschaften als ein höchst kräftiges Präparat sich auswies. Einige Tropfen desselben in Wasser getröpfelt entwickelten nämlich den Geruch nach Schwefel so stark, dass jeder Zweifel der Auflöslichkeit desselben in Alkohol schweigen muss.

der er als Schüler der chemisch-physikalischen Wissenschaft, der Homöopathie und vor allem der Lehre von den Potenzen gegenüber trat.

Es sei daher noch erwähnt, dass derselbe bei der Empfehlung des Sulphur und Arsen die höheren Potenzen im Auge hatte. Auch Dr. Freytag beobachtete, dass bei der Behandlung der Skabies Sulphur in höheren Potenzen günstiger wirke als in niedrigen. Er schrieb: »Jeder eifrig forschende und unparteiisch beobachtende Homöopath wird davon Beispiele auszuweisen haben, dass durch den innerlichen Gebrauch von den so genannten Antipsoricis, namentlich aber dem Schwefel, sich Ausschläge der verschiedenen Art entwickeln, Ausschläge, durch deren Erscheinung eine allmähliche Heilung des kranken inneren Organs angebahnt wird.

Ganz eklatante Erfolge habe ich in solchen alten, verschleppten, von einer früher vertriebenen Skabies herzuleitenden Fällen von Ekzema, Lichen, Prurigo usw. durch die homöopathische Heilmethode gesehen. Fälle, die Jahre lang allen kunstvoll kombinierten Waschungen und Salben allopathischer Ärzte widerstanden, wichen in Monaten den angewandten so genannten Antipsoricis, ohne dass im Mindesten äußerliche Medikamente gleichzeitig zur Hilfe gezogen worden wären. Auch hier wieder ist der Schwefel ein ganz unschätzbares Mittel für uns.«

Skrophulöse Leiden vor allem bei Kindern, wobei das Auge verhältnismäßig wenig beeinträchtigt erscheint (die Augen sind etwas rot, backen kaum zu, zeigen etwas Lichtscheu), aber in der Schläfengegend um das Auge herum eine Bildung kleiner Pusteln stattfindet, werden selbst nach Jahren langer Dauer durch Sulphur 3, abends eine Gabe in kurzer Zeit geheilt.

Sulphur ist auch zu berücksichtigen bei Fließschnupfen mit krampfhaftem Niesen und starker Verschleimung der Choanen, wobei das Nasensekret oft mit Blut untermischt ist; bei Heiserkeit mit rauer Bassstimme, Trockenheit im Hals und Brennen beim Schlucken.

In verschleppten Fällen chronischer Schnupfenformen schafft Sulphur oft noch Hilfe.

17.33. Teucrium marum verum; Amberkraut

Gegen Nasenpolypen und die von diesem abhängigen Schleimflüsse aus der Nase, besonders gegen Schleimpolypen.

Überhaupt dürfen wir das Mittel wegen seiner Einwirkung auf die Schleimhaut der Nase nicht übergehen, wenn wir auch auf der anderen Seite keine Berechtigung haben, es zu den bewährtesten antiskrophulösen Heilagentien zu rechnen.

Ferner findet das Amberkraut Anwendung bei Askariden, deren Auftreten so häufig mit dem skrophulösen Habitus zusammenfällt.

Von den hierher gehörigen Arzneiwirkungen seien genannt:

- Kopfschmerz; Eingenommenheit des Kopfes; Drücken der Stirn über den Augen.
- Augen rot und entzündet mit Schnupfen.
- Heftiges Niesen; starkes Verstopftsein der Nase.
- Trockener Husten mit Kitzeln in der Luftröhre.

Zum Skropelprozess selbst haben andere Mittel eine viel spezifischere Wirkung als Teucrium und kommen daher bei der Behandlung der Polypen auf skrophulösem Boden viel eher in Betracht als Teucrium. Dahin gehört vor allem Calcium carbonicum.

Was das Betupfen der Polypen betrifft, so glauben wir erwähnen zu müssen, dass Polypen des äußeren Gehörganges ebenso geheilt wurden, allein hier geschah es nicht mit Teucrium, sondern mit der in arzneilicher Beziehung gewiss sehr verschiedenen Opiumtinktur.[18]

Dr. Gabaldo heilte mit Teucrium 12 und später 24 einen Nasenpolypen und Dr. Roth sogar einen aus der Scheidenöffnung (bei einer 25 jährigen Frau) hervorragenden 5 Zoll langen birnenförmigen, weichen und platten Polypen.

17.34. Thyreojodin

Thyreojodin ist das von Baumann in Freiburg dargestellte wirksame Prinzip, das sich in der Schilddrüse vorfindet und sich zur Vornahme höchst wichtiger physiologischer und therapeutischer Versuche geeignet gezeigt hat. Da das Thyreojodin wegen seiner außerordentlichen Giftigkeit nur in den Händen der

[18] Prismus heilte schon im Jahre 1809 einen Ohrenpolypen, indem er mit T. Opii getränkte Lappen mehrmals täglich auf denselben anwandt. Bereits nach 2 Tagen verminderte sich das Volumen sichtbar, und nach 8 Tagen fiel er als ein vertrocknetes, häutiges Konkrement von selbst ab. In den von Rau beobachteten Fällen schrumpfte der Polyp weit langsamer ein und stieß sich erst nach mehreren Wochen ab.

Homöopathen, das heißt bei Benutzung kleinster Dosen, eine gesicherte Zukunft haben wird, aber dann unter Umständen, zumal gegenüber der Struma (Kropfbildung), Großes zu leisten verspricht, so dürfen wir hier das Mittel nicht ignorieren und lassen einige weitere Notizen über diesen heroischen Arzneikörper folgen, wie sie das Referat über die am 10. April 1896 gepflogenen Verhandlungen des 14. Kongresses der inneren Medizin zu Wiesbaden enthält.

Das Thyreojodin ist in einer organischen Eiweißverbindung innerhalb der Schilddrüse vorhanden. Dieser Stoff ist es, der auf den Stoffwechsel des Organismus eine mächtige Wirkung entfaltet, der aber auch bei seiner Anwendung im therapeutischen Sinne schwere schädigende Symptome (Thyreojodismus) hervorzurufen imstande ist.

Die Giftwirkungen des Thyreojodismus äußern sich vor allem in Symptomen des Zentralnervensystems, wie im Auftreten von Zucker und Eiweiß im Urin, Erscheinungen, die aber vorübergehend sind, und den hohen therapeutischen Wert des Mittels an sich zu schmälern nicht imstande sind.

Unter den Erkrankungen, bei denen die Schilddrüsentherapie unbedingte Erfolge aufzuweisen hat, steht in erster Linie das Myxödem[19]; aber auch bei sporadischem oder endemischem Kretinismus ist seine Wirkung in vielen Fällen eine augenscheinliche, während sie bei einer Reihe von anderen Erkrankungen (bestimmte Hautkrankheiten, Lupus, Tuberkulose usw.) eine von vornherein sicher abzusehende ist.

Die Eigentümlichkeit des Schilddrüsenpräparates, auf den Stoffwechsel des Körpers mächtig einzuwirken, bestimmt es ferner, allerdings unter großer Vorsicht, gute Dienste zum Zwecke der Entfettung des Körpers zu leisten, wozu es zuerst von England aus empfohlen worden ist.

In der Behandlung des echten hyperplastischen Kropfes, das ist diejenige Kropfbildung, die auf der Schilddrüsenvergrößerung durch Wucherung seines autogenen Gewebes beruht, kann Thyreojodin von großem Nutzen sein. Auf Grund hochinteressanter Tier-Experimente überzeugte sich Bruns davon, dass die Darreichung von Schilddrüse zu einer Rückbildung der gewucherten Schilddrüse bis zur Norm führen kann, und dass die Darreichung von Schilddrüsenpräparaten Kropfkranken sichere Hilfe zu bringen imstande ist.

Allerdings muss das Mittel zur Verhütung des Wiederanwachsens der Schilddrüse, da die Neigung zu einem solchen durch die betreffenden Medikamente

[19] Myxödem beruht auf Fehlen der ganzen Schilddrüse oder eines Teiles nach Kropfoperation und ist charakterisiert durch knorpelartige Aufwulstung der Haut, hauptsächlich im Gesicht und an den Händen, trockene Abschuppung derselben, Gedankenschwäche (Kretinismus), Haarausfall und Sprachstörung.

nicht vernichtet wird, regelmäßig in bestimmten Zeitpunkten wiederholt werden.

Mit der genauen Kenntnis der Schilddrüsenfunktion ist ein Kapitel erschlossen worden, das sowohl nach der theoretischen wie praktischen Seite ungeahnte neue Perspektiven eröffnet, für bestimmte Krankheitsformen unendlich wichtige therapeutische Erfolge bisher einwandfrei aufzuweisen hat, in seinem weiteren Verfolg und vor allem in der praktischen Ausführung der Darreichung des betreffenden Heilmittels aber die größte Vorsicht erheischt.

Wie schon angedeutet, ist das Thyreojodin, ähnlich dem Tuberkulin, in der Lage, auch in potenzierter Form seine Wirkung zu entfalten ohne die Nachteile der lebensgefährlichen toxischen Wirkung.

17.35. Viola tricolor; Jacea; Stiefmütterchen

Stark sieht in ihr ein Spezifikum gegen die Milchborken. Obgleich dieselbe auch auf die Harnorgane, Darmkanal und Haut, deren Absonderung sie vermehrt, auch auf das Lymphsystem wirkt, so scheint doch die Indikation für das Mittel von jeher zu sehr verallgemeinert worden zu sein.

»Ausschlag mit nächtlichem Jucken und einer dichten, dicken Kruste im Gesicht, woraus ein gelber Eiter fließt.«

18. Die Therapie der Skrophulose

Allgemein sollte der Kranke in guter Luft sein, eine kräftige, zweckmäßige, konzentrierte Ernährung[1] zu sich nehmen. Die Haut sollte gepflegt werden. Die Kranke sollte in Maßen versuchen ihren Körper abzuhärten.

Die Diät sollte reizlos sein, kein Zucker, keine allzu sauren Sachen, keine scharfen oder salzigen Speisen, keine gewürzte oder fette Kost. Weißes Fleisch.

Zu bevorzugen ist trockene, warme Luft.

Warme Kleidung sollte angezogen werden, damit der Kranke sich nicht verkühlt.

Es sollte darauf geachtet werden nicht in Schweiß zu geraten (kein schweißtreibender Sport oder schweißtreibende Arbeit). Vernünftige Gymnastik scheint nicht zu schaden.

In der Nähe eines Meeres gibt es selten skrophulöse Erkrankungen. Viele Seebäder können viel für die Genesung skrophulös Erkrankter tun. Auch das Baden in mineralreichen Quellen soll sehr zuträglich sein.

Das Trinken von Milch wurde sehr kontrovers diskutiert. Sinnvoll erscheint es, den Organismus langsam auf den Verzehr von Milch vorzubereiten. Skrophulöse Kinder leiden häufiger unter Durchfällen, hierbei sollte die Milch eine lange Zeit weggelassen werden. Hühnerbrühe mit zerkochtem Grieß kann die Milch für eine gewisse Zeit ersetzen. Statt der Kuhmilch kann Ziegen- oder Eselsmilch versucht werden.

Eichelkaffee ist ein hervorragendes Getränk für skrophulös Erkrankte. Von glaubhaften Müttern wurde berichtet, dass ihr Kind erst dann Laufen gelernt habe, als es begonnen hat Eichelkaffee zu trinken.

Dr. Weil hat folgendes empfohlen:

Morgens Zwei Tassen Eichel- oder homöopathischen Kaffee mit etwas Zucker und geringem Milchzusatz.

Zweites Frühstück Geschabtes Kalbfleisch oder Rindfleisch auf eine Semmel gestrichen.

[1] Von rein vegetarischer Kost wurde abgeraten, da die Kranken schon ein Pflanzendasein fristen.

Mittags Fleischbrühe, mageres gebratenes Fleisch, wenig Gemüse, gekochtes Obst, Weißbrot, leichte Eierspeisen.

Abends Eine Suppe aus Grieß oder Hafergrütze.

Der Genuss eines guten Malzbieres soll sehr zuträglich sein.

Abszess hep., sil.

Akne clem.

Aknetuberkel ars., caust.

Asthma laryngeum iod.

Augenentzündung, skrophulöse →**Ophthalmie**

Bartgrind ars., caust.

Blepharitis ciliaris acon., apis., arn., ars., calc., calen., cic., hep., mag-m., merc., *sil.,* sulph.

– **Folgen von** arg-n., bor., calc., calc-f., graph., nat-s., sil.

– **Zucken der Lider** cic., cod-p., croc., gels.

Brennschmerzen, skrophulöse caust.

Bronchitis calc., chin., hep., ip., kali-c., lyc., merc., phos., puls., sil., squil., sulph.

Diphtherie; Krupp brom., calc., hep., kali-bi., *iod.,* phos., spong.

– **Aphonie** caust., graph., lyc., phos., sil.

– **Pseudokrupp** acon., bell., hep., spong

Ekzem, impetiginöses hep., sulph.

– **behaarter Kopf** merc.

– **im Gesicht** calc.

Ekzema rubrum ars., ferr-i., graph., merc., ol-j., sil.

– **leicht blutend** nit-ac.

Eierstockentzündung; chronische kali-br.

Eiterbildung exzessive iod.

Favus ars.

Furunkel hep., merc., sil.

– **am Augenlid** bell., merc., nit-ac.

– **drohende Nekrose** apis., ars., carb-v., lach.

Furunkulose sulph.

Gelenkbeschwerden bar-c., calc., caust., ferr., iod., kali-c., merc., phos., rhus-t., sil., sulph.

– **Tumor albus** calc-p., sil.

Gerstenkorn graph., sil.

Geschwüre

– **auf der Kornea** nit-ac., plb.

Hauttuberkel ars., caust., sil.

Hüfterkrankung, skrophulotische calc., rhus-t., sil., sulph.

Hypertrophie der Mandeln; Tonsillenhypertophie bar-c., bar-i., calc., calc-i., calc-p., cist., con., iod., jug-r., kali-bi., lyc., merc-i-r., merc-pr-r., nit-ac., ol-j., phos., psor., sil., sulph., sul-i., syph., thuj., tub.

– **Bettnässen** calc-p.

– **Schwerhörigkeit** brom., iod

Impetigo calc., lyc., ol-j., sil., sulph.

Impetigo decalvans ars., graph.

Impetigo ekzematodes calc., ferr-i., lyc.

Impetigo granulata merc., sil.

Impetigo rodens kali-i.

Impetigo sparsa ars.

Intertrigo lyc., sulph.

Keratitis skrophulosa aeth-a., arn., aur-m-n., calc., calen., con., graph., hep., kali-bi., merc., nat-m., puls., sil., sulph.

– **akut** acon., apis., bell., calc., euphr., ip., sulph.

Knochenkaries ang., aqu-sil., ars., ars-i., asaf., bar-c., calc., calc-ar., calc-f., calc-hp., calc-p., calc-s., carb-ac., fl-ac., hep., kali-ar., kali-bi., kali-c., kali-sil., kreos., merc., nat-sil., nit-ac., ol-j., phos., psor., sep., sil., sulph., teucr., tub.

Knochennekrose ang., ars., ars-i., aur., bar-c., calc., calc-p., calc-s., chin-ar., echi., fl-ac., hep., kali-i., lach., iod., merc., merc-c., merc-pr-r., phos., pyrog., sil., sulph., sul-ac.

– **Ausheilung** abrot., aven., chin., chin-ar., ferr., ph-ac. staph.

Knochentuberkulose ang., aqu-sil., ars., ars-i., asaf., calc., calc-ar., calc-f., calc-hp., calc-p., calc-s., carb-ac., fl-ac., hep., kali-ar., kali-bi., kali-c., kali-sil., kreos., merc., nat-sil., nit-ac., ol-j., phos., psor., sep., sil., sulph., teucr., tub.

Konjunktivitis skrophulosa calc., graph., hep., nat-m., sil., sulph.

– **akut** acon., apis., ars., bell., calc., euphr., ip., sulph.

– **chronisch** aeth-a., ars-i., euphr., graph., hep., merc-i-r., merc-n., nit-ac., rhus-t., thuj.

Krätze sulph.

Kropf; Struma apis., brom., calc., calc-i., ferr., iod., kali-i., spong.

– **fibrös** aq-mar., calc., calc-f., calc-i., fl-ac., hecla., hep., lap-a.,

– **hämorrhagisch** arn.

– **Herzbeteiligung** acon., adon., aur., bad., cact., kalmia., lycps., spig., stroph., verat-v.

– **parenchymatös durch Jodmangel** ars-i., aur-i., bar-i., calc-i., ferr-i., fuc-v., iod., kali-i., lam., nat-i., spong., sul-i., thyr.

– **in der Schwangerschaft** calc., calc-p., ham., hydr.

– **vasculosa** am-m., apis., ars., brom., calc., chin., con., ferr., graph., kali-c., mag-p., nat-m., phos., sil., skroph., thyr.

– **vasomototische Störungen** adren., am-m., bell., brom., gels., glon., guaj., jab., ov., ph-ac., sul-ac.

Lupus ars., caust.

Lymphknotenentzündungen

– **akut** acon., bell., merc.

– **drohender Abszess** hep., merc., phos., sil.

– **chronisch sickernd** caust.

– **eiternd** nit-ac., sil.

– **jauchig** ars., asaf., kreos.

– **mangelnde Reaktion** con., kali-i., nit-ac., phos., sil.

Lymphknoten nicht entzündlich carb-an., iod., kali-i.

– **Bluthusten mit** bar-c., con., phos., sep., sil.

– **Resorption** aur-m., bar-c., brom., con., iod., lyc., spong.

Milchschorf viol-t.

Mundfäule; Stomacace kali-chls., merc., nit-ac., sulph.

– **katarrhalische** borx.

Ophthalmia neonatorum acon., bell., calc., hep., lyc., merc-pr-r., nit-ac., sulph

Ophthalmie, skrophulöse *calc.*, *calc-i.*, graph., *hep.*, merc., *nit-ac.*, sulph.

– **erste Phase** apis., bell.

– **zweite Phase** ars., *calc.*, calc-i., hep., nit-ac.

– **ältere Menschen** euphr.

– **exzessive Reizung der Tränenwege** ars., nit-ac.

– **Flecke und Trübungen der Hornhaut** apis., aur., bar-c., brom., hep., seneg.

– **geschwürig** nit-ac., sil.

– **junge Menschen** apis.

– **rheumatisch** caust., rhus-t.

Osteomyelitis

– **erstes Stadium** ars., chin-ar., echi., lach., merc-c., phos., pyrog., staph.

– **zweites Stadium** ang., ars-i., asaf., calc., calc-p., calc-s., fl-ac., hep., kali-i., iod., phos., sil., sulph., sul-ac.

– **Ausheilung** (zusätzlich zu den Mitteln aus Stadium zwei) abrot., aven., chin., chin-ar., ferr., ph-ac.

Otitis katarrhalis externa calc., hep., lyc., merc., sulph.

Ozeana skrophulosa ars., aur., calc., graph., hep., kali-i., merc-pr-r., nat-m., phos., puls., sil., sulph.

Periostitis arn., atrop-s., bell., calc-hp., calc-i., hep., iod., merc., ph-ac., ruta., sil., symph.

– **akut** acon., apis., ars., bell., calc., euphr., ip., merc., sulph.

Periostitis auris mediae *calc.*, *calc-i.*, graph., *hep.*, merc., *nit-ac.*, sulph.

– **akut** acon., apis., ars., bell., calc., euphr., ip., sulph.

– **chronisch** aeth-a., ars-i., euphr., graph., hep., merc-i-r., merc-n., nit-ac., rhus-t., thuj

– **kariös** aur., caps.

Polypen aur., bell., calc., calc-i., con., merc., nit-ac., graph., phos., sang-n., sil., staph., sulph., teucr.

Psoriasis skrophulosa ars., caust., graph.

Rachitis calc., sil., ph-ac., phos.

Schnupfen skrophulotischer arg-n., ars., aur-m-n., calc., graph., hep., kali-bi., (lach.), merc-pr-r., sil., sulph.

Senkungsabszesse iod.

Soor borx.

Spondylarthrocace calc.

Stomatitis katarrhalis borx., merc., nit-ac.

Verdauungsorgane ars., bar-c., calc., carb-v., phos., sil., sulph.

19. Erfolgreich behandelte Fälle

19.1. Abszess

19.1.1. Fall 1

Ein ungefähr 2jähriger Knabe bekommt am rechten Oberschenkel eine mächtige Entzündungsgeschwulst. Der Wundarzt hatte vergeblich Kräuter zu Umschlägen ordiniert. Das ganze Oberbein glänzend rot und heiß; die leiseste Berührung wurde nicht vertragen, das Kind stöhnt und liegt in fortwährendem Fieber mit starken Schweißen, ist sehr abgemagert und ohne allen Schlaf und Appetit.

Ich lasse die äußeren Mittel weg, gebe Silicea in mehreren Dosen. Das Kind wird ruhiger und verfällt in Schlaf. In einiger Zeit bildet sich von selbst in der Schwellung eine feine Öffnung, worin die kleinste Sonde kaum eingebracht werden kann; es ergießt sich daraus eine dünne Flüssigkeit, und die Öffnung schließt sich wieder. Jetzt ging der Knabe rasch seiner Heilung entgegen.

19.1.2. Fall 2

Ein Knabe von 10 Jahren bekam nach überstandenem Typhus einen Abszess, der sich an der rechten Brustseite eröffnete. Aus einem Fistelgang wurde nun $3^1/_2$ Jahre lang Eiter entleert. Stockte der Ausfluss einmal wenige Tage, so trat Schmerz und Brustbeklemmung ein. Die fistelartige Beschaffenheit des Eiterganges und die bekannte Heilkraft von Silicea bei Eiterungen verschiedener Art, bestimmten Dr. B. Silicea 3 zu geben: 9 eingränige Dosen.

Diese wurden vom 20. Januar bis 6. Februar gebraucht. Danach 6 Pulver, mit der Weisung, von den ersten 3 jeden dritten, dann aber nur jeden vierten Tag eins zu nehmen.

Am 24. Februar war der Eiter dünner und seltener geworden. 6 neue Gaben, jeden 5. oder 6. Tag ein Pulver. Es waren die Letzten!

Denn das Eitern hörte bald ganz auf, die Wunde schloss sich, ohne dass der Patient ähnliche Beschwerden empfand wie früher, wenn die Eiterung einige Tage stockte.

19.2. Angina tonsillaris

19.2.1. Fall 1

Angina tonsillaris mit intensiver Röte, mächtiger Schwellung der linken Tonsille, nasale Stimme, hühnereigroße, schmerzhafte Schwellung unter dem Winkel des linken Unterkiefers, lebhaftes Fieber bei einem 20jährigen Kranken, wurde mit Mercurius solubulis in der 4. Potenzierung ohne alle üblen Folgen und ohne Übergang in Eiterung geheilt.

19.3. Asthma laryngeum

19.3.1. Fall 1

Ein an Atrophie mesenterica leidendes, etwa $\frac{3}{4}$jähriges Kind, kam wegen dieses Leidens in Behandlung. Die Abmagerung war noch nicht zum höchsten Grad gediehen, der Leib dick, die Beine dünn, Stuhlgang unregelmäßig: bald Verstopfung, bald Durchfall. Hierzu gesellten sich noch Zahnschmerzen. Beim Gebrauch von `calc.` und `sulph.` in zweitägigem Wechsel, besserte sich das Kind bald zusehends.

14 Tage später aber traten Krämpfe auf, die folgende Symptome boten: Plötzliches Steifwerden des Körpers, Hintenüberbiegen des Kopfes, Zusammenballen der Hände, Blauwerden der Lippen und dabei das Ansehen, als wenn dem Kinde der Hals zugeschnürt würde; das Atmen momentan unterbrochen; trockene Hitze der Haut und häufiges Zucken und Zusammenschrecken. Der Anfall erfolgte meistens beim Weinen oder Husten beim Erwachen.

In Berücksichtigung der periodischen Hitze der Haut wurde `acon.` später `bell.` gegeben; – allein, wenn auch die Hitze verschwand, der Krampf blieb nach wie vor. `Ip.` sowie `hep.` (letzteres in Rücksicht auf den eigentümlichen an Bräune erinnernden Hustenton) leisteten nichts; nach `zinc-acet.` erfolgte zwar kein vollständiger Krampf mehr, aber noch momentante Zusammenziehung des Kehlkopfes. Der Hustenton, das Drüsenleiden und die allgemeine Abmagerung, so wie der unregelmäßige Stuhlgang brachten mich jetzt auf `iod.` Nach seiner Anwendung wurden alsbald die Anfälle immer schwächer und hörten endlich ganz auf. Unter dem Fortgebrauche dieses Mittels ist das Kind jetzt kräftig, wohlgenährt und gesund.

In einem zweiten Fall von Asthma laryngeum leistete `iod.` ebenso gute Dienste; in einem dritten half es im Wechsel mit Sambucus.

19.4. Atrophie

19.4.1. Fall 1

Ein 2-jähriger Knabe war bereits seit 6 Monaten mit Diarrhoe behaftet. Alle bisherige Hilfe blieb ohne Erfolg. Der Knabe war im höchsten Grade abgemagert, blass wie eine Leiche mit verfallenen, greisenhaften Gesichtszügen. Die Augen rollten feurig in ihren Höhlen herum; jedes Wort, jede Bewegung wurden lebhaft verfolgt. Der Durst ist nicht zu stillen, alle 5-6 Sekunden wird zu trinken verlangt. Appetit ziemlich lebhaft, sobald jedoch Nahrung zu sich genommen wird, stellt sich Poltern im Leibe ein und es erfolgen rasch hintereinander 4-6 flüssige, im höchsten Grade übel und aashaft stinkende, schmerzlose Stuhlenleerungen. Die Zahl derselben wird binnen 24 Stunden auf 16-20 angegeben. Der Bauch ist meteoritisch aufgetrieben und klingt mit, mit Ausnahme der Leber- und Milzgegend, in welcher die Perkussion eine ziemliche Vergrößerung dieser Organe nachweist, auf allen Punkten tympanitisch. Nasenlöcher, Mundwinkel und After sind rot und wund, die Zahnung ist beinahe beendet. Würmer sind nie abgegangen.

Auf den Gebrauch von `ars. 6` (10 Tropfen in einem Glas Wasser) alle 2 Stunden zwei Kaffeelöffel voll gereicht, war das Kind binnen 4 Wochen in der vollkommensten Rekonvaleszenz.

19.4.2. Fall 2

Henriette B. 1½ Jahre alt, ein wie ein Gerippe abgemagertes, jämmerliches Kind, mit dickem aufgetriebenen Bauche und dünnen Beinchen, an denen die Muskeln wie alte Waschlappen schlotterten, die Haut am ganzen Körper runzelig, trocken und von schmutzig-grauer Farbe, leidet schon seit fast 1/2 Jahr an wässrigem, unbewusst wohl 20-24 mal am Tage abgehendem, aashaft stinkenden Durchfall. Dabei hat sie einen enormen, fast hühnereigroßen Nabelbruch. Isst wenig, schläft noch weniger, trinkt aber fortwährend, am liebsten kaltes Wasser mit Begierde. Die Stimme gleicht dem Piepen einer jungen Katze.

`Ars. 30,` 8 Körnchen in 2 Unzen Wasser, 2mal täglich 1 Kaffeelöffel.

14 Tage später sah das Kind besser aus, trank nicht mehr so viel. Der Durchfall, obgleich noch 10-15 mal täglich, nicht mehr stinkend.

`Ars.` wie oben

25. Okt. 1886 kam die Mutter mit einem ihrer anderen Kinder, das an Otorrhoe litt und teilte mit, dass Henriette frisch und munter seit 1½ Jahren herumlaufe.

19.4.3. Fall 3

Ein 2 Jahre altes Söhnchen des Kanzlisten Herrn H. litt an allgemeiner Abmagerung; der ganze Hals wie besät mit eiergroßen Drüsenverhärtungen, der Unterleib aufgetrieben und hart, der 7. und 8. Rückenwirbel war zu einem Buckel ausgetrieben, aus beiden Ohren floss ein stinkender Eiter, Zunge belegt, Appetit sehr gering, Verlangen nach trockenem Weißbrot. Nur durch ein Klistier konnte er abführen, die wenigen Exkremente waren steinhart und weiß. Der Urin war gelblich und sehr übel riechend, die Füße angeschwollen.

So war das Krankheitsbild, als ich, nach jahrelanger allopathischer Behandlung, gerufen wurde.

Ich gab 20 Gran. der 3. Verreibung des salzsauren Baryts (`bar-m.`) in 4 Esslöffeln destillierten Wassers, 3mal täglich einen Teelöffel voll.

Die Diät war aus dem Pflanzenreich schleimige Nahrung und aus dem Tierreich nur die Milch.

Um gegen das fortschreitende Austreten des Wirbels zu wirken, wurde das Kind mit dem Rücken auf ein handbreites und 1 Fuß langes Sandkissen, der ausgetretenen Stelle entsprechend, gelegt. Jeden Tag bekam es ein Klistier aus Öl und Wasser.

Nach Verlauf von 14 Tagen besserte sich das Kind zusehends, es wurde munter, es stellte sich Appetit ein, besonders nach Milch, der Urin besserte sich.

Nach $^1/_4$ Jahr waren alle Beschwerden verschwunden. Von dem Austreten der Wirbel ist keine Spur mehr zu sehen, und das Söhnchen ist jetzt frisch und gesund. Es erhielt weiter keine Arzneimittel als den salzsauren Baryt und hat während der Kur 12 solcher Gaben, wie oben beschrieben, bekommen.

19.4.4. Fall 4

Elisabeth Kinn, $1^1/_2$ Jahre alt, war über den ganzen Körper mit Geschwüren besät, der ganze Kopf mit einer dicken, sehr übel riechenden Grindborke bedeckt, hinter den Ohren Abszesse, aus denen ein übel riechender Eiter ausfloss, stinkender Ausfluss aus beiden Ohren wie fauler Käse, beide Augenlider angeschwollen, die Augäpfel stark entzündet, Lichtscheu, sodass das Kind immer auf dem Gesicht lag, der Unterleib angeschwollen, dünne, wässrige, sehr stinkende Stuhlabgänge, beide Füße dick angeschwollen.

16 Gran `bar-m. 3`, in 4 Esslöffeln destillierten Wassers, 3mal des Tags ein Teelöffel voll, besserte von der ersten Darreichung so, dass in einem halben

Jahr vollkommene Gesundheit eintrat, und jetzt nach einem Jahr ist aus diesem großen Jammerbilde, dem die Eltern öfters Befreiung von seinen Leiden durch den Tod gewünscht hatten, ein frisches gut genährtes Mädchen geworden.

Während der Kur wurde die Gabe von Zeit zu Zeit um 2 Gran gesteigert.

19.4.5. Fall 5

Ein schwächlicher, 3/4 Jahr alter Knabe, dessen Mutter, während sie ihn stillte, ein Opfer der Cholera wurde, behielt seit diesem Augenblicke durch mehrere Monate eine nicht zu stillende Diarrhöe. Obgleich diese endlich doch etwas nachzulassen begann, so erholte sich der Kleine doch nicht im geringsten und immer deutlicher stellte sich das Bild der Atrophia infantilis heraus. Das nun zu einem Zerrbild herabgekommene Kind verfiel in einen solchen Zustand von Schwäche, dass alle Bewegungsfähigkeit der Muskeln aufhörte, völlige Aphonie eintrat und es keine Nahrung mehr zu sich nehmen konnte. Der Puls klein, kaum fühlbar, der Körper kalt. Bloß die Sehkraft schien nicht erloschen, sowie ein schwaches Atmen einziges Zeichen des Lebens blieb. Acht Tage verharrte er in diesem Zustand. Zum Versuch, mehr der Umgebung wegen, gab ich Medikamente, die aber alle fruchtlos waren (`sulph.`, `ars.`, `chin.`). Endlich reichte ich 2 Gaben `carb-v. 6`, und zur größten Überraschung aller war schon den darauf folgenden Tag die Stimme zu vernehmen und die Wärme etwas erhöht, und unter 14tägigem Gebrauch des Mittels war er rekonvaleszent und ist jetzt ein munterer und starker Bursche.

19.5. Ausschlag

19.5.1. Fall 1

Eine Frau, 32 Jahre alt, blond, die seit ihrer Jugend an einer psorisch-skrophulotischen Augenentzündung gelitten hat, wogegen sie früher vielerlei Kuren, auch homöopathische Arzneien, ohne Erfolg gebraucht hatte, bekam an den ganzen Lippen, am stärksten an den Mundwinkeln, einen Ausschlag mit großen, harten, braunen Grindmassen, die ihr Gesicht in hohem Grade entstellten. Dabei waren die Augen fast ganz gut. Die dagegen gegebenen homöopathischen Mittel, darunter auch Silicea 30 halfen nichts.

Ich ließ ihr nun Silicea 4, 1 Tropfen alle 3, später alle 4 Tage geben, früh nüchtern. Jedesmal nach dem Einnehmen fühlte sie sich unwohl. Nach den ersten Gaben bekam sie starken Schwindel, sehr heftige Kopfschmerzen mit

Schwere und Eingenommenheit des Kopfes, Hitze und Röte des Gesichts, heftige Schmerzen im Unterleib, Übelkeit, Schwere in den Gliedern, fieberhaften Puls usw., sodass sie einige Stunden im Bett liegen musste.

Zufälle, die sie früher nie gehabt hatte und für welche sich jetzt, außer der Arznei, keine Ursache auffinden ließ, und welche jedesmal von selbst wieder verschwanden.

Nach der dritten Gabe erfolgten gelindere Zufälle, und nach den folgenden fühlte sie nur Schwere im Kopf und Schwäche. Dabei besserte sich der Ausschlag schnell und ununterbrochen, sodass er nach 5 Gaben spurlos abheilte. Die Augen und das Allgemeinbefinden blieben dauerhaft gut. Dagegen bildete sich bald nachher an der inneren Seite des linken Unterschenkels ein großes. tiefes Geschwür, das nach einigen Jahren fortbestand.

19.6. Axillardrüsengeschwulst

19.6.1. Fall 1

Das Übel hatte mit heftigem Zahn- und Gesichtsreißen begonnen, dem sich ziehende Schmerzen im ganzen Körper, besonders aber im Arm zugesellten, wobei die rechte Axillardrüse anfing anzuschwellen und schmerzhaft zu werden. Appetitlosigkeit, Frost mit Hitze wechselnd. Nächtliche Schweiße. Schlaflosigkeit. Enorme Anschwellung der Axillardrüse, die jede Bewegung des Armes unmöglich macht. Die Drüse war fest, stellenweise mit Eiterpusteln besetzt, die zähen Eiter absonderten. Einreibungen aller Art und Monate lang fortgesetzte warme Breiumschläge, hatten sich als nutzlos erwiesen; nur periodenweise öffneten sich die Eiterpusteln, die Geschwulst selber nahm sukzessive an Härte und Umfang zu. Innerhalb von 8 Tagen gelang es mit Schwefelleber die Geschwulst zum Verschwinden zu bringen und die krankhaften Allgemeinerscheinungen zu beseitigen.

19.7. Blennorrhoe skrophulöse

19.7.1. Fall 1

Milchschorf bei einem $1/2$ Jahr alten Mädchen. Die Augen sind ganz zugeschwollen und zwischen den Lidern dringt eine scharfe Materie hervor, die alles in der Umgebung wund macht. Das Kind reibt sich fortwährend am Kopf und im Gesicht, und die Eltern fürchten Erblindung. `Ars. 30` heilt.

19.7.2. Fall 2

Bei einem 10-jährigen skrophulösen Mädchen, schon seit mehreren Jahren bestehend, und vielfach innerlich und äußerlich fruchtlos behandelt, wurde innerhalb 4 Wochen durch `calc. 2` und `sulph. 1` vollkommen geheilt.

19.8. Blepharitis phlegmonosa

Das fünfjährige Mädchen des Maurers G. wurde seit 6 Tagen allopathisch behandelt, bis die zunehmende Verschlimmerung die Eltern bewog, diese Methode zu verlassen. Es handelte sich um eine phlegmonöse Entzündung des oberen und später des unteren Lides.

Die Haut war missfarbig, die Schwellung des Zellgewebes bedeutend, sodass der Bulbus nicht mehr zugänglich war. Die Ziliardrüsen sonderten ein klebriges Sekret ab, das sich mit der reichlich abgesonderten Tränenflüssigkeit vermischte.

Das Kind fieberte, war sehr unruhig, und die ganze Affektion machte einen sehr ungünstigen Eindruck.

`Merc-v. 3` (Watte auf das geschwollene Lid).

7. Dezember Die Schwellung hat sich auffallend gebessert, die Schmerzhaftigkeit ist geringer. Das Hautkolorit weniger missfarbig. Allgemeinbefinden besser. Eine Dosis `merc.`

9. Dezember Ohne Veranlassung das untere Lid wieder entzündet und geschwollen. `Bell. 12` zweistündlich.

10. Dezember Befriedigender. Doch blieb trotz `bell.` im Wechsel mit `sulph.` der Zustand schwankend.

In der Umgebung des Auges bildeten sich eitergrindige Exantheme, die leicht bluteten. Dieser Umstand führte zu `nit-ac. 9,` zweistündlich.

Die Wirkung war überraschend. Von jetzt an war die Besserung eine stetige und schnelle.

19.9. Bronchitis

19.9.1. Fall 1

Ein 6 Monate altes Kind litt seit 1/4 Jahr an einem nässenden, Borken bildenden Ekzem, das Stirn und Wangen einnahm; 2 ältere Geschwister waren skrophulös. Plötzlich begann das Ekzem abzutrocknen, ohne dass die Mutter zugab, ein äußeres Mittel angewandt zu haben. Das Kind hustete und dieser Husten nahm in dem Maße zu, in dem das Ekzem abnahm. Heiserkeit. Auswurf von glasigem Schleim. Der anfallsweise Husten quälte das Kind Tag und Nacht. Hepar sulphuris wurde ohne Erfolg gegeben. Am 2. Tag Fieber, beschleunigte Atmung und Puls. Das Kind lag mit einem ängstlichen Gesichtsausdruck im Bett. Schleimrasseln über beiden Lungen.

Tartarus emeticus 1. Verdünnung stündlich ein Kaffeelöffel.

Die folgende Nacht befand sich das Kind in dem schlechtesten Zustand. Der Puls war klein, schnell, aussetzend. Das Gesicht bläulich gerötet. Hitze strahlte über den ganzen Körper aus. Bauchatmung. Pfeifendes Einatmen. Knistern mit Schleimrasseln. Gegen diese mit der größten Lebensgefahr verbundenen Bronchitis capillaris gab nun Dr. Schleicher Phosphor in der 1. Verdünnung in Wasser, halbstündlich einen Kaffeelöffel.

Schon nach einer Stunde atmete das Kind freier und expektorierte. Der Gesichtsausdruck ruhiger und heiterer. Früh um 6 Uhr ruhiger Schlaf.

Der Puls hatte wieder Energie. Hauttemperatur mäßig. Respiration frei. Phosphor 3-stündlich. Nach 3 Tagen war die Affektion vollständig geheilt; zugleich begann aber auch das Ekzem wieder aufzublühen und stand nach einer Woche in voller Blüte.

Täglich früh eine Gabe Sulphur 3 heilte den Ausschlag in Wochen ohne dass die Lunge wieder affiziert wurde oder ein Rezidiv gekommen wäre.

19.9.2. Fall 2

D. Sch. 6 Wochen alt, konnte nur die erste Woche gestill werden. Seitdem genießt er Kuhmilch mit Wasser verdünnt (2:1) und etwas Salep darunter, ohne dass eine sichtbare Zunahme an Fleisch zu bemerken ist. Im Gegenteil, das Gesichtchen erscheint oft so elend und voller Falten wie bei einem alten Männchen. Er hat von Anfang an viel Blähungen gelitten, viel geschrien und dabei die Beinchen heraufgezogen, wie jemand, der heftigen Leibschmerz hat. Mehrere Stunden ruhig nacheinander geschlafen hat er nur ganz selten, und wenn er trinkt, ist er so hastig dabei, dass er sich oft verschluckt. Und nun das Schreien wieder, bis er in den Schlaf kommt, der aber immer nur kurz und unterbrochen ist.

In der dritten Woche bekam er Husten, der abwechselnd verschwand und wieder kam. Jetzt ist er locker, aber der arme Junge hat ein Röcheln auf der Brust, dass man ihm immer helfen möchte, sich zu räuspern.

Sein Stuhlgang ist nicht wässrig, sieht gelb aus. Er leert in 24 Stunden wohl 4 mal aus.

Phosphor 30 jeden Morgen 5 Streukügelchen. Nach 8 Tagen: »Ihre Pulver haben recht gute Wirkung gehabt, besonders auf den Stuhlgang. Er hat jetzt in 24 Stunden gewöhnlich zweimal und zwar ganz ordentlich fest. Seit 8 Tagen finden wir alle, dass er körperlich recht hübsche Fortschritte macht; er wirkt voller und befindet sich wohler.«

Dieses Kind, dessen Mutter durch und durch skrophulös ist, wuchs zu einem stämmigen Knaben heran, behielt aber eine beständige Neigung zu husten. Er hatte jene chronische Anschwellung der Mandeln, die eine zwischen Skropheln und Tuberkulose stehende Dyskrasie zu charakterisieren scheint.

19.10. Broncho-Pneumonie

19.10.1. Fall 1

Ein 2jähriges Kind, das schon im ersten Lebensjahr einen Hydrozephalus glücklich überstand, erkrankte an dem im verflossenen Winter hier epidemisch herrschenden Keuchhusten. Drei Wochen verlief der Krankheitszustand ziemlich günstig, als durch Erkältung eine rechtsseitige Pneumonie und ein heftiger Bronchialkatarrh hinzutrat. Die obere Lungenpartie war ohnedies schon etwas emphysematös geworden; das Charakteristische des Keuchhustens verlor sich sogleich, hingegen trat eine außerordentliche, kontinuierliche Dyspnoe ein, immerwährendes, von der Ferne schon hörbares Schleimrasseln und heftiges Fieber.

Ungeachtet aller Mittel (`acon.`, `bry.`, `sulph.`, `phos.`, `ant-t.`) war keine Besserung eingetreten, und nach acht Tagen war der Patient dem Sterben nahe. Die Haut kalt, Gesicht gedunsen, zyanotisch, Extremitäten geschwollen, Gesichtsausdruck leichenhaft. Das Atmen so schnell, dass man die Zahl der Atemzüge nicht mehr feststellen konnte. Die Angst ungeheuer. Das ominöse Ringen mit den Händen und dic nach Hilfe suchenden matten Blicke des bei vollem Bewusstsein sich befindenden Kranken erregten Erbarmen. Puls nicht zu fühlen. Man konnte jetzt nur stündlich das suffukatorische Ende erwarten.

Ich reichte ihm noch eine Gabe `carb-v. 6` und ließ 2 Gaben für die Nacht zurück. Als ich des Morgens wiederkam, traute ich meinen Ohren nicht, zu erfahren, dass schon nach der ersten Gabe 1/2 Stunde darauf, nach einer so schrecklichen Verschlimmerung, dass man ihn bereits tot glaubte, Beruhigung eintrat. Auf die zweite Gabe war die medikamentöse Verschlimmerung ebenfalls, aber viel schwächer eingetreten, und darauf ließ die Dyspnoe bedeutend nach, der Puls belebte sich, die Gesichtszüge wurden freundlicher.

Die Besserung ging nun 5 Tage lang vorwärts, als durch die eingetrene stürmische Witterung das Kind rezidivierte und dieselben traurigen Erscheinungen von Neuem erfolgten.

Auf `carb-v.` trat ebenfalls eine ganz ähnliche Reaktion ein, von wo an sich das Kind langsam unter dem Gebrauch von `bar-c.` erholte, das ich stets in ähnlichen Fällen, wo solche Erkrankungen bei skrophulösen Individuen vorkommen, wirksam sah. Er erfreut sich jetzt eines vollkommenen Gesundheitszustandes.

19.11. Coxarthrocace

19.11.1. Fall 1

Ein 6jähriger Knabe bekam in Folge eines Falles auf das Knie eine Coxalgie, die durch zweckwidriges Verhalten das Stadium der Eiterung erreichte, sodass der Schenkel gänzlich aus dem Hüftgelenk getrieben und der Fuß verkürzt ward. Der Abszess eröffnete sich nach vorn, gab täglich 4 – 6 Unzen Eiter von solcher Schärfe ab, dass er die Stellen entzündete, wo er einige Zeit anhing. Der Knabe hatte starkes Zehrfieber, war ganz kraftlos, zum Skelett abgemagert und schien dem Tod unvermeidlich verfallen. In der Besorgnis, dass der Lebertran den ohnehin schlechten Appetit noch mehr verderben könnte, wurde er zuerst in Klistieren (täglich 2mal zu 1 1/2 Unzen) beigebracht. Später nahm das Kind täglich, nach 4 Wochen 3 Esslöffel.

Die Besserung war schon nach 6 Tagen deutlich und schritt ohne Stillstand vorwärts. Das Fieber verlor sich allmählich, die Eiterung wurde gutartig und weniger häufig, die Schmerzen verschwanden, die Kräfte kamen zurück, kurz nach 6 1/2 monatlichem Gebrauch des Lebertrans war das fistulöse Geschwür gänzlich abgeheilt.

19.11.2. Fall 2

Bei einem 7 Monate alten Kinde war der Schenkelkopf vollkommen außerhalb der Pfanne und nach hinten und oben getreten, der Schenkel fast $^1/_2$ Zoll kürzer als der gesunde, aber nicht atrophisch. Mehrere Ärzte hatten das Übel für unheilbar erklärt, indem die Gelenkpfanne infolge von Ausschwitzungen ausgefüllt sei.

Als ich den Schenkelkopf reponierte und verschiedene Bewegungen mit der Extremität machte, hörte man ein deutliches Knarren und Reiben des Gelenkkopfes in der Pfanne, ganz dem ähnlich, welches man bei Frakturen wahrnimmt. Sobald man den Schenkel freiließ und das Kind einige Bewegungen damit machte, rutschte er mit einem knarrenden Geräusch wieder nach hinten, ohne dass er die geringste schmerzhafte Empfindung hervorrief.

Das Kind selbst war ein sehr zartes, dabei wohlgenährtes, überaus lebhaftes Mädchen und wurde von der Mutter gestillt. In den ersten 8 Tagen nach der Geburt, die natürlich und leicht gewesen war, bemerkte man eine gewisse Steifheit und Unbeweglichkeit des linken Schenkels, das Kind hielt ihn immer in angezogener Stellung und wollte ihn selbst beim Baden nicht ausstrecken.Dr. K. erklärte das Leiden für eine Hüftgelenksentzündung. Die ganze Gegend des Hüftgelenkes war entzündet und geschwollen, welche Erscheinungen sich auch der oberen Partie des Oberschenkels mitgeteilt hatten. Eine Einreibung beseitigte zwar die Entzündung, man bemerkte aber nun, dass der Schenkelkopf sich außerhalb der Pfanne befand. Zwei für tüchtig geltende allopathische Kollegen erklärten mit dem ersten, dass nichts mehr zu machen sei.

Die Repositionsversuche, die Dr. K längere Zeit täglich vornahm, blieben ohne dauerhaften Erfolg; ebenso erfolglos für den kranken Schenkel war der Vorschlag eines anderen Arztes, der ein Paar Schnürstiefel anfertigen ließ, die nebeneinander mit den Sohlen auf einer Blechplatte befestigt waren, damit der gesunde Schenkel den kranken herabziehen und mit jenem in gleicher Lage erhalten sollte. Diese Maschinerie hätte fast noch eine neue Verunstaltung herbeigeführt, indem das Kind infolge der Unbequemlichkeiten oder Schmerzen, die daraus entstanden, eine mit dem Becken und der Wirbelsäule nach links geneigte Stellung einnahm, weshalb auch der Vater sie sehr bald beseitigte.

Unter so ungünstigen Umständen ging das Kind in homöopathische Behandlung über.

Es wurde verordnet, Silicea 5. Verdünnung einen Abend um den anderen 2–3 Tropfen in einem Teelöffel Wasser zu nehmen. Das Kind wurde in seinen freiwilligen Bewegungen nicht behindert. Nach Verlauf von 5 Wochen war keine bemerkbare Veränderung des Zustandes eingetreten, der Gelenkkopf rutschte nach Repositionsversuchen ebenso schnell wieder nach hinten, wie früher. Trotzdem ließ ich mit Silicea fortfahren, nur mit dem Unterschiede, dass ich statt der Verdünnung die Verreibung in derselben Potenz verschrieb, weil ich annahm, dass in der Verreibung alle wirksamen Bestandteile des Mittels enthalten seien.

Diese Änderung wurde auch mit dem besten Erfolg belohnt. Nachdem Silicea auf diese Weise ungefähr drei Wochen gegeben worden war, wurde das knarrende Geräusch bei der Bewegung des Schenkels geringer, der Schenkelkopf blieb nach Repositionsversuchen länger in der Pfanne, was auf eine schon begonnene Resorbierung des festgewordenen Exsudates in derselben schließen ließ. Um auch die Weichteile etwas zu unterstützen, ließ ich an den Zwischentagen, wo kein Silicea genommen wurde, die Hüftgelenkpartie nebst Oberschenkel mit einer Mischung aus 1 Teil Arnica und 2 Teilen Alkohol, einen Teelöffel voll, einreiben.

Bei diesen Verordnungen, die ich ohne Änderung fortgebrauchen ließ, wurde mir die große Freude zuteil, dass in der zweiten Hälfte des Januar das Exsudat volkommen resorbiert, der Schenkelkopf bei Bewegungen und beim Auftreten unverrückbar in der Pfanne blieb, natürlich auch alles und jedes Geräusch verschwunden war und ich das Kind bei seinem einjährigen Geburtstage, am 19. Februar, für geheilt erklären konnte.

19.12. Coxitis

19.12.1. Fall 1

Eine Coxitis heilte unter Silicea langsam aber stetig ab, bis zu auffallender Besserung.

19.13. Croup

19.13.1. Fall 1

Katharina W. 1$^1/_2$ Jahre alt, schwächlich, von rachitischen Eltern abstammend, schlechte Nahrung genießend, dickbäuchig, von skrophulös-rachitischem Habitus. Vor etwa 8 Tagen hatte sie starken Schnupfen, der vor diesem Erkranken plötzlich verschwand. Seit einigen Tagen leidet das Kind an Heiserkeit, die seit dem Abend so zugenommen hat, dass bis 9 Uhr völlige Stimmlosigkeit besteht. Dabei sehr mühsahmes, gedehntes, mitunter dem Schnarchen ähnliches Einatmen – angeblich vorher auch Schleimrasseln in einem Grade, dass man Erstickung befürchtete – Husten fehlt, Hauttemperatur nur wenig erhöht. Kein Durst, sie will überhaupt nichts genießen, am Tage hat sie noch gegessen und gespielt.

`Brom 3,` 6 Tropfen in 12 Teelöffel Wasser, alle 1/2 bis 1/4 Stunde einen Teelöffel.

Den folgenden Tag ist das Mädchen munter und heiter, die Stimme viel besser. Sie ist schon mehrere Stunden aus dem Bett. Nach `brom.` ist es gleich besser geworden, sie hatte Husten mit Schleimlösung bekommen, was sich mehrmals in der Nacht wiederholte.

Alle Stunden eine Gabe von obiger Ordination.

Abends 9 Uhr berichtete man, dass sich der Zustand wieder bedeutend verschlimmert habe; die Stimme wieder lautlos, mit Schleimrasseln bei der Atmung, sodass Erstickung befürchtet wurde; die Haut ist mit kühlem Schweiß bedeckt.

`Brom 3,` 9 Tropfen alle 1/4 bis 1/2 Stunde.

Folgenden Tag das Bett verlassen, obschon sie nachts viel geschwitzt hat. Husten den Abend vorher bellend und mühsam, heute klangvoller, leicht, feucht und öfter kommend. In der Nacht selten, obschon mit vielem Rasseln und großen Atembeschwerden verbunden. Dieselbe Ordination.

Das Kind, obgleich sehr schlecht beaufsichtigt, genas unter dem Fortgebrauch von `brom.` in einigen Tagen.

Letzteres wurde abgesetzt, als sich etwas Bluthusten und Nasenbluten (tuberkulinische Verschiebung) einstellte.

Es zeigte sich in anderen Heilungen des echten häutigen Croups mit `kali-chr.`, dass zu Ende der Krankheit ebenfalls Blut und blutiger Schleim ausgehustet wurde.

19.13.2. Fall 2

Von den vielen von Dr. Kirsch in Wiesbaden mit Brom geheilten Croup-Erkrankungen wollen wir bloß die folgende mitteilen:

Den 7. Dezember 1853 kam Frau Oberstleutnant Mennche zu Dr. K. mit der Bitte, ihr ein Mittel gegen einen Bräuneanfall ihrer 5-jährigen Nichte zu geben, welche schon drei Tage lang 2 Ärzte mit Brechmitteln vergeblich behandelt hätten. Da die Krankheit keine Veränderung zeigte, sei die Operation des Luftröhrenschnittes auf den Abend angesetzt.

`Aur.` und `brom.`, jedes Pulver in einem besonderen Gefäß mit 4 Esslöffeln Wasser gelöst. Davon alle 20 Minuten abwechselnd ein Teelöffel.[1]

Nach 3 Stunden (um 6 Uhr abends) erfuhr K., dass die Ärzte zwischen 5 und 6 Uhr gekommen, aber als sie ihre Instrumente herausholen wollten, den veränderten Ton des Hustens gehört, sich erstaunt angesehen und geäußert hätten: »Die Operation ist nicht mehr nötig, fahren Sie nur ruhig mit den Pulvern fort (auf das von ihnen verordnete `cupr-s.` deutend), und wenn diese Pulver verbraucht sind, lassen sie selbige gleich wieder holen.«

Es wurde K. mitgeteilt, dass nach dem ersten und besonders seit dem zweiten Eingeben der homöopathischen Mittel eine sichtbare und immer weiter fortschreitende Besserung eingetreten sei. Das Kind, vorher kalt und blau, mit dem schrecklichen, festsitzenden, bellenden Husten, sei in warmen Schweiß geraten, der Husten sei bald ein ganz anderer, und zwar locker und lösend geworden.

Nach 72 Stunden wurden in größeren Intervallen dieselben Arzneien in 4 Esslöffeln Wasser gelöst, fortgereicht, bis unter allgemeinem Schweiß und lockerem Hustenauswurf vollkommene Genesung erfolgte.

Schließlich tritt Dr. Kirsch der Behauptung des Dr. Lutze entgegen, dass ein an der Bräune homöopathisch behandeltes Kind dieselbe nie wieder bekomme. Die Wiederkehr, sagt Dr. Kirsch, wurde erst verhütet, nachdem das zugrunde liegende skrophulöse Leiden durch passende Arzneien ganz getilgt war.

19.13.3. Fall 3

In der A. h. Z. wird von Dr. Elb die Heilung eines heftigen torpiden Croup erzählt, wo (nachdem `acon. 2` und `iod 3` vergeblich gereicht) `brom. 3,` (stündlich 2 Tropfen) die Lebensgefahr brach.[2]

Er musste aber bei erneuter Verschlimmerung `brom.` im Wechsel mit `hep.` geben.

»Mit dem Verschwinden des Croup hatte sich ein Schnupfen eingestellt.«

[1] Brom war natürlich das Hauptmittel; kein Homöopath gibt mehr `aur.` gegen Croup.

[2] Torpid nennt Dr. Elb den Croup wegen der langsamen Entwicklung und langen Dauer des verhältnismäßig seltenen Hustens, der im Ganzen nur geringer Atemnot und Abwesenheit von synochalem Fieber, obwohl eine bedeutende Exsudatmenge vorhanden war.

Als das erste Mal zu `brom.` gegriffen wurde, fand Dr. ELB den 2 1/2 jährigen Knaben eiskalt, den Atem sehr kurz, oberflächlich und stark sägend, den Kopf zurückgebogen, das Gesicht blass und gedunsen, die Lippen blau, den Puls sehr schwach und schnell; völlige Stimmlosigkeit; die Augen starrend, der Husten fehlte seit 2 Stunden beinah gänzlich,

Interessant ist die hier eingeschaltete Äußerung des Kollegen ELB: »Es war dies in meiner 19jährigen Praxis das erste Mal, dass mir `iod.` in einem derartigen, für dasselbe so geeignet scheinenden Fall seine Dienste versagte.«

19.13.4. Fall 4

Das Kind war 7 Jahre alt, hatte rauen Husten, starkes Fieber, Halsschmerz. Nach 2 Tagen wird die Stimme heiser, der Husten trockener, die Atmung schwieriger, ein raues, trockenes Pfeifen, das im Larynx seinen Sitz hat, begleitet jeden Atemzug. Das Fieber steigt. Delirium. Erstickungsanfälle. Das Kind liegt auf dem Rücken mit blassem, etwas lividem Gesicht, gänzlich stimmlos. Atem häufig und kurz. Puls 160. Teils unruhig, teils schlafsüchtig. Der kurze, trockene Husten droht es zu ersticken. Haut brennend-heiß. Die pseudomembranöse Entzündung ist auf den Laryns beschränkt. Beim Husten erbrach das Kind zuweilen eine seröse Flüssigkeit, in welcher Stücke von den Pseudomembranen enthalten waren.

`Brom. 4.,` 4 Tropfen in 125 ml Wasser, 2 stündlich, rief wenigstens einen 2tägigen Stillstand herbei. Die Erstickungsanfälle waren seltener und das Fieber geringer.

Nach `Brom. 4,` 10 Tropfen in 240 ml Wasser stündlich war die Besserung auffallend und ging in wirkliche Genesung über. Am nachhaltigsten war die Heiserkeit.

19.13.5. Fall 5

ANTON SCHOLZ erzählt eine Croup-(vielleicht nur Pseudo.-Croup)Heilung mit `hep.,` von der er stündlich 1 Gran (4. Verreibung) gab.

»Alle Gefahr war wie durch mächtigen Zauber gebannt, und ich hatte wohl Ursache, `hep.` als cin herrliches Mittel zu preisen.«

19.13.6. Fall 6

Ein 5-jähriger Knabe, sehr skrophulös. mit vielen großen Narben am Hals infolge von Drüseneiterungen, erkrankte an Croup. Am andern Tage der Krankheit, welche alle Croupsymptome im höchsten Grade zeigte: Erstickungsanfälle, sägenden Ton, trockenen, krähenden Husten, tonlose Stimme mit lebhaftem Fieber, erhielt er `iod 2,` 2 Tropfen stündlich nebst Umschlägen eines warmen Breis von Hafergrütze.

Drei Tage keine Veränderung des Krankheitszustandes; am vierten Verminderung des Fiebers, mit gleichzeitigem Ausbruch eines Frieselausschlages am Hals, Nacken, Rücken, Brust, welcher den andern Tag auch Arme und Füße bedeckt; die croupösen Erscheinungen nicht mehr so intensiv, nehmen an den darauf folgenden Tagen in steigendem Maße wieder zu. Mit `iod. 2` wird bis 5 Tropfen stündlich gestiegen.

Vom 8. Tage an Abnahme der Croup-Symptome, nur der Husten bleibt trocken, metallisch klingend bis zum 11. Tage, wo er locker und lösender wird.

`Hep. 3,` 1 Gran 4-stündlich beseitigte alle vorhandenen Krankheitssymptome.

19.13.7. Fall 7

Die häutige Bräune wird durch die spezifischen Mittel, welche uns die Homöopathie an die Hand gegeben, in der Regel mit solchem Erfolg behandelt, dass die Gefahr bald vorüber ist. Sind die Fälle, welche unserer Behandlungsweise länger Widerstand leisten selten, so kommen sie doch zuweilen vor, besonders wenn man den Kranken erst in Behandlung bekommt, nachdem die Krankheit schon einige Zeit gedauert und bedeutende Forschritte gemacht hat.

In einigen Fällen der Art, die zum Teil von anderen Ärzten schon aufgegeben waren, habe ich mit günstigem Erfolg Jod innerlich zur Anwendung gebracht. In einigen anderen Fällen, die auch diesem Gebrauch Widerstand geleistet, und die manche Ärzte bestimmt hätten, den Luftröhrenschnitt zu machen, sah ich mich veranlasst, Jod örtlich auf die Schleimhaut der Respirationsorgane einwirken zu lassen, und ich habe jedesmal den schönsten Erfolg gesehen.

Es wurden alle drei Kinder, bei denen ich mich genötigt sah, zu den Jod-Dämpfen zu greifen, nicht bloß am Leben erhalten, sondern sie genasen auch völlig, das heißt es blieb kein längeres Leiden der Respirations- oder sonstigen Organe zurück.

In einem der drei Fälle hatte sich die croupöse Entzündung auf den Kehlkopf beschränkt, in den beiden anderen war der Bronchial-Croup deutlich ausgebrochen. Die Wirkung der Jod-Dämpfe war bald daran zu erkennen, dass, nachdem der Husten feuchter geworden, etwas Schleim nach kurzer Zeit mit membranösen Fragmenten vermischt ausgeworfen wurde, was eine, wenn auch anfänglich nur unbedeutende Erleichterung zur Folge hatte. Bei einer erneuten Anwendung der Dämpfe wurde der Husten immer gelöster, und die Kinder brachten außer einem meist sehr zähen Schleime kleinere und größere Stückchen, zuweilen längere Fetzen der Aftermembran unter Hustenanstrengung, wohl auch mit Brechwürgen verbunden, hervor.

Bei öfterer Wiederholung der Joddämpfe und Fortdauer des bezeichneten Auswurfes nahm zusehends die Angst und Atemnot der kleinen Patienten ab; sie verfielen in einen anfangs kurz dauernden Schlaf, der aber nach jedem durch Hustenanfall vermittelten Auswurf länger und ruhiger wurde. Auf diese Weise war in dem einen Falle, in dem sich die croupöse Entzündung auf den Kehlkopf beschränkte, die Gefahr in 16 Stunden, in den beiden anderen Fällen in 40 bis 48 Stunden verschwunden.

Die deutlich sichtbare Wirkung der Joddämpfe bestand also in dem Feuchterwerden des Hustens, in der Loslösung der membranösen Gebilde und in der dadurch bedingten Erleichterung der Respiration.

Die Bereitungsweise bestand einfach darin, dass ich auf ein flaches Gefäß mit kochendem Wasser einige Tropfen der 2. Dezimal-Verdünnung bis mehrere Tropfen der starken Jod-Tinktur auftröpfeln und das Kind die Dämpfe einatmen ließ, was dadurch bewirkt wurde, dass man den Kopf des Kindes über das dampfende Wasser oder auch nur in die Nähe desselben hielt.

Wiederholt wurde das Bereiten der Dämpfe öfter oder seltener, nach Bedürfnis alle 2 – 6 Stunden. Anfänglich schienen die Dämpfe den Kindern angenehm zu sein, denn sie strebten, sich dem dampfenden Gefäß zu nähern. Später schien die Wirkung den Kindern lästig, denn zwei der Kinder sträubten sich gegen die Anwendung, nachdem schon Erleichterung der Zufälle erfolgt war.

19.13.8. Fall 8

M. Schmidt, Knabe 2 1/2 Jahre alt, seit 4 Tagen heiser, hat trockenen Husten, der sich täglich unter Zunahme des Fiebers steigert.

14. Juli 1853 nachts gegen 1 Uhr erwachte das Kind plötzlich unter einem heftigen Stickhustenanfall, welcher einige Minuten dauerte, schlief dann wieder ein, wurde jedoch gegen Morgenanbruch wieder unter großer Atemnot von trockenem, heiserem Husten aus dem Schlaf gerissen.

Am anderen Morgen ausgebildeter idiopathischer Kehlkopfcroup. Heftiges Fieber, trockene Haut, heisere, raue Stimme, kurze, mühsame, sägende Atmung mit häufigem, bellenden, in Anfällen wiederkehrendem Husten. Die Rachenhöhle war intensiv gerötet, der Kehlkopf bei Berührung schmerzhaft. Das Symptomenbild ließ keinen Zweifel an der Diagnose, dass es ein beginnender Kehlkopf-Croup sei, übrig.

`Acon. 3`, Glob. 3 pro dosi und `iod. 3`, gtt. j, sach. lact. 1,0m. f. p. abwechselnd eine Stunde von Aconit, die andere eine kleine Federmesserspitze des Jodpulvers mit etwas Wasser zu geben.

Nach wenigen Stunden trat eine bedeutende Linderung der Hustenanfälle und Atemnot ein; nach 6 Tagen war er vollkommen geheilt, obwohl keine Exsudatmembranen durch Erbrechen entfernt wurden, sodass man eine vollkommene Resorption annehmen muss.

Dr. Schlosser schließt: »Obwohl dieser günstige Ausgang bei unserer Heilmethode gewöhnlich ist, so ist doch diese Heilung von wirklichem Croup der Aufzeichnung wert, weil bei allopathischer Behandlung die meisten Kinder starben und gerade die Heilung dieser Krankheit die denkenden Ärzte der älteren Schule zum Studium der Homöopathie veranlassen dürfte, zunächst freilich solche, die sich mit dem barbarischen und doch unzuverlässigen Verfahren der inneren Höllensteinätzung nicht befreunden können und die emetische und lokalantiphlogistische Methode unwirksam befunden haben.«

Zwei Fälle von Angina membranacea, durch Joddämpfe geheilt, bei Dr. Stich in Wiesbaden.

Das eine Kind, ein Mädchen von $2^1/_2$ Jahren, war schon 4 Tage mit Brechmitteln vergeblich behandelt worden, und ein älteres Kind derselben Familie tags vorher (am 11ten Tag der Krankheit) an Croup gestorben. Der Arzt hatte, als sich das zweite Kind legte, erklärt, die Krankheit scheine mit derselben Vehemenz aufzutreten. In der Tat hatten bei dem noch lebenden Kind alle Symptome der Bräune einen so hohen Grad erreicht, dass nur sehr wenig Hoffnung auf Rückbildung des Exsudates und Heilung vorhanden war.

`Acon.` und `brom.` ohne jeglichen Erfolg, Jodtinktur in weingeistiger erster Verdünnung 15 – 20 Tropfen in einer Untertasse heißen Wassers ließ man (auf Spiritus gesetzt) in der Nähe des Kindes verdampfen. Das Kind wurde betäubt, besserte sich aber nicht im geringsten und war dem Ersticken nahe. Jetzt wurde die 3. Jodverreibung zur Bereitung der Joddämpfe benutzt. Schon nach der ersten Inhalation trat Besserung ein, und binnen 48 Stunden, während welcher Zeit 5 solche Inhalationen gemacht wurden, war das Kind genesen.

»Geht nun«, sagt Dr. Kirsch mit Recht, » aus dieser Heilungsgeschichte einerseits die Heilkräftigkeit des Jods in Dampfform in der Bräune augenscheinlich hervor, so wird auch durch dieselbe der Beweis geliefert, dass die Heilkraft eines Stoffes nicht in der Masse des Stoffes liegt, sondern dass eine kleinere Menge erst die Arznei zum Heimittel stempelt und die Expansion der Moleküle von keiner geringen Bedeutung ist.«

Bei einem zweiten, 10 Monate alten Kinde, wurden ebenfalls Inhalationen von Jod (3. Verreibung, 2 Gran in eine Untertasse mit Wasser auf Spiritus verflüchtigt) vorgenommen. Die Verdampfung einer solchen Portion dauerte 1/2 Stunde. Nach 2 1/2 Stunden Wiederholung

Nach der 3. Inhalation wurde der Husten lockerer. Später nur 6-stündlich inhaliert.

`Acon.` gegen Hitze eingeschaltet. Der Croup entschied sich hier durch Eintritt von Schnupfen.

Es sind schon Croup-Fälle tödlich verlaufen, in denen man bei der Autopsie weder im Kehlkopf noch in der Luftröhre eine Spur von Exsudat fand. Diesen Fällen soll ein kollaterales Ödem der Kehlkopfmuskeln und als Folge eine Lähmung der Stimmritze zu Grunde gelegen haben. Hieraus erklärt sich wohl auch die Wirkungslosigkeit der sonst hilfreichen Mittel, bezüglich der Heilkraft sonst nicht gewöhnlicher Arzneien.

19.13.9. Fall 9

Ein 8 Jahre alter Knabe mit allen Zeichen der häutigen Bräune bekam zuerst `acon.` und `iod.`; außerdem ein nasses, kaltes Handtuch über Brust und Kehle, so oft erneuert, als es warm wurde.

Die Krankheit wurde dadurch nicht behoben, sondern manche Symptome hatten sich verschlimmert, und bei einer lokalen Untersuchung konnte man deutlich den oberen Teil des Larynx mit einer weißen und dicken Membran bedeckt, wahrnehmen.

Statt der Jodine wurde nun das chromsaure Kalium 1. 2 Tropfen in 4 Unzen Wasser abwechselnd mit `acon.` alle 3 Stunden dargereicht.

Mit der Anwendung der kalten Umschläge wurde noch energischer verfahren, da die Haut brennend heiß war. Nach 4 Stunden wurde ein Stück Haut von der Größe eines Nagels ausgehustet. Das Fieber ließ nach und während eines Zeitraumes von 4 Tagen wurden verschiedene Stücke Haut, eines über 3 Zoll lang und 1/2 Zoll breit, durch den Husten ausgeworfen.

4 – 5 Tage wurden Blut und blutiger Schleim ausgehustet, bis der Husten sich zu einem einfachen, katarrhalischen umwandelte.

Nachdem dieses Mittel eine Woche lang angewendet wurde, konnte der Knabe als geheilt entlassen werden.

19.13.10. Fall 10

Die 5jährige Tochter des Lehrers P. erkrankte in der Nacht vom 20. zum 21. März an Croup. Der sogleich hinzugerufene Hausarzt verordnete ein Brechmittel aus Tartarus stibiatus und Radix Ipecacuanhae, das mehrmaliges Erbrechen, aber keine Veränderung des Verlaufes der Krankheit bewirkte.

Am folgenden Tag, nachdem noch ein zweiter Arzt hinzugezogen wurde, setzte man Blutegel an und gab innerlich Calomel, aber auch bei dieser bis zum dritten Tage fortgesetzten Behandlung wurde das Leiden immer schlimmer. Am Abend dieses Tages, nachdem von den beiden behandelnden Ärzten die ungünstige Prognose gestellt worden war, bat der bestürzte Vater Dr. Behlemeyer, das Kind in Behandlung zu nehmen.

Dr. Behlemeyer fand die kleine Patientin mit bläulich rotem, von kaltem Schweiße reichlich bedecktem Gesicht daliegend, angstvoll um sich blickend, periodisch den Kopf nach hinten in die Betten drückend, mit hoch erhobener Brust und langgezogenem Halse die angestrengtesten Atemversuche machend, dann wieder in höchster Angst hastig sich aufrichtend, nach dem Halse greifend, die Haare raufend.

Die Atmung zischend und pfeifend, die Stimme in einzelnen, kurz ausgestoßenen Worten lispelnd, der Husten klanglos. Die Berührung des Kehlkopfes und der Luftröhre schmerzhaft; der Puls klein, unregelmäßig, in nicht zu zählender Frequenz.

Dem Kinde wurde während der Nacht Hepar sulphuris und Spongia, stündlich wechselnd in der 2. Dezimal-Verreibung oder Verdünnung zu 5 Gran gereicht und in heißes Wasser getauchte Schwämme auf den Hals gelegt. Am anderen Morgen (den 4. Tag der Krankheit), zeigte sich nicht die geringste Besserung.

Jetzt wurde unverdünnt Spiritus Phosphori, stündlich zu 2 Tropfen in Zuckerwasser gereicht; doch schon nach Stunden vermochte das Kind nicht mehr zu schlucken. »Ich fand es apathisch, mit herabhängendem Unterkiefer, tief eingesunkenen, halb verschlossenen Augen daliegend, nur zuweilen noch vergebliche heftige Anstrengungen zum Atmen machend, das Gesicht und die Hände aufgetrieben, bläulich, kühl, den ganzen Körper mit kaltem Schweiß bedeckt.

Der Husten erfolgte nur noch höchst selten in einzelnen klanglosen Stößen, die (Abdominal-)Respiration ungleich, die Stimme gänzlich erloschen. Laut jammernd standen die unglücklichen Eltern am Bett des sterbenden Lieblings und man musste sich sagen, dass hier keine Hilfe mehr war.«

Da durchzuckte Dr. B. der Gedanke, was innerlich nicht mehr anzuwenden, äußerlich zu versuchen. Es wurde Phosphor 0,1 Oleum amygdaleum dulcis 15,0 verschrieben. Damit wurden alle 10 Minuten Hals und Brust eingerieben und mit Flanell bedeckt. Nachdem dieses Verfahren kaum 1 1/2 Stunden fortgesetzt worden war, zeigte das Kind wieder zurückkehrende Lebenszeichen dadurch, dass es an den Hals griff und angstvoll und verlangend die Bewegung des Reibens machte.

Jetzt wurden die Einreibungen seltener (all 1/4 bis 1/2 Stunde) gemacht. Der Husten kehrte, obwohl immer noch klanglos zurück[3]. In der Nacht fing das Kind wieder an zu schlucken, sofort wurde wieder der Spiritus Phosphori in obiger Dosis gereicht. Am Morgen des 5. Tages ist die kleine Patientin soweit gebessert, dass die höchste Gefahr drohenden Symptome beseitigt waren und der Zustand dem beim ersten Besuch des Dr. B. glich. Im Laufe des Tages wurde der Husten häufiger, blieb zwar noch trocken, bekam aber Klang (den gewöhnlichen Croupton), die Atmung wurde gleichmäßiger, blieb aber beschleunigt und pfeifend (Ronchus sibilans), immer noch vorherrschend abdominal, indem die Brust sich wenig hob und die Intercostalräume sich nicht ausdehnten. Die Angstanfälle kehrten, wenn auch seltener, immer wieder, in welchen das Kind nach den Einreibungen verlangte. Es traten somit Intermissionen von kürzerer oder längerer Dauer ein. Der Puls blieb noch klein und höchst frequent (135); der Urin zeigte ein weißes Sediment; der Ausdruck des Gesichtes war nicht mehr so angstvoll, außer in den eigentlichen Anfällen.

Der Phosphor innerlich und äußerlich wurde in selteneren und geringeren Gaben (2. Verdünnung, 3 Tropfen) fortgesetzt. Im Verlauf des 6. Tages endlich nahm der Husten den Katarrhalton an, förderte einige zusammenhängende, feste Schleimstücke unter offenbarer Erleichterung der Kranken zutage; die Atmung wurde rasselnd (Schleimrasseln), der Puls hob sich bei veminderter Frequenz, die Haut wurde warm und duftend, die Stimme blieb aber noch tonlos.

Die nächsten 6 Tage nur Hepar sulphuris C 2 anfangs in häufigen, zuletzt in seltenen Gaben. In dieser Zeit wurde der Husten immer lockerer, große Stücke zusammenhängenden Schleims (keine eigentlichen Röhren) wurden herausbefördert, die Atmung wurde immer freier, der Appetit kehrte zurück, nur blieb

[3] Auch C. A. Tietze nennt das gänzliche Verschwinden des Hustens im Croup ein »ominöses Symptom«.

die Sprache des Kindes tonlos. Erst 6 Wochen später als das Kind längst genesen und das Bett verlassen hatte, bekam es einen lauteren, aber immer noch heiseren Ton, der auch noch 2 Jahre später die metall- und klanglose Stimme umflorte.[4]

19.13.11. Fall 11

Albert K. der Sohn des Professors K., ein schwächlicher skrophulöser Knabe von 10 Jahren wurde eines Morgens, eben im Begriff sein Frühstück zu genießen, plötzlich von heftiger Erstickungsangst und Husten mit Croupton überfallen. Sowie die Mutter diesen ihr nur zu bekannten Ton hörte, suchte sie Hilfe. Dr. B. fand 1/2 Stunde später den Knaben unter allen Erscheinungen des Croup und bereits einen allopathischen Arzt beschäftigt, dem Kranken Blutegel an den Hals zu legen, wovon drei Stück schon sogen.

Trotz der sofortigen Entfernung der Blutegel war es jedoch nicht leicht, die Blutung zu stillen, die bei jedem neuen Hustenreiz wieder auftrat. Aus diesem Grunde konnten auch die von Dr. B. so hoch geschätzten Umschläge mit heißem Wasser nicht gemacht werden.

Der Patient erhielt Hepar sulphuris, Calcium carbonicum und Spongia, ohne dass nach 12 Stunden fortgesetzter Behandlung die Gefahr beseitigt worden wäre; denn obgleich dann und wann deutliche Intermissionen eintraten, so behielt doch der Husten seinen rauen, bellenden Ton, die Atmung blieb sägend, die Angstanfälle zwar seltener, aber heftiger, sodass sich Dr. B. entschloss, nun Spiritus phosphori 4 Tropfen der ersten Verdünnung stündlich zu geben, wodurch es nach 18stündiger Dauer der Krankheit gelang, die glückliche Lösung, die in diesem Fall durch Tartarus stibiatus unterstützt wurde, herbeizuführen. (Für Tartarus sprach ein ungewöhnlich starkes, volles und weit ausgedehntes Schleimrasseln).

19.14. Drüsenerkrankungen

19.14.1. Fall 1

Dr. Hilberger in Triest teilt in seinen »Klinischen Beobachtungen« einen sehr interessanten Fall mit: »Skrophulöse Infiltration der meseraischen Drüsen und

[4] Diese Heilung wurde erst veröffentlicht, nachdem Dr. Elb behauptet hatte, dass Phosphor bei der Behandlung des Croup keine Wirkung habe.

chronische Pneumonie,« in welchem `brom. 6` die Resorption der meseraischen Drüsen bewirkte, nachdem `ars. 6` abwechselnd mit `carb-v. 6` die vorhandene ödematöse Schwellung und arge Dyspnoe, überhaupt den pneumonischen Anteil, der mit großer Unwahrscheinlichkeit auf Besserung, geschweige auf Genesung auftretenden Krankheit gehoben hatte.

Dass auch `carb-v.` auf die Resorption der Drüsen Einfluss gehabt hat, ist wahrscheinlich.

Die letzteren Jahre, sagt Hofrichter, habe ich mich von der außerordentlichen und sicheren Wirkung des `brom.` in skrophulösen Leiden, das heißt in veralteten, verhärteten, zum Teile bereits eiternden Drüsengeschwülsten sattsam überzeugt. Mit der 15. Verdünnung fing ich meine Versuche an, bin aber zur 6. herabgestiegen und glaube, dass diese Verdünnung jener vorzuziehen sei, indem dabei die Drüsenanschwellungen und Verhärtungen geschwinder schmelzen, ohne dass dadurch der übrige Orgnismus irgendwie affiziert würde.

19.14.2. Fall 2

Hermann H., Schüler am polytechnischen Institut, 20 Jahre alt, leidet seit vier Jahren unter geschwollenen, eiternden Halsdrüsen auf der rechten Seite, ebenso befindet sich in der rechten Achselhöhle eine faustgroße, harte, schmerzhafte, mit mehreren Narben versehene, aber ebenfalls eiternde Drüse, die ihn besonders im Zeichnen hindert und der Gefahr aussetzt, seine Studien nicht fortsetzen zu können. Die benachbarten Drüsen fühlen sich wie große Erbsen und noch größer an, er muss auch den Arm in einer Binde tragen, um den Oberarm von der Brust entfernt zu halten. Kalte Wohnung. Schlechte Kost.

15. Januar 1852 `sulph. 60,` 4 Dosen, alle 2 Tage ein Pulver. Nach einem Monat Schmerzen geringer. Geschwulst etwas kleiner.

17. Februar 1852 `sil. 30` ebenso. Anfangs schienen sich die Drüsengeschwülste zu vergrößern, sie eiterten stark, endlich aber schienen alle Eiteröffnungen geschlossen zu sein.

26. März 1852 `calc. 30.` Beim zweimonatlichen Gebrauch nahmen die Drüsengeschwülste ab, brachen einige Male auch wieder auf, heilten wieder zu, endlich aber trat Stillstand ein und `calc.` schien weiter keine Wirkung zu äußern.

1. Juli 1852 `brom. 15.` Nach 14 Tagen fing die Achseldrüse an zu schmerzen, es bildeten sich auf ihrer Oberfläche Blasen, die zerplatzten und sich zu eiternden Geschwüren heranbildeteten, aber im Verhältnis der Eiterung nahm auch die Geschwulst ab. Sein übriges Befinden besserte sich auffallend, sein Gesicht bekam eine gesunde Farbe.

Ein volles Jahr wurde mit `brom.` fortgefahren, und die Hals- und Achseldrüsen sind ganz zum Schmelzen gebracht worden. Das beste Wohlbefinden schloss sich dauernd an.

19.14.3. Fall 3

Ein Junge von 17 Jahren litt seit seiner Kindheit an geschwollenen Halsdrüsen. Als er zu Dr. N. kam, konnte er kein Halstuch tragen; die linke Submaxillardrüse hatte die Größe einer doppelten Walnuss erreicht und hing wie ein Beutel am Hals herab. Auch auf der rechten Seite waren die Lymphknoten bis zur Größe einer Nuss angeschwollen. Übrigens nicht schmerzhaft auch nicht gegen Berührung empfindlich. Obgleich sich während der Behandlung einzelne Punkte röteten, schmerzten und eine Eiterung vermuten ließen, kam es doch nie zum Aufbrechen, sondern endete immer mit Zerteilung. Er wurde 9 Monate mit `brom. 6.` Verdünnung alle 48 Stunden ein Pulver, behandelt und die Geschwülste verloren sich gänzlich.

19.14.4. Fall 4

Ein 14jähriges, blondes, rotwangiges, skropulöses, armes Mädchen, welches seit langer Zeit an einer harten Schwellung der Lymphknoten des Unterkiefers gelitten und dagegen verschiedene homöopathische Mittel mit nur geringem Erfolg gebraucht hatte, bekam nun `brom. 30.` den 4ten Abend eine Gabe. Nach längerer Anwendung desselben Mittels kann sie jetzt als geheilt angesehen werden. Als `brom. 30` gegeben wurde, hatte die linke Submaxillardrüse die Größe eines Hühnereis erreicht, war hart, beim Druck schmerzlos, die benachbarten Drüsen mehr oder weniger in derselben Weise affiziert.

19.14.5. Fall 5

Ein skrophulöser Junge hatte an der rechten Seite des Unterkiefers seit einigen Jahren eine harte, schmerzlose, angeschwollene Drüse von der Größe eines halb durchschnittenen Hühnereis. Allopathische Mittel waren fruchtlos gewesen.

`Brom. 30` nahm er 4mal. Dadurch wurde die Drüse auf die Größe einer Haselnuss reduziert. Diese Restschwellung verschwand auch im Laufe der Zeit.

19.14.6. Fall 6

Fräulein G., gegen 30 Jahre alt, Urbild des skropphulösen Habitus , litt seit länger als einem Jahr an Drüsenschwellungen. Längs der rechten Seite des Halses und Nackens herab war eine Reihe von Drüsen, ungefähr von der Größe einer Muskatnuss gelagert, die schmerzlos und beweglich, aber sehr hart waren. Alles überstieg jedoch eine faustgroße, knorpelharte, hypertrophische Geschwulst der Unterkieferdrüse. Sie saß fest auf, war schmerzlos, weit über den Kiefer hervorgetreten und gab dem skrophulösen Antlitz ein sehr unförmiges Aussehen. Die Patientin war von Jugend an skrophulös gewesen, wusste sich aber anderer Krankheiten nicht zu erinnern, auch gegenwärtig andere Leiden nicht anzugeben, außer einer Trägheit der Stuhlentleerungen.

Vom 20. Januar bis 18. Juli vergeblich mit Staphysagria, Sulphur und Calcium carbonicum (Hochpotenzen) behandelt.

Am 18. Juli, am 7. August, am 22. August und 9. September dreitägig 3 Gaben Lycopodium (Hochpotenz).

Vier Wochen nach der ersten Dosis des Lycopodium zeigte sich Wirkung auf den Drüsenballen. Er fing an beweglich zu werden, ließ sich schieben und der untersuchende Finger konnte eine beginnende Trennung des Konglomerates herausfühlen. Diese Lösungen wurden von Woche zu Woche deutlicher, die Geschwulst zerfiel immer mehr in einzelne Drüsenteile, die sich voneinander loslösten, und so zersplitterte sich dieser harte Ballen, sodass von Mitte September an keine weitere Arznei mehr gereicht wurde. Ende des Jahres war die unförmige Geschwulst völlige beseitigt. Die Nackendrüsen waren gleichzeitig mit reduziert,

19.15. Ekzem des Kopfes

19.15.1. Fall 1

Herr N., ein hochgestellter Staatsbeamter, konsultierte mich wegen seiner Kinder, die einen ausgeprägten skrophulösen Habitus hatten, an zeitweiligen Drüsenschwellungen und Akne litten sowie an häufigen, kleinen Furunkeln. Die ganze Familie begab sich nach Kreutznach; da der Vater ebenfalls skrophulös, an einer chronischen Bindehautentzündung beider Augen litt, badete er auch und trank später Elisabethquelle.

Schon während seiner Trinkkur hatten sich kleine Bläschen auf dem Kopfe eingestellt, zuerst auf dem hinteren Teil, zum Scheitel und Vorderkopf bis in die haarlose Partie der Stirn. Die Bläschen waren immer größer geworden, hatten dicke Krusten gebildet, welche nässten und beim Vertrocknen nach und nach den befallenen Teil bedeckten, sodass nur eine gelblichweiße Borkenrinde sichtbar war, die sich in leichten Schuppen und Blättchen ablöste, die Kleider und den Fußboden bedeckte und heftiges Jucken, besonders an den behaarten Stellen, verursachte. Die Haare erschienen welk, starben ab und fielen immer mehr aus.

Ein Pariser Arzt, der das Leiden für Ekzema rubrum erklärte und als Folge des Gebrauches von Kreuznach, da dasselbe schon früher einmal dagewesen sei, verordnete ohne Erfolg: `rhus-t.`, und `merc.`, wonach der Abfluss stärker wurde, `graph.` welcher diese Wirkung beschränkte, mehr Trockenheit herbeiführte, `sulph.`, `phos.`, `clem.`, die viel Ruhe schafften, am meisten leisteten, ohne definitiv zu heilen, `lach.` welches die Röte mäßigte, Sulphur-Antimon-Bäder, die auf die Stärke der Krusten günstig einwirkten. `Dulc.`

Als Hirschel den Ausschlag sah, beschränkte er sich auf die Kopfhaut und stellte die als Ekzema impetiginosum bekannte Form dar.

`Hep.` wurde gewählt 1. in Hinblick auf das antidotarische Verhältnis zu der Kreuznacher Jod- und Bromwirkung, die ebenfalls die schlummernden skrophulös-dyskrastischen Zustände geweckt und an die Oberfläche getrieben haben; 2. in Hinblick auf die skrophulöse Grundlage des Hautleidens selbst, und 3. in Betracht der besonderen Form des Ausschlages, dessen feuchtende Wundheit, entzündete Hautfläche, eiterartiger Absonderung, weißblasse, weiße Flüssigkeite hergebende, sowie schorfige Natur, Jucken und juckendes Fressen, Ausgehen der Haare deutlich in der Arzneimittellehre verzeichnet sind.

H. ließ das Mittel in der 3. Verreibung früh und abends 1 Gran nehmen, verband damit den Gebrauch von Schwefelbädern aus `hep.`, 4 Lot auf ein Bad, von denen jedoch wegen der vorgeschrittenen Jahreszeit nur drei genommen werden konnten, verbot jeden Nebengebrauch anderer, selbst der unschädlichsten Waschungen oder erweichenden Öle, um den Kopf ganz trocken zu erhalten und ordnete die strengste Diät an. Schon nach 8 Tagen trat ein vollkommener Stillstand ein, insofern, dass der Ausschlag sich nicht mehr weiter verbreitete, das Nässen nachließ, das Jucken sich verminderte. Nach etwa 6 Wochen war die Kur in der Hauptsache vollendet. Der Ausschlag wurde immer trockener, die Krusten lösten sich leichter, wurden immer dünner, die Hautröte bei abgelöster Kruste schwand mehr und mehr. Der Nachschub zeigte endlich nur noch leicht lösliche Schuppen statt der Krusten; kleine trockene Knötchen statt der gefüllten Bläschen. Das Haar fiel mehr und mehr aus. Nur am Hinterkopf hielt es sich, und da war auch das stärkste Jucken, gegen welches etwas Glycerin zur

Linderung gestattet wurde. Erst heilte der Scheitel, dann der Vorderkopf, dann der Hinterkopf, zuletzt der rechte Seitenteil, der auch die intensivste Hautröte gezeigt hatte.

Als dann der Friseur die bestellte Haartour 3 Wochen zu spät brachte, war er erstaunt, dass sie überflüssig geworden war, da alle Stellen geheilt und das Haar in gesundem Nachwachsen begriffen war. Nur eine Stelle zeigte hartnäckigen Widerstand. Nach Heilung des Kopfhautleidens ging nämlich vom rechten Scheitelbein der Ausschlag auf das rechte Ohr über und setzte sich von der äußeren Ohrmuschel bis in den Gehörgang fort. Mit `hep.` 2 wurde auch diese Affektion in 4 Wochen beseitigt, sodass die ganze Heilung die Zeit von 10 Wochen beansprucht hat.

Außer `hep.` wurde etwa 2 – 3 Mal `merc.` 2 eingeschaltet und zwar dann, wenn die Reaktion für `hep.` einen Stillstand zeigte. Stets trat hier eine Verflüssigung und Verschlimmerung ein, aber sofort nach Wiederanwendung des `hep.` ging auch die Besserung entschieden weiter.

19.15.2. Fall 2

Eine 36jährige Magd litt seit 3 Jahren an einem stark fressenden und brennenden Ausschlag, welcher sich über den ganzen, von Haaren ziemlich entblößten Kopf bis zu den Augenbrauen herab erstreckte. Die ganze Fläche war rot, rau und sonderte dünne, hier und da zu gelben Schorfen gerinnende Materie ab.

`Rhus-t.`, `graph.`, `merc.` und andere hatten nur vorübergehend genützt; `kali-bi. 2.` früh und abends, bei täglich einmaliger Anwendung einer Auflösung von Kalium chromicum neutrale (1 Gran auf 1 Unze Wasser) beseitigte das Übel bald.

Eine Rückkehr desselben hoben Kali chromicum 0,05 Gran täglich und die obige äußerliche Anwendung dauerhaft.

19.16. Ekzem des ganzen Körpers

19.16.1. Fall 1

Karl Sch., ein kleiner, beleibter, urskrophulöser Knabe, wurde zu mir gebracht mit einem allgemeinen, nässenden, ekzematösen Ausschlag, der an einigen Stellen (Schläfe, Stirn) dicke, schmutzige Borken bildete. Ausgebreitete umschriebene erythematöse Flecken an verschiedenen Körperstellen, namentlich war an der äußeren Seite des rechten Unterschenkels eine feuerrote, heiße, nässende Stelle, wie rohes Fleisch. Starkes Jucken und verdrießliches Wesen begleiteten diesen charakteristischen Ausschlag.

Graphit und Arsen eröffneten die Besserung. Die Borken aber fielen in Zeit von 14 Tagen unter dem Gebrauch von Ferrum jodatum sacch. (0.03 mit 2,0 Sacch. lact, verrieben, messerspitzenweise). Die Gegenwart der Borken, die Baumrinde vergleichbar waren, scheint nicht gleichgültig für die Wahl des Jodeisens.

19.16.2. Fall 2

Paul Dubois, der den ganzen Körper mit großen Gaben Merkur saturierte, um eine Peritonitis puerperalis zu heilen, erzeugte dadurch öfter Ekzeme.

An diesen Umstand erinnerte sich Dr. Banks in New York und brachte durch Mercurius solubilis ein 4 Jahre lang vergeblich behandeltes Ekzem zur Abheilung. Es betraf ein schlankes, schwächliches Mädchen von 9$^{1}/_{2}$ Jahren, mit sehr zarter Haut, blauen Augen und gelben Haaren.

Die Kopfhaut war vollständig mit einer dünnen, gelblichen Kruste bedeckt, die an vielen Stellen aufgesprungen eine blasse, strohgelbe, zähe Flüssigkeit ergoss. Das Haar klebte zusammen und fiel aus. Hinter dem Ohr gab es eine raue, kirschrote, absondernde Oberfläche ohne Borken. Diese Stelle war ringsherum von Bläschen umgeben, die verschiedene Entwicklungsstadien zeigten. Ähnliche Stellen gab es im Gesicht, im Nacken und an den Schultern.

Mit kreisförmigen, ekzematösen Ausbrüchen am Hinterkopf hatte die Krankheit vor 4 Jahren begonnen. Arsenicum, Sulphur, Rhus toxicodendron usw., Alkalien- und Säurewaschungen verschlimmerten nur.

Nach wenigen Tagen des Merkur-Gebrauches zeigte sich eine deutliche Besserung; nach drei Wochen eine fast vollständige Heilung. Nach 8 Wochen war die Heilung vollständig, der Haarwuchs kehrte zurück.

19.17. Entzündung der Nasenschleimhaut

19.17.1. Fall 1

Eine 50jährige Frau, welche viel an Blutkongestionen und Kältegefühl im Kopfe gelitten, hatte nach einem Schnupfen, der mit dem Aufhören der Menstruation zusammenfiel, seit 2 Jahren folgende Erscheinungen zurückbehalten:

Beständig dicker, gelblicher, nach Einwirkung frischer Luft übel riechender Ausfluss aus dem linken Nasenloch, am stärksten früh; heftiger bis in den Kopf ziehender Schmerz in den Nackenmuskeln der linken Seite, durch Schnauben hervorgerufen und verschlimmert; in der Nase selbst Wundheitsgefühl, sich bis ins linke Wangenbein fortsetzend; Niesen nur selten, der Geruch nicht gestört; das allgemeine Befinden gut, bis auf etwas Verstopfung und weißlichen Zungenbelag. `Kali-bi.` bald `6.` bald `3.`, oder `2.` Verdünnung einen Tag um den anderen, und eine Auflösung von `kali-chr.` ($^1/_2$ Gran in 1 Unze Wasser) äußerlich, hoben das Übel binnen 14 Tagen.

19.18. Freiwilliges Hinken

19.18.1. Fall 1

Die 6jährige Marie Hinze, die früher an Drüsengeschwülsten am Hals gelitten hatte, die in Eiterung übergingen, bekam einen schleppenden Gang, geringen Schmerz im Hüftgelenk, der durch Druck hinter dem großen Trochanter etwas verstärkt wurde. Heftige Schmerzempfindungen entstanden jedoch, wenn man bei fixiertem Becken mit einem Ruck den Schenkelkopf in die Pfanne presste, eines der sichersten diagnostischen Kriterien in dieser Krankheit. Von Verlängerung des Schenkels, Abflachung der Hinterbacke war noch nichts wahrzunehmen.

Das Übel hatte schon seit 3 – 4 Wochen bestanden, unter abwechselnd eintretender Besserung und Verschlimmerung, die letztere gewöhnlich unter dem Eintritt febriler Erscheinungen mit ziehenden Schmerzen im Schenkel sich einzustellen pflegte. Jede Bewegung untersagend, gab ich Rhus toxicodendron 6 jeden Abend, später seltener. Der Erfolg war günstig. Nach 6 Wochen konnte das Kind schmerzlos auftreten, und der schleppende Gang hatte sich gänzlich verloren.

19.18.2. Fall 2

Ein 8jähriger Knabe bekommt durch Liegen auf feuchter Erde im Frühjahr einen fixen Schmerz im Hüftgelenk, das Bein wird kürzer, und der Kranke fängt an zu hinken. Bald darauf schwillt die ganze Hinterbacke an bis an das Knie, ist brennend heiß, der Knabe muss sich legen und kann nur auf der gesunden Seite liegen. Endlich droht die Geschwulst an mehreren Stellen aufzubrechen und den fluktuierenden Inhalt zu entleeren.

In dieser Lage behandle ich den Kranken über 8 Wochen lang. Er bekam in dieser Zeit Aconitum, Arnika, Arsenicum album, Calcium carbonicum, China, Hepar sulphuris, Lypodium, Phosphor, Phosphoricum acidum, Rhus toxicodendron, Sulphur, Silicea.

Letzteres Mittel wurde öfter gereicht. Die Geschwulst brach nicht auf sondern verteilte sich ganz und gar; der Knabe wurde völlig wiederhergestellt, und hinkt nicht mehr. Jeder, der das geschwollene Bein sah, glaubte nicht, dass eine Zerteilung möglich wäre, und doch geschah dies.

19.19. Gonarthrocace

19.19.1. Fall 1

Die bei dem 10jährigen sehr heruntergekommenen Knaben, schon seit mehreren Jahren fortdauernde Knocheneiterung im Kniegelenk, wurde durch Silicea 30 (mit Interpolation von Sulphur, Asa foetida, Belladonna, Mercurius solubilis, Nitricum acidum) und nachher durch Silicea im Wechsel mit Calcium carbonicum 30, binnen 2 Jahren gehoben, während auch die allgemeine Konstitution durch Seebäder gebessert wurde. Die Verkürzung des Flußes blieb natürlich zurück.

19.20. Grauer Star

19.20.1. Fall 1

Spiritus sulphuris heilte einen grauen Star, der nach Vertreibung eines krustigen Kopfausschlages entstanden war in 14 Tagen.

19.21. Hornhautflecke

19.21.1. Fall 1

Dr. Jackson hat bereits vor 40 Jahren dieses Mittel gegen Hornhautflecke empfohlen. Bei einem Knaben, der sehr heftige und hartnäckige skrophulöse Augenentzündung hatte, und wo bedeutende Hornhautflecke zurückblieben, war `euphr.` einzig und allein hilfreich.

19.22. Hornhauttrübung

19.22.1. Fall 1

Die schnelle Heilwirkung von `euphr. 1`, täglich 1 Tropfen in 3 Esslöffel Wasser an 4 aufeinander folgenden Tagen, beobachtete ich im April 1851 bei einer jungen Dachshündin gegen eine heftige Blennorhöe der Bindehaut des rechten Augapfels und Augenfells, welcher vom inneren Augenwinkel aus beinahe die ganze durchsichtige Hornhaut überzog. Der kranke Bildungsprozess hörte sofort auf, und das Fell verschwand ohne weitere örtliche Einwirkung in kürzester Zeit. Die hervorragenden Symptome waren starke Röte des Auges, Anschwellung des unteren Lides, vermehrte eiterartige Schleimabsonderung, nächtliches Zuschwären und Lichtscheu.

19.23. Hydrocephalus

19.23.1. Fall 1

Ein Kind, welches an Hydrocephalus acutus in sehr hohem Grade litt, und vorher mit Calomel und Jalappa nebst Vesikantien am Kopf behandelt worden war, wurde durch Ferrum jodatum noch im Stadium paralyticum gerettet.

19.24. Impetigo

19.24.1. Fall 1

DR. CRAMOISY behandelte eine Impetigo fugurata[5]. Der 20 Jahre alte Kranke hatte ein lymphatisches Temperament, als Kind Kopfausschlag und ein skrophulöses Geschwür am Oberschenkel. Der leicht juckende Ausschlag ging vom linken Backen auf den rechten, über das Kinn und fast das ganze Gesicht. Den ersten Anstoß de Heilung gab `calc. 6`, 2 Tropfen in 250 Wasser, 3 mal täglich einen Teelöffel. Doch kamen außerdem `hep.`, `graph.` und zuletzt `calc.` und `sulph.` im Wechsel in Anwendung

[5] Die Impetigo fugurata hat die Eigenschaft, die Gestalt des Teiles anzunehmen, auf dem sie ihren Sitz aufschlägt.

19.25. Intertrigo

19.25.1. Fall 1

Ein 1-jähriges Kind litt an Intertrigo. Bei Urinlassen heftiges Schreien. Lycopodium innerlich und äußerlich in Wasser. In wenigen Tagen Heilung.

19.26. Karies

19.26.1. Fall 1

Ein Mädchen, 8 Jahre alt, konnte das linke Bein nicht gerade strecken. An demselben sowie am Unterschenkel waren mehrere Fistelgeschwüre; der Schienbeinknochen lag an mehreren Stellen offen, und es stießen sich größere und kleinere Stücke ab. Das ganze Schienbein nebst Knie war fast ein einziges Krustengeschwür, das bei der geringsten Veranlassung leicht blutete und viel Schmerzen erregte, besonders nachts. Das Mädchen bekam außer einigen anderen Mitteln Calcium carbonicum und Silicea ungefähr alle 3–4 Wochen.

Nach Jahresfrist wurde die Krücke abgelegt und allmählich heilte das ganze Bein. Das krumme Knie wurde wieder gerade und gelenkig, und jetzt geht die Person, wie jede andere gesund einher; man sieht ihr nicht an, dass sie jemals krank gewesen wäre.

19.26.2. Fall 2

Der 20-jährige Kranke, auf dessen Fuß sich das skrophulöse Leiden in Folge einer Verrenkung des Fußgelenkes konzentriert zu haben scheint, kann schon seit 4 Jahren nicht mehr auftreten und ist in höchstem Grade kachektisch. Um das leidende Gelenk 9 fistulöse Geschwüröffnungen; gewaltige Abmagerung; graubleiche Hautfarbe, hektisches Fieber; gänzliche Appetitlosigkeit, bald Durchfall, bald Verstopfung, große Nervenreizbarkeit und Schlaflosigkeit.

Silicea 30, 15 und 200, in seltenen Gaben Monate lang fortgebraucht (mit öfter interponierter Nux vomica 6 gegen Verstopfung; Arsen 3 gegen Diarrhoe; Coffea gegen die nervöse Reizbarkeit und Ignatia, als diese sich zu Veitstanzähnlichen Erscheinungen steigerte), besserte den Zustand, besonders nachdem einige Knochensplitter herausgekommen waren, schnell, brachte aber die fistulösen Geschwüre nicht zur Vernarbung. Dies gelang erst dem 2 Monate fortgesetzten Gebrauch von Argentum nitricum 3.

19.26.3. Fall 3

Karies des dritten, sehr wahrscheinlich auch zweiten Halswirbels. Die umgebenden Weichteile sind durch die Ulzeration des Knochens in Entzündung versetzt, und der Eiter brach sich nach außen Bahn. Links von der Wirbelsäule ein in Bildung begriffener Kongestionsabszess. Tuberkulöse Infiltration in der linken Lungenspitze.

Mercurius bijodatus 03 0,1 gr. 2 x pro Tag.

4. November. Die Sekretion aus der Fistelöffnung ist sehr reichhaltig, der Eiter aber besser, rahmartig, nicht mehr so übel riechend.

10. November. Kein weiterer Fortschritt. Die Eitersekretion ist sehr bedeutend; die untere Öffnung fängt an sich zu vernarben. Über dem Kongestionsabszess ist eine leichte Wölbung der Haut wahrzumehmen.

Silicea 03, 0,1 am Tag, für 8 Tage.

20 November. Keine wesentliche Veränderung. Die Eitersekretion ist sehr groß, die Schmerzen immer noch bedeutend; der Kongestionsabszess hat sich noch mehr vorgewölbt. Puls 90, etwas gespannt.

Da Silicea nichts geleisten hat, die kopiöse Eiterung den Kranken erschöpfen konnte, wurde Jod innerlich und äußerlich angewandt.

℞ Jod.pur. 0,1

Kali hydroj. 1,5

Aq. dest. 120,0

Von dieser Solution wurden 20 Tropfen in 1/8 Liter frisches Wasser gegossen und Leinwandkompressen eingetaucht, ausgewrungen und auf den Kongestionsabszess und die Anschwellung rechts gelegt. Die trockenen Kompressen wurden erneuert. Zugleich wurde nach jedesmaliger Entfernung des Eiters eine Injektion in das fistulöse Geschwür gemacht (nur laues statt des kalten Wassers). Die eingespritzte Flüssigkeit blieb 10–12 Minuten darin. Innerlich Iod 03, 6 Tropfen am Tag. So geschah es bis Ende November.

30. November. Der Kongestionsabszess ist ganz verschwunden, die Haut nur noch an einer Stelle livid, Schmerz ebenfalls beseitigt. Die Haut nimmt wieder eine normale Färbung an. Die Ränder der Fistelöffnung sind nicht mehr kallös, die schwammigen Wucherungen sind verschwunden, und im Grunde des Geschwürs zeigen sich schöne, gesunde Granulationen. Die Eitersekretion ist äußerst gering. Der rechte Arm des Kranken, der wahrscheinlich vom Druck der entzündeten Weichteile au den ersten Dorsalnerven gelähmt gewesen ist, ist wieder ganz frei. Appetit und Schlaf vortrefflich.

Der Patient nimmt als Schriftsetzer Arbeit.

Die nämliche Behandlung wird noch 8 Tage fortgesetzt, und da in dieser Zeit die Eitersekretion sich fast auf Null reduzierte, keine Injektionen mehr. Mit den Kompressen wird fortgefahren; täglich 3 Tropfen Jod innerlich. Bis Ende Dezember vollständige Vernarbung des Ulkus fistulosum. Die Heilung hat auch nach Jahresfrist Bestand.

19.26.4. Fall 4

Frl. —, seit 15 Monaten an einer Entzündung des linken Ellenbogengelenkes leidend, befand sich unter der Anwendung von grauer Salbe, Lokalbädern von Meerwasser, Jodbepinselungen, Laxantien und schwefelhaltigem Mineralwasser immer schlechter.

Die Entzündung soll ohne wahrnehmbare Ursache entstanden sein. Mit Ausnahme der Masern und mitunter leichter Drüsenanschwellungen war die Kranke bisher gesund gewesen; seit dem 14. Jahre regelmäßig menstruiert, von blühendem Aussehen.

Der kranke Arm befindet sich in vollkommener Extension; Flexions- wie Supinations- oder Pronationsbewegungen können weder aktiv noch passiv ausgeführt werden; jeder Versuch dazu ruft die heftigsten Schmerzen im Gelenk hervor. Das Gelenk ist sowohl auf der Vorder- als auch auf der Rückseite stark geschwollen, gerötet, die Temperatur erhöht. Die Gelenkgrube ist nicht nur verwischt, sondern es findet sich an deren Stelle eine Anschwellung.

Am Condylus internus humeri eine fistulöse Öffnung von 6–8 mm Durchmesser, aus der blasse, schwammige Granulationen hervorwuchern; es dringt aus derselben ein blutig seröser Eiter in geringer Menge; die Sonde dringt einen Zentimeter tief in in den Knochen hinein. Eine zweite Fistelöffnung findet sich in der Mitte des Olekranon, aus welcher sehr wenig seröser Eiter abfließt; die Sonde dringt hier nahezu zwei Zentimeter nach innen und aufwärts in die Knochen.

Schmerzen beständig, aber abends am heftigsten, was wohl in der Ermüdung des Armes infolge seiner hängenden Lage und im Druck des Exsudates auf den Medianus seinen Grund hat.

Der pathologische Prozess hatte hier also schon beide Gelenkenden ergriffen und durch Setzung eines Exsudates in die Fossa cubiti ant. maj. den Eintritt des Proc. coronoid. in dieselbe unmöglich gemacht.

In Berücksichtigung des entzündlichen Zustandes des Gelenkes erhielt die Kranke am 12. März Aconitum 02. gtt. 6 pro die; absolut horizontale Lage des Armes.

20. März. Die Anschwellung des Gelenkes ist bedeutend geringer; die Röte desselben fast ganz verschwunden; spontaner Schmerz besteht nicht mehr, der Radius ist freier, es lassen sich Pro- und Supinationsbewegungen ausführen. Die Eitersekretion aus beiden Öffnungen reichlicher und von besserer Qualität.

Silicea 03 morgens und abends 1 Gran; täglich Flexsionsversuche. Dieses Verfahren wurde einen ganzen Monat lang fortgesetzt, nur nach jedem 6. Tage 3–4 Tage pausiert, dasselbe war der Fall während der Menstruation.

25. April. Die Flexion des Unterarmes ist bis zum rechten Winkel möglich ohne Schmerzen zu erregen. Das Geschwür am Olekranon ist in Vernarbung begriffen. Im Grunde des Geschwüres gesunde Granulationen.

Weiter.

Bis Ende Mai war auch die Fistelöffnung am Cond. int. vernarbt und Frl. — imstande, ihren Arm bis zum spitzen Winkel zu flektieren, überhaupt jede Bewegung damit vorzunehmen.

19.26.5. Fall 5

Ein 14-jähriger junger Mann litt unter Karies des Oberschenkels und des oberen Endes der Tibia. Er bekam Silicea 30 alle 6–8 Tage, je nachdem die Eiterung reichlich und Knochenfragmente sich abstießen.

Dieser Behandlung überdrüssig, ließ er sich ins Krankenhaus schaffen. Hier sagte man ihm nach einigen Tagen, nur die Abnahme des Beines könne ihn heilen.

Über dieses Mittel aufgebracht kehrte er zur ersten Behandlung zurück und ist in 10 Monaten hergestellt. Jetzt 20 Jahre alt, erfreut sich der Mann der besten Gesundheit.

19.26.6. Fall 6

Gottfried Bone von Kastdorf, 19 Jahre alt, litt schon über 1 Jahr an der rechten großen Zehe an Karies. Die Ärzte schlugen ihm die Amputation der großen Zehe vor, als einziges Mittel, ihn von seinem Übel zu befreien. Die Zehe war sehr dick, rot und um das kariöse Geschwür herum geschwollen, sodass er nicht auf den Fuß treten konnte.

2. April 1868 Silicea 30.

Bis zum Juni war die Zehe geheilt. Die erhöhte Empfindlichkeit erforderte nochmals Silicea, und den 4. August schrieb der Kranke: »Immer denke ich an Sie und weiß nicht, was ich Ihnen zum Danke für die Rettung aus meiner gefährlichen Krankheit tun soll. Nie hätte ich geglaubt, dass Ihre nichts scheinenden Pulver solche Wunder bewirkten.«

19.27. Katarrh

19.27.1. Fall 1

`Kali-bi. 2.` Verreibung beseitigte einen Larynxkatarrh mit Heiserkeit bei einem Sänger. Dr. Teller empfiehlt `kali-bi.` 1 Gran der 2. Verreibung in 4 Unzen Wasser, stündlich bis 2-stündlich 1 Kaffeelöffel gegen Katarrhe mit fieberhaften Zuständen leichteren Grades.

19.28. Keratitis; chronische Hornhautentzündung

19.28.1. Fall 1

Dr. Genzke heilt mit `aur. 3,` allabendlich eine Gabe, eine chronische Keratitis bei einem 10-jährigen skrophulösen Mädchen. Die Hornhaut des linken Auges war vollständig getrübt. Alle dagegen angewandten äußerlichen Mittel, hatten sich erfolglos erwiesen. Das Ganze hatte ein marmoriertes Aussehen. In der Peripherie der Hornhaut ein stark entwickelter Gefäßkranz. Kein Schmerz. Keine vermehrte Tränensekretion.

4 Monate lang hatte sich die Hornhaut in diesem Zustande befunden. Die gänzliche Wiederherstellung der Durchsichtigkeit der Kornea bedurfte 8 Wochen.

19.28.2. Fall 2

In diesem Fall hatte `hep.` die Hauptsache beseitigt, während `aur. 3` jeden Abend 1 Gran die Klarheit der Hornhaut wieder herstellte. Ehe der Kranke in homöopathische Behandlung kam, war das Sehvermögen fast gänzlich aufgehoben, mit dem linken Auge konnte er nichts erkennen, nur Licht und Dunkelheit unterscheiden. Mit dem rechten sah er etwas, aber die Formen und Umrisse der Gegenstände vermochte er nicht zu unterscheiden.

19.29. Kniegelenkentzündung

Dr. Kallenbach in Cleve beschreibt `Calc`-Affektionen des Kniegelenks und sagt, dass dieselben meistens skrophulöse Individuen befallen. Leichte Verdauungsstörungen, Appetitlosigkeit, Stuhlunregelmäßigkeit fehlen nicht. Die Schmerzen sind erträglich (im Gegensatz zu den `Bar`-Affektionen des Kniegelenks) drückend und stechend, nachts in der Ruhe aussetzend, beim Treppensteigen (Flexion) schlimmer.

Sehr häufig verschlimmert sich das Leiden zur Zeit des Vollmondes. Anschwellung, wenn überhaupt vorhanden, innen und unten. Die schmerzhafte Stelle an der inneren Seite der Patella.

In seinen »klinischen Beobachtungen« vergleicht Dr. Hillberger aus Triest `calc.` mit `con.` und sagt: »Während die Heilkraft des `Con.` bloß auf die Schmelzung der Induration beschränkt werden kann, ist die Wirkung der `Calc.` schon ausgeprägter. Im allgemeinen entspricht sie der skrophulösen Dyskrasie. Dass diese oft erst im vorgerückten Alter, ohne sich in der Kindheit manifestiert zu haben, die Ursache dieser Erkrankungen werden kann, davon wird sich jeder praktische Arzt überzeugt haben.

Ihre besondere Beziehung zu den Drüsenerkrankungen ist eben so klar und rechtfertigt vollkommen ihre Anwendung.

Das aber `calc.` eine größere Wirkungssphäre als die Drüsen hat, namentlich den Affektionen im Bereich der Schleimhäute, der Sinnesorgane und ihrer Hilfsapparate entspricht, beweisen unter anderem die Heilungen von Schleimhautpolypen mittels `calc-mur.`

19.30. Knochenfraß

19.30.1. Fall 1

Knochenfraß des rechten Mittelfußknochens bei der 13jährigen Franziska Fischer, die früher an geschwollenen Unterkieferdrüsen litt. Vor einem Jahr an einem Nesselausschlag erkrankt, der von selbst heilte.

Fußrücken angeschwollen und gerötet, auf demselben 1 Zoll voneinander entfernt 2 Öffnungen, die obere ungefähr von der Größe einer großen Erbse, die untere etwas kleiner, aus denen sich viel grüner dicker Eiter entleerte. An den Rändern derselben in Form eines Walles Wildfleischwucherung.

Sie klagt besonders nachts über reißenden Schmerz im ganzen rechten Fuß. Außerdem Reißen und Stechen in der Stirn, Läuten in den Ohren, Erbrechen des Genossenen.

Mezereum, 2. Dezimalpotenz, früh und abends 1 Tropfen hatte nach sechswöchentlichem Gebrauch eine bedeutende Besserung erzielt, ein Knochensplitter von der Stärke einer halben Linie und etwa 1/2 Zoll lang, hatte sich abgestoßen, die übrigen Nebenbeschwerden hatten sich nicht gebessert.

Jod hob das Speiseerbrechen und die übrigen Nervenbeschwerden. Eine Wirkung auf die Knochenkrankheit konnte ich aber nicht bemerken.

Mezereum bewirkte nun nach 4 Wochen Besserung. Erst durch Silicea, täglich 1 Gran der 3. Dezimalverreibung 3 Wochen lang, wurde die Krankheit gänzlich gehoben.

19.31. Konvulsionen

19.31.1. Fall 1

Der kleine erethisch-skrophulöse Knabe E. B., von hübschem Äußeren, erwacht, wenn er eine Stunde geschlafen hat, plötzlich und unter ängstlichem Rufe springt derselbe auf, ist unter 1/2 Stunde nicht zu beruhigen, und Zittern und krampfhafte Zuckungen einzelner Muskelgruppen erinnern an die Gestikulation des kleinen Veitstanzes.

Die Angst treibt den Schweiß aus den Poren. Dabei hat er das Gefühl, als liefe ihm etwas übers Gesicht. Er fasst wiederholt dorthin. Die Gegenwart kleiner Madenwürmer ist erwiesen. In der letzten Zeit scheinen sie sich aber zurückgezogen zu haben.

Diese seit 3 Wochen täglich sich wiederholenden Zufälle schweigen sofort, nachdem der Knabe einmal von einer Mischung Silicea 30 (2 Tropfen in 12 Kaffeelöffeln Wasser, früh und abends 1 Kaffeelöffel) eingenommen hat.

19.32. Kropf

19.32.1. Fall 1

Eine junge Dame hatte eine Anschwellung der Schilddrüse. `Iod.`, `calc.`, und `rhus-t.` taten nichts. `Apis 15` und `30`. Die gänseeigroße Geschwulst war binnen 14 Tagen verschwunden. Die Patientin war während der Zeit ihres Krankseins amenorrhoisch.

19.32.2. Fall 2

Frau G., 35 Jahre alt, litt alle 8 Tage unter profuser Uterusblutung. Sie war blass, konnte kaum gehen, die rechte Lunge hepatisiert; starker Husten früh und abends mit gelb-grauem Auswurf. Zu gleicher Zeit litt sie an einem Kropf. `Calc.` und `nat-m.` stellten die Patientin gänzlich her, nur der Kropf, wenn auch etwas verkleinert, bestand noch. Nach `apis 3` in 3 Wochen keine Abnahme des Kropfes; nach `apis 30` früh und abends 4 Kügelchen, verschwand die Schwellung allmählich.

19.32.3. Fall 3

Frau L., 43 Jahre alt, in der Klimaxis. Menses unregelmäßig, Schmerz im rechten und linken Ovarium; starker Kropf mit Atembeschwerden. `Apis 15,` 6 Kügelchen früh und abends, heilten den Kropf in 14 Tagen vollständig. Die übrigen Symptome wurden durch `sep.` geheilt.

19.32.4. Fall 4

M. D., 10 Jahre alt, von rosigem Teint, zarter Muskulatur, leidet an Rheumatismus und Diarrhöe. Abneigung gegen Fleisch.

Bekam im 7. Jahre Kropf, gegen welchen `Jod`-Präparate, auch gerösteter Schwamm (`spong.`) vergeblich angewandt wurden, vielmehr nahm die Geschwulst stetig zu. Seit 1/2 Jahr keine Behandlung. Die Geschwulst sitzt links vorn und ist taubeneigroß, weich, teigig, schmerzlos, beweglich, von blauen Venen durchzogen.

16. Mai `calc.` 15 Zentigramm der 3. Verreibung täglich 10 Tage lang.

Nach einem Monat hatte sich zwar der Appetit gebessert, die Geschwulst war aber nicht wesentlich anders.

`Calc. 6,` 6 Tropfen in 200 Wasser, ein Esslöffel früh und abends.

10. Juli Bemerkenswerte Besserung. Umfang der Struma vermindert und ein Jahr lang bestehender Ohrenfluss verschwunden.

`Calc. 3.` Der Kropf ist in vollem Weichen; im Laufe des Monats September und gegen Ende des Jahres gänzlich geheilt.

19.32.5. Fall 5

Lucia J., 17 Jahre alt, zarte skrophulöse Konstitution, früher an geschwollenen Maxillardrüsen leidend, welche dreimal in Eiterung übergegangen waren, hatte vom 15. Lebensjahr an die Menses alle 6 Wochen bis 2 Monate.

28. Okt. 1869 hatte eine zur Zeit der Pubertät auftretende Struma den Umfang eines Hühnereis. Beide Lappen sind beteiligt. Die Geschwulst ist weich, nicht schmerzhaft. Zur Zeit der Menstruation bemerkte die Patientin eine Zunahme derselben, zumal wenn die Periode gering ausfiel, dann tritt auch erschwertes Atmen ein, sodass sie sogar nachts wiederholt aufspringen muss.

`Calc. 3 trit.` 0,12 Centigramm, 12 Tage lang jeden Morgen eine Dosis.

Nach drei Wochen: die Regel ist reichlicher, erfolgt am 26. Tag. Während der Menstruation hat die Struma nicht zugenommen. Keine Respirationsbeschwerden. Ordination: dieselbe.

24. Dez. Ansehnliche Besserung des Kropfes, der weicher, weniger gespannt und weniger hervorragend erscheint. Regel nach 4 Wochen.

`Calc. 6,` 6 Tropfen in 200 Wasser, täglich 2 Esslöffel.

Ende Januar war unverkennbar die Geschwulst in Rückbildung begriffen.

`Calc 30.`

Im Verlaufe des März findet sich am Hals nur noch eine teigige Stelle, welche über das Niveau des Normalen hinaus geht; bei oberflächlichem Hinschauen erblickt man gar nichts mehr. `Calc 200.`

Gar nicht unwesentlich ist Dr. Bourgeois' Verfahren, in langwierigen Behandlungen die ganze Stufenleiter der Hahnemannschen Posologie zu durchlaufen.

19.32.6. Fall 6

Frl. K., 19 Jahre alt, mit einer ziemlichen Anschwellung der Glandula thyreoidea behaftet, deren Größerwerden sie seit einigen Tagen beobachtet, ohne sich über deren Entstehen Aufschluss geben zu können, wünscht von derselben erlöst zu werden. Erschwertes Atmen bei Rückenlage, im Schlaf, ist die einzige Beschwerde.

`Brom 0,3,` 3 mal ein Tropfen in 1 Esslöffel Wasser. Nach 10 Tagen keine Veränderung.

`Calc 0,3,` früh und abends 1 Messerspitze.

Schon nach 8 Tagen sichtbares Schwinden der Geschwulst, nach weiteren 3 Wochen vollkommene Heilung.

Sie war bereits 1 Jahr lang allopathisch behandelt worden, ohne die geringste Änderung in ihrem Zustand wahrnehmen zu können.

19.32.7. Fall 7

Eine 28 jährige Magd litt seit ihrem 15. Lebensjahr an einer bedeutenden Vergrößerung der Schilddrüse. Seit 8 Tagen merkliche Schwellung der schon früher vergrößerten Schilddrüse, die so bedeutend zunahm, dass sie fast nicht mehr atmen konnte. Sie sprach so mühsam und atmete so schwer und geräuschvoll, dass sie Kopf und Hals ganz steift halten und die linken Gesichtsmuskeln verzerren musste.

Auf der ohnehin schon stark vergrößerten Schilddrüse in der linken seitlichen Halsgegend sitzt eine Mannesfaust große, nur wenig verschiebbare eiförmige Geschwulst, die auf Kehlkopf und Luftröhre trifft.

`Iod. 3`, in Pillen 2-stündlich 2 Stück. Nach 4 Tagen derselbe Zustand.

`Iod. 20`, 3 Tage ohne merkliche Besserung; von da an aber nahm die Schwellung mit jedem Tage so rasch ab, dass am 10. Tag der Behandlung die rechts von der Luftröhre gelegene Partie ganz verschwunden und von der linken nur noch eine taubeneigroße, härtliche Geschwulst zu finden war. Atmen vollkommen gut, kann jede Körperlage beibehalten.

19.32.8. Fall 8

Ein junges, blühendes Mädchen, schwach menstruiert, erhielt wegen eines seit Jahren bestehenden trockenen, beklemmenden, schmerzhaften Hustens mit keuchend, pfeifendem Atem, beides auf einer bedeutenden Schilddrüsenschwellung beruhend, die nach innen und unten drückte, nach vergeblicher Anwendung von `phos.` und `calc.` nur 4 Gran `kali-i.` in 4 Unzen oder 120 Gramm Wasser, abends und früh $1/2$ Esslöffel. Schon nach 10 Tagen waren der Husten und die damit verbundenen Symptome ganz verschwunden und die Schilddrüse kleiner und weich, sodass sie gar nicht mehr beschwerlich fiel.«

19.33. Mandelhypertrophie

19.33.1. Fall 1

Ein 50jähriger Mann hatte seit langer Zeit Geschwulst der Mandeln und der Unterkieferdrüsen; dabei scheinen die Eustachischen Röhren verstopft und infolge davon bedeutende Schwerhörigkeit vorhanden zu sein. Verschiedene Mittel waren lange Zeit vergeblich angewendet worden.

`Kali-chr. 1.` stellte in 14 Tagen das Gehör wieder her und beseitigte die Anschwellungen in weiteren 14 Tagen fast ganz.

19.34. Melitagra

19.34.1. Fall 1

Dünner, gelbkrustiger Ausschlag der rechten Schläfe bei einem 29-jährigen Mädchen, das die Reste der erlittenen Skrophelkrankheit noch an sich trug, nach vorausgegangener Verschlimmerung durch `Calc 4.`, Dil. gtt. 1. alle 2 Tage, dann `calc.` 2 glob. der 30. und `calc.` 1 gtt. 1 geheilt.

19.35. Milchschorf

19.35.1. Fall 1

Ein 6jähriges Mädchen hatte seit Wochen eine skrophulöse Entzündung beider Augen. Das Gesicht mit früher trockener, jetzt infolge von Umschlägen nässender Crusta lactea bedeckt. Viola tricolor 6 machte den Ausschlag wieder trocken und heilte binnen 3 Wochen. Die Augen besserten sich mit dem Verschwinden des Ausschlages.

19.36. Nervus laryngeus inferior

19.36.1. Fall 1

Affektion des Nervus laryngeus inferior, bestehend in klappendem Geräusch bei einem 13-jährigen skrophulösem Knaben, mit krampfhaften Zuckungen der rechten Gesichtshälfte vorher, und krampfhaftem Druck in der Gegend der Ligamenta glottidis. Dr. Schwenke nahm Druck auf den Nervus vagus durch Drüsengeschwulst an und heilte durch Conium maculatum 6 schnell und dauernd.

Allopathen hatten dasselbe früher ohne Erfolg gegeben.

19.37. Opthalmia neonatorum

19.37.1. Fall 1

Rückert zweifelt nicht daran, dass `hep.` dieses Heilmittel bei einfachen und skrophulösen Ophthalmien, namentlich bei starkem Ergriffensein der Meibomschen Drüsen nicht auch zuweilen bei Ophthalmia neonatorum wirken solle.

Ein sehr schlimmer Fall, bei dem die Karunkel hervorgedrängt, alle Weichteile des Auges schwammig dick aufgetrieben waren, mit furchtbarer Eiterabsonderung und Lichtscheu, wurde mit dem schönsten Erfolg behandelt durch `hep. 3` (morgens) und `merc.` (abends).

19.37.2. Fall 2

Rückert heilte 2 Fälle von Ophthalmia neonatorum mit Sulphur 30 und 2.

19.38. Ophthalmia skrophulosa

19.38.1. Fall 1

Ludwig W. 4 Jahre alt, leidet seit einem Jahr an einer skrophulösen Augenentzündung. Die Lider des rechten Auges sind rot und angeschwollen. Im Auge sieht man injizierte Blutgefäße. Die Hornhaut besonders unter der Pupille ist verdunkelt. Das Auge ist lichtscheu, es tränt, besonders beim Sehen ins Helle, ist früh am Morgen zugeklebt und juckt.

Aus dem rechten Nasenloch sondert sich wässrige Feuchtigkeit ab. An den Gesäßbacken befindet sich ein knötchenartiger Hautausschlag. Schorfe und Wundheit hinter den Ohren.

Das Leiden begann mit einem eitrigen, stinkenden Kopf- und Gesichtsgrind.

`Sulph., bell., calc., euphr.` wurden bisher ohne Erfolg gegeben.

`Puls. 12` in viertägigem Wechsel mit `nit-ac. 12` bewirkten eine bedeutende Verschlimmerung, worauf aber eine so rasche Besserung erfolgte, dass in 20 Tagen das alte Leiden vollständig behoben war.

19.38.2. Fall 2

Ein 13-jähriges Mädchen, welches seit beinahe einem Jahr von einer entzündlichen Affektion auf dem rechten Auge befallen war, welcher Zustand trotz anderweitiger ärztlicher Behandlung sich gradatim und besonders seit 3 Monaten so sehr verschlimmert hatte, dass das Sehvermögen gänzlich getrübt und die Patientin periodenweise von heftigen Schmerzen gefoltert wurde, bot folgendes Krankheitsbild: Konjunktiva in ihrer ganzen Ausdehnung entzündet, am Augenwinkel die Röte saturierter. Von hier geht ein so genanntes skrophulöses Gefäßbändchen, das zum ausgebildeten Flügelfell (Psiterydium) zu werden droht und die gänzliche Sehstörung genügsam erklärt.

Bei Untersuchung des Auges ergießt sich ein Tränenstrom. Große Lichtscheu, Schmerz beim Öffnen des Auges. Vermehrte Schleimabsonderung. Zukleben der Lider, morgens. Die Nase des Kindes ist bedeutsam geschwollen ohne entzündet zu sein.

Jeden Abend eine Gabe der zweiten Verdünnung der Bienentinktur. Innerhalb 14 Tagen war eine bedeutende Besserung eingetreten, die Entzündung der Konjunktiva fast verschwunden, die Pseudomembran hatte sich verflacht und von der Kornea gänzlich zurückgezogen; auf letzterer war noch eine Trübung zurückgeblieben, welche noch kein vollständiges Sehen gestattete. Schmerz, Tränenfluss und Zukleben der Augenlider waren gänzlich verschwunden.

Noch vier Wochen dieselbe Ordin., worauf das Übel, bis auf einen Nebelfleck auf der Kornea am Pupillarrand als gänzlich beseitigt betrachtet werden kann.

Das Sehvermögen ist gänzlich wieder hergestellt. Die Trübung bessert sich rasch durch den Gebrauch von Aurum 3 (einen Abend um den anderen eine Gabe).

19.38.3. Fall 3

Ein 20 jähriges Mädchen, mit Trübungen von früheren Entzündungen litt an skrophulöser Entzündung des rechten Auges und der Lider. Schmerz am Rande der Kornea, eine sich bildende Phlyktäne, Lichtscheu und Tränenfluss.

`Bell. 3` brachte Heilung in drei Tagen. Einen Rückfall behob `bell.` in vier Tagen und den zurückbleibenden Tränenfluss `ars. 6`.

19.38.4. Fall 4

Ein 12-jähriges Mädchen hat seit 3 Wochen starke skrophulöse Entzündung des linken Auges mit 2 Geschwüren auf der Cornea. Schießende Schmerzen, Tränenfluss. `Bell. 3` ohne Wirkung. `Ars 3` heilt in 23 Tagen.

19.38.5. Fall 5

Eine 27-jährige Frau, oft an Gerstenkörnern leidend, hat seit 4 Monaten eine skrophulöse Entzündung des linken Auges mit prickelndem Schmerz, Hornhautgeschwüre, Lichtscheu, Tränenfluss. `Ars. 12` besserte schnell und heilte in 16 Tagen.

19.38.6. Fall 6

Frau Baumeister Koch in Dömitz hatte das Jahr vorher an skrophulösrheumatischer Augenentzündung gelitten, welche nach lang dauernder allopathischer Behandlung endlich gewichen war, aber eine bedeutende Narbe auf der Pupille des rechten Auges zurückgelassen hatte, wodurch das Sehvermögen sehr gestört war. Beim Beginn des neuen Jahres wurde sie auf beiden Augen von derselben Entzündung befallen, welche sich trotz sofortiger Hilfeleistung desselben Arztes in dem Grade steigerte, dass die Narbe auf dem rechten Auge sich vergrößerte und sich über die gesamte Fläche des linken Auges eine Trübung bildete, sodass das Sehvermögen gänzlich aufgehoben war.

Konjunktiven gerötet, große Lichtscheu, brennend heiße Tränen, heftige, schneidende Schmerzen folterten die Kranke. Der frühere Arzt streute `Calomel` ein und hoffte binnen Jahresfrist die Frau wieder herzustellen.

`Spig. 4` früh und abends minderten die Entzündung.

Danach gegen leichte Erkältlichkeit `phos. 30,` ebenso mit dem Erfolg, dass nun die entzündlichen Erscheinungen beseitigt waren.

Jetzt `aur. 3,` was täglich zu einem Gran zehn Pulver genommen, die Gereiztheit (Lichtscheu) verschlimmerte, einen Tag um den anderen 1 Gran verabreicht, am 10. Juni folgenden Bericht ermöglicht: »Es findet Gott sei Dank! eine so wesentliche Besserung statt, dass meine Frau schon wieder imstande ist, gut zu lesen.«

Die gänzliche Wiederherstellung (bis zum 1. Juli) erfolgte unter dem alleinigen fortgesetzten Gebrauch von `aur.` Auch schwand damit ein durch die auf der Pupille sitzende (perpendikuläre) Narbe bedingtes Doppeltsehen.

19.38.7. Fall 7

Die 6 Jahre alte Tochter des Schuhmachers Gries litt an skrophulöser Ophthalmie und wurde von dem allopathischen Arzt Dr. Stilling ein ganzes Jahr behandelt. Nachdem Dr. Stilling sie als unheilbar entlassen hatte, übernahm ich das Kind unter folgendem Zustand: gänzliche Trübung der Kornea, die Sklerotika ganz entzündet und aufgelockert, Blindheit, beide Nasenlöcher wund und entzündet.

Sie erhielt 20 Gran `bar-m.` in vier Esslöffeln voll destillierten Wassers, 3mal täglich 1/2 Esslöffel voll.

Nach 3wöchiger Behandlung verschwand die Entzündung der Augen, und nach 4 Monaten hatte das Kind ganz klare Augen und sein Sehvermögen war vollkommen.

19.38.8. Fall 8

Julie B., 6 Jahre alt, von ausgesprochen skrophulösem Habitus, blassem, aufgedunsenem Gesicht, stark aufgetriebenem Unterleib und abgemagerten Extremitäten, leidet seit bereits 2 Jahren an skrophulöser Augenentzündung, die bisher wohl mit allerlei Mitteln bekämpft, aber nicht besiegt worden war.

Augenlider stark geschwollen und gerötet, die Hornhaut des rechten Auges zeigt gerade in ihrer Mitte der Pupille gegenüber eine ziemlich ausgedehnte, in ihrem Zentrum undurchsichtige, perlgraue Lymphtrübung von dem Umfang einer kleinen Linse. Conjunctiva palp. aufgelockert, Conj. bulbi stark injiziert. Außerordentliche Lichtscheu, Brennschmerz im Auge, wenn sie nach dem Fenster sieht, wobei ein Strom von Tränen über die Wange läuft.

Nach gehöriger Regelung der Diät wurde `calc. 3` im täglichen Wechsel mit `sulph. 3` verordnet, und der Erfolg war in der Tat ein überraschender. Innerhalb von 10 Tagen war die eigentliche Entzündung mit ihren Nebenerscheinungen beinahe gänzlich beseitigt, und der Hornhautfleck verkleinerte sich, sodass derselbe im Verlauf von 4 Wochen zum gänzlichen Verschwinden gebracht worden war.

19.38.9. Fall 9

Albert M., 7 Jahre alt, mit scharf ausgeprägtem Skrophelhabitus.

Das linke Auge intensiv entzündet, die Sklerotika violett, die Cornea trübe und staubig aussehend, das Auge stark tränend, das untere Augenlid geschwollen, große Lichtscheu. Hochpotenzen von `bell.`, `calc.`, `hep.` halfen nichts.

21. Februar `hep. 3 trit.` 4 Dosen.

24. Februar Schmerzen nachgelassen.

24. - 28. Februar täglich 1 Gabe, und schon am 25. ist das Geschwür sichtlich kleiner, flacher, und am 2. März ist völlige Heilung eingetreten.

19.38.10. Fall 10

Dr. G. Genzle teilt eine sehr schöne Heilung mit `hep.` mit, einen 10 jährigen Knaben betreffend, der an einer weitgediehenen skrophulösen Augenentzündung litt. Lichscheu, Hervorschießen der Tränen, bedeutende Trübungen der Kornea und was sonst noch eine solche Entzündung charakterisiert, waren vorhanden. `Hep. 2.` Verreibung jeden abend 1 Gran beseitigte das entzündliche Stadium in 4 Wochen, später `aur. 3` die hochgradigen Trübungen.

19.38.11. Fall 11

Eine seit 3 Wochen bestehende echte skrophulotische Augenentzündung. Scharfer Tränenfluss, der die Wangen korrodiert. Augenlider geschwollen, darauf und auf den Wangen ein blütenartiger Ausschlag, an den Wimpern vertrockneter Eiter. Auf der Hornhaut haben sich in beiden Augen weiß-graue Fleckchen gebildet. Lichtscheu. Das Kind liegt stets auf dem Gesicht. Die Nase und Lippen sind angeschwollen, aus der Nase fließt sehr viel grüner, dicker, scharfer Schleim, der die Nasenlöcher und Oberlippe wundfrisst. Der häufige Nasenausfluss zwingt zum regelmäßigen Abwischen. Der Handrücken und die äußere Seite des Unterarmes, womit das Kind den scharfen Nasenschleim abwischt, sind von diesem korrodiert. Die Ohrdrüsen sind angeschwollen, das Kind ist sehr ärgerlich und ungeduldig und weint fast immer.

Mehrere Mittel, auch Arsenicum album (hoch und niedrig) vergeblich. Mercurius solubilis 2. früh und abends heilte in 5 Wochen.

19.38.12. Fall 12

Die 10jährige Marie S. leidet schon seit 4 Jahren an einer skrophulösen Augenentzündung: Schwellung und Röte der Augenlider; Ausfluss heißer Tränen;

Röte der Konjunktiva, mit injizierten Blutgefäßen und Auflockerung der Sklerotika an dem äußersten Hornhautrand. Flecke auf der Kornea mit Trübung. Lichtscheu. Aufgedunsenheit des Gesichtes und der Nase mit Rauheit der Haut. Drüseneiterung hinter dem rechten Ohr. Ausfluss wässriger Feuchtigkeit aus der Nase.

Sulphur, Calcium carbonicum und Belladonna ohne Erfolg.

3 Gaben Rhus toxicodendron 3, täglich 2 Tropfen, haben die ersten Tage Verschlimmerung und in der Nachwirkung eine große Besserung bewirkt.

Da nach Verlauf von 14 Tagen die Besserung still zu stehen schien, so reichte ich noch einen Tropfen Rhus 18 mit erneutem günstigem Erfolg.

Vollständige Heilung.

19.38.13. Fall 13

Lina Horber, 7 Jahre alt, von entschiedener skrophulöser Konstitution, blond, blauäugig, von feiner Haut, ist seit ihrer Vakzination von Hautausschlägen und Augenentzündungen wiederholt heimgesucht worden. Seit 6 Wochen leidet sie an hochgradiger Lichtscheu mit Augenschmerzen. Auf der rechten Hornhaut ein Geschwür mit tief sitzendem Grund, nahe daran zu perforieren, bedeutende Hyperämie der Bulbusbindehaut und Augenlider. Nässender Bläschenausschlag am Hinterhaupt.

Clematis 3. Verreibung täglich 2mal 5 Körner. Es blieb wie Graphites ohne Wirkung.

Eine Gabe Silicea 30.

Schon abends klagt die Patientin weniger über Schmerzen. Am nächsten Morgen öffnete sie zum ersten Mal seit 7 Wochen beide Augen; gleichzeitig war über Nacht ein masernartiges Exanthem auf der ganzen Körperoberfläche erschienen. Das Augenleiden blieb geheilt. Gleichzeitig erfolgte eine leichte Abschilferung der Haut. Das Geschwür der Kornea heilte vom Grund und den Rändern aus unter steter Abnahme der Bindehautentzündung so rasch, dass der Einfluss der Silicea als unzweifelhaft dasteht.

19.38.14. Fall 14

Karoline H. aus Willershausen, 5 Jahre alt, von skrophulöser Diathese, wurde zu Ende des Jahres 1840 von einer skrophulösen Augenentzündung befallen, wogegen die Eltern seit Weihnachten bei einigen allopathischen Ärzten Rat gesucht hatten. Das Kind hatte viel Quecksilber bekommen, war aber nicht geheilt worden.

Jetziger Zustand:

Nur das rechte Auge ist affiziert. Photophobie in geringem Grade; mehrere rote Gefäße ziehen sich durch das Auge, vor allem von unten auf die Kornea hin, auf welcher sich eine Nubecula befindet. Das Kind klagt zuweilen über Schmerz im Auge und ist unlustig und nierdergeschlagen, wie Skrophulöse meistens.

- Sulphur – gtt. 1. Dil. 3. Pulv. III jeden 4. Tag
- Belladonna – gtt. 1. Dil. 3. Pulv VIII täglich 1 St., wiederum
- Sulphur – gtt. 1. Dil. 3. Pulv. III jeden 4. Tag und endlich
- Calcium carbonicum – gtt. 1. Dil. 4. Pulv. XII einen Tag um den anderen 1 St.

heilten das Kind komplett und in kurzer Zeit.

19.39. Otorrhoe

19.39.1. Fall 1

Dr. Rentsch aus Potsdam erzählt instruktive Heilungen von Katarrhen des äußeren Gehörganges mit `calc.` bei ursprünglich skrophulösen Individuen. Instruktiv deshalb, weil dieselben für die Möglichkeit des jahrelangen Schlummerns der Skrophulose, sowie dafür, dass die habituellen Otorrhöen bei plötzlichem Verschwinden üble Zufälle hervorrufen; dass endlich die Lymphdrüsen anschwellen, gewissermaßen dahin die skrophulöse *materie peccans* sich begiebt, wenn eine solche krankhafte Versiegung eintritt.

Bei der einen Kranken musste, außer `calc. 3, ferr. 6` (früh und abends 10 Gran) gegeben werden, da es sich um ein 11jähriges chlorotisches Mädchen handelte.

19.39.2. Fall 2

Nach den Masern (im 6. Jahr) hat das Kind Ohrenfluss bekommen. Der üble Geruch des Ausflusses ist so groß, dass es niemand in der Nähe des Kranken aushalten konnte, die Menge so reichlich, dass Kleidung und Kopfkissen förmlich durchnässt wurden.

Der rechte Gehörgang ist von einem Polypen von weicher Beschaffenheit verschlossen. Die Schleimhaut des Gehörgangs ist rot, aufgelockert, wund und empfindlich. Das Gehört ist auf der rechten Seite vollständig erloschen.

Mercurius solubilis in der dritten Potenz, sollte abends eingenommen werden. Gleichzeitig wurden äußerlich Einspritzungen von lauwarmem Wasser und Einstreuung von Merkurius solubilis durchgeführt.

Der Gestank und die Menge des Ausflusses verminderten sich zusehends und nach 6tägigem Gebrauch der oben beschriebenen Anwendungen fiel der Polyp ab. Von der Insertionsstelle des Polypen war am inneren und hinteren Teil des Gehörganges (von dort Entspringen Polypen fast immer) nur noch eine Spur zu sehen. Das Trommelfell zeigte eine dunkelrote, granulierte (wie Fischrogen aussehende), konvexe Fläche, die bei der Berührung mit der Sonde sehr empfindlich war.

Gehörweite 2 Zoll.

Beim fortgesetzten inneren Gebrauch von Mercurius solubilis an alternierenden Abenden aber täglichen Einspritzungen von lauwarmem Wasser, verschwand innerhalb von 4 Wochen der Ohrenfluss vollständig, die Granulationen des Trommelfells und Gehörgangs schwanden ebenfalls, die Gehörweite nahm auf 8 Zoll zu, das Ohrenbrausen verlor sich, die Stimmgabel wurde aber immer noch rechts stärker vernommen.

19.39.3. Fall 3

In einem Fall heilte Sulphur 3. in 2-tägiger Gabe einen eiterartigen, übel riechenden Ohrausfluss mit nässendem Grind hinter den Ohren in 6 Tagen.

19.40. Ozaena; Stinknase

19.40.1. Fall 1

C., ein junges Mädchen von 18 Jahren, war seit mehreren Jahren von einer Ozaena mit Karies der Nasenknochen geplagt. Das kranke Organ verbreitete einen so fürchterlichen Geruch, dass man jedesmal Tür und Fenster öffnen musste, wo die Kranke sich aufhielt.

`Aur.` 3 alle 10 Tage eine Dosis stellte sie vollkommen wieder her.

19.40.2. Fall 2

In 3 Wochen heilte Dr. Bähr mit aur. ein 13-jähriges Mädchen, welches schon lange zur Qual ihrer Angehörigen an einem entsetzlich riechenden Nasenausfluss von eitrig-zäher Beschaffenheit und stinkendem Atem litt. Das Aussehen war fast blühend, nur etwas skrophulös.

19.41. Panaritium

19.41.1. Fall 1

3 Panaritien und ein Fingergeschwür, teils mit Umschlägen, teils mit Salben und dem Messer bereits behandelt, wurden mit Silicea und Sulphur leicht zur Heilung gebracht, wobei sich die schnelle Beseitigung der Schmerzen besonders wohltätig zeigte.

19.42. Periostitis

19.42.1. Fall 1

Ein schwächliches Kind von 5 Jahren, das unter fieberhaften Erscheinungen und Schmerzen an einem Unterschenkel erkrankte, bekam an dieser Stelle eine Schwellung, vor allem in der Tibiagegend, die schon auf leiseste Berührung sehr empfindlich war.

Beim Gebrauch des Mercurius solubilis Hahnemannii in der 3. Potenz 2–3 stündlich eine Gabe, Umhüllung des Unterschenkels in Watte, verminderten sich schon in wenigen Tagen die Intensität des sehr heftigen Fiebers sowie die lokalen Erscheinungen. Es gelang im Verlauf einer Woche die Periostitis zur Heilung zu bringen, ohne dass eine Eiterung entstanden wäre.

19.43. Phtisis incipiens

19.43.1. Fall 1

Man hat sich vielfach gestritten, ob Tuberkulose und Skrophulose ein und dieselbe Dyskrasie sei. Indem es Mittel gibt, die dem tuberkulösen Prozess ebenso wie dem skrophulösen Einhalt zu tun vermögen, wird man allerdings genötigt, beide bis zu einem gewissen Grad zu identifizieren. Zu diesen Mitteln gehört vorzüglich der Phosphor, und genügt wohl das folgende Beispiel, die Anschauung zu illustrieren:

Ein Gutsbesitzer aus Krajoda, ein Dreißiger, schmächtig gebaut, brünett, wurde von DR. SIGMUND und OPPOLZER als Phthisiker deklariert. Der Patient hat viele Schanker und Tripper überstanden. Großer Schwächezustand aller Funktionen, trockenes Hüsteln, Brustschmerzen, Schlaffheit der Muskeln, Überreizung des Nervensystems, Esslustmangel. Aus der Harnröhre Ausfluss dünner, schleimiger Flüssigkeit. Arge Kreuzschmerzen mit unordentlichen Stuhlgängen.

6 Gaben Phosphor 30 jeden 8. Tag eine Gabe von 6 Kügelchen stellt den Patienten vollkommen her, sodass er sich jetzt wieder vollständig kräftig und gesund fühlt.

19.44. Polypen

19.44.1. Fall 1

GOULLON SEN. teilt einen interessanten Fall von Heilung eines Nasenpolypen mit, der schon so angeschwollen war, dass er operiert werden sollte. 12 Dosen `calc. 30`, täglich eine, dann 8 Dosen 18. ebenso, darauf 9. ebenso, bewirken so schnelle Rückbildung und Einschrumpfung, dass nach 14 Tagen von den vorletzten Dosen nur noch eine Schleimhautfalte übrig blieb. Die Heilung bewährte sich noch nach 2 Jahren.

19.44.2. Fall 2

Eine 54-jährige Frau, welche seit 8-9 Jahren an fortwährender Heiserkeit leidet, bekam `calc. 9` in viertätiger Wiederholung. Nach etwa 8 Tagen stellte sich unter dem Gebrauche dieses Mittels Husten ein, der trocken, pfeifend, fast krampfhaft war und nach einigen Tagen anfing, den Auswurf fester, fleischiger Stückchen von der Größe eines Hanfkorns bis einer Erbse zu bewirken, welche sich bei näherer Betrachtung als polypöse Massen darstellten und so endlich Aufschluss über den Grund dieser vieljährigen Heiserkeit gaben. Nachdem 10 - 20 solcher festen Stückchen ausgehustet wurden, hörte der Husten auf, und zeigte sich auch nichts Ähnliches wieder. – Die Heiserkeit blieb.

19.44.3. Fall 3

DR. GROSS aus Regensburg: Fibröser Polyp geheilt durch `calc 4.` Verreibung Dezimal-Skala, in gewässertem Alkohol gelöst, täglich 2 Tropfen.

Der 12 jährige Patient, Bauernsohn, hatte lymphatische Konstitution, war öfter skrophulösen Affektionen ausgesetzt. Husten, Heiserkeit, Schluckbeschwerden, Schnupfen, leiteten den Prozess ein.

19.44.4. Fall 4

Eine 25jährige Frau hatte einen Polypen im rechten Nasenloch, der innerhalb der letzten 3 Jahre 2-mal durch die Operation entfernt wurde, aber zum dritten Mal infolge eines Schnupfens wieder entstanden war. Die Kranke empfand Kitzeln und ein schmerzhaftes Prickeln in der Nasenwurzel und im linken Stirnhügel. Das Auge tränt, und in der linken Nasenhöhle wird viel Schleim abgesondert. Schnauben erzeugt Schmerz und zuweilen Blutung. Sie kann nur durch die rechte Nasenhöhle atmen.

Teucrium 6 in Wasser 2mal täglich, innerlich 14 Tage lang, war ohne Erfolg.

Nun wurde Dil. 1 eine Woche lang gereicht, die zweite Woche Dil. 3 und die dritte Woche wieder Dil. 1.

Hierauf Verkleinerung des Polypen und Verminderung der Schleimabsonderung. Der Durchgang der Luft durch die linke Nasenhöhle ist ermöglicht.

Während der nächsten 3 Wochen dieselbe Verordnung wie vorher. Danach war der Polyp verschwunden, und die Kranke hatte nur noch eine unangenehme Empfindung in der linken Nasenhöhle, die aber auch bald verschwand.

Vier Jahre später hatte die Kranke von Koryza eine Verstopfung des linken Nasenloches und zuweilen Prickeln in der Nasenwurzel, jedoch war nichts bei der Untersuchung zu entdecken. Schon nach der ersten Gabe Teucrium 6 verschwand diese Beschwerde.

19.45. Scarlatina skrophulosa

19.45.1. Fall 1

In der Versammlung sächsischer homöopathischer Ärzte zu Dresden 30. August 1857 berichtet HIRSCHEL von einem Fall von Scarlatina scrophulosa mit Konvulsionen, wo nach dem Gebrauch von Zincum metallicum 1 sich Sopor mit

Sinken der Kräfte und stertorösem Atem, unwillkürliche Harn- und Stuhlentleerungen eingestellt hätten, und wo nach Phosphor 2 an demselben Tage noch bedeutende Besserung eintrat. Das Exanthem kam erst am folgenden Tage zum Ausbruch, sodass also nicht diesem, sondern dem Phosphor die gute Wirkung zuzuschreiben ist.

19.46. Schnupfen

19.46.1. Fall 1

Ein junges, anscheinend gesundes Mädchen litt seit mehreren Jahren an Ozaena und Halsaffektion. Syphilis lag einst zugrunde. Beständiger Ausfluss gelben Schleims aus der Nase; die Schleimhaut rot, glänzend; die Knochen nicht angegriffen, aber empfindlich. Trockenheit und Roheit des Rachens, die Schleimhaut daselbst rot, wie mit Firniss überzogen, hier und da mit glänzend roten, leicht erhabenen Flecken besetzt.

Die verschiedenen Kuren waren ohne Erfolg angewendet worden. `Kali-bi. 6.` und `3.` bei gleichzeitiger Anwendung von kaltem Wasser zum Gurgeln und Einziehen bis in die Nase, sowie als Kompressen um den Hals, besserten sehr bald. Der Ausfluss hörte fast ganz auf, nur von Zeit zu Zeit kam etwas blutstreifiger Schleim; im Hals blieb nur noch etwas Trockenheitsgefühl; auch dieses verlor sich nach und nach. Während des Gebrauches von `kali-bi.` stockte die Menstruation und verspätete sich auf die folgenden Male; dabei geschwollene Lippen und Stuhlverstopfung.

19.46.2. Fall 2

17-jähriger kräftiger Jüngling. 3-jähriger Schnupfen ohne Unterbrechung mit Schwere und Benommenheit des Kopfes, schnupfigem Sprachton und starkem dünnschleimigen Ausfluss. `Puls. 2,` 14 Tage half nichts. `Kali-bi. 4,` 16 Dosen. Nach 8 Tagen radikale Heilung.

19.46.3. Fall 3

Ein junges Mädchen von 16 Jahren, lymphatischer Konstitution, mit blassem Gesicht, Ringen unter den Augen, zögernder und schwacher Regel, leidet seit Jahren an Schnupfen mit Ausfluss dicken, reichlichen Schleims am Tage und

Verstopfung in der Nacht. Ihre Stimme hat infolge dessen einen unangenehmen Nasallaut angenommen.

Da der mittlere Lappen der Schilddrüse angeschwollen war, wurde morgens und abends eine Dosis Spongia in der 3. Potenz verabreicht. In 3 Wochen blieb aber das Befinden dasselbe. Nachdem nun 4 Wochen Natrium carbonicum in der 5. Potenz auf die gleiche Weise verabreicht wurde, ging die Schleimabsonderung fast auf die Norm zurück; die noch leicht geschwollene Drüse war weicher, weniger resistent, und nach 4 Wochen waren beide Übel vollständig beseitigt.

19.46.4. Fall 4

Eine Dame von 40 Jahren, die ihren Unterhalt durch Singen verdiente, erkältete sich im Konzert, und seitdem transpirierte die Haut nicht mehr, blieb vollständig trocken. Was sie aber am meisten genierte, war ein chronischer Schnupfen mit reichlichem Ausfluss und unangenehmer Einwirkung auf die Stimme.

Sulphur verschlimmerte. Das Abwarten unter Milchzucker brachte keine Verbesserung.

Natrium carbonicum heilte den Schnupfen und stellte die normale Transpiration der Haut wieder her.

19.47. Skrophelausschlag

19.47.1. Fall 1

Ein dreijähriger dickleibiger Junge mit Pusteln und Flechtenborken im Gesicht, um das Ohr und am Haarkopf, einer taubenei-großen, dunkelroten, elastischen, schmerzhaften, mit einem Eiterpunkt versehenen Geschwulst und gestörtem Allgemeinbefinden wurde durch Sulphur 2. alle 2 Tage 1 Dosis in 10 Tagen hergestellt.

19.47.2. Fall 2

Der 5-jährige Sohn eines Tagelöhners hat das ganze Gesicht mit einer kupferrot glänzenden, von grünlicher Jauche stellenweise überströmenden Grindlarve bedeckt, hier und dort blutende Schrunden in die scheußliche Larve gekratzt, die den Anblick noch hässlicher machten. Der Körper des nicht sehr abgezehrten

Kindes war mit Schorfen und Borkenflechten von der Größe eines Silbergroschens bis zu der eines Handtellers bedeckt. 3 Monate nach der Geburt war die Krankheit zum Vorschein gekommen, hatte sich binnen Jahr und Tag zu der gegenwärtigen Höhe ausgebildet und bestand in dieser Ausdehnung 3/4 Jahre. Außer Massen von Lebertran waren alle allopathischen Arzneimittel in Gebrauch gezogen, ohne auch nur eine Linderung des Übels zu bewirken.

4 Pülverchen Sulphur 30, alle drei Tage eines.

Nach 14 Tagen kam die Frau wieder mit einem Knaben zu mir, der ebenfalls an einem jedoch unbedeutenden Gesichtsausschlag litt. Derselbe bestand in trockenen, roten Flechten auf der Wange und Stirn mit einer nässenden Stelle am Kinn. Ich fragte vor allen Dingen wie es dem ersten Patienten gehe.

»Ja nun«, meinte die Frau, »es geht ja besser, wie Sie sehen.«

Wie ich sehe!

Die Frau musste mir wiederholt versichern, dass der menschlich aussehende Knabe, der vor mir stand, das Scheusal von vor 14 Tagen war.

Die Arznei wurde wiederholt, und nach weiteren 14 Tagen war das Gesicht vollkommen rein und gesund.

Die Borkenflechten auf dem Körper waren bedeutend gemindert. Noch 4 Gaben Sulphur, und der ganze Ausschlag war bis auf einige Schorfe verschwunden.

19.48. Skrophelsucht

19.48.1. Fall 1

Aus der langen Leidensgeschichte eine 1 1/4 jährigen Knaben, bei dem sich unter dem gewöhnlichen Geleite von hartnäckigem, saurem Durchfall, Erbrechen, knotiger Bauchauftreibung, sowie später Husten und furunkulösen Ausschlägen, ein außerordentlich hoher Grad von allgemeinem Skrophelleiden und Atrophie ausbildete, hebt Dr. Bürkner zwei Episoden hervor. Nachem das Übel trotz der sorgfältigsten, sowohl diätetischen, als therapeutischen Behandlung des Kindes schon sehr schlimm geworden war, als das Kind zum Skelett abgemagert, mit zusammengeschrumpfter, faltiger, an Rücken, Gesäß und Beinen mit furunkelartigen, harten, roten Knoten besetzter Haut, nicht mehr schreiend, sondern nur noch in einem fort heiser stöhnend im Bett lag, dasselbe mehrmals täglich durch äußerst fötide, dünne Ausleerungen verunreinigend, brach unter herzzerreißender Unruhe über den ganzen Körper ein Pemphigusausschlag aus, dessen Blasen zum Teil die Größe von Taubeneiern hatten. Hiergegen wurde, obschon ohne Hoffnung auf Erfolg, dulc. 1 zweistündlich verordnet, welches Mittel der Verfasser sich gegen diese Form erinnerte empfohlen gelesen zu haben.

Fast von dem Augenblicke seiner Anwendung an trat in dem allgemeinen Befinden des Kindes eine Besserung ein, es wurde ruhiger, die Diarrhöe mäßigte sich, Schlaf stellte sich ein, und als nach 5 – 6 Tagen beim Fortgebrauch des Mittels in höherer Verdünnung auch die Pemphigusblasen, von denen anfangs noch einige hinzugekommen waren, abzuheilen begannen, war der ganze Zustand so verändert, dass man für das längst aufgegebene Kind wieder einige Hoffnung schöpfen konnte. Und in der Tat schritt auch von da ab ohne weitere Arznei die Genesung sichtlich vorwärts; doch sollte ein unerwarteter Zwischenfall nochmals die mühsam gewonnenen Resultate gefährden.

Nachdem es nämlich fast einen Monat verhältnismäßig gut gegangen war und das Kind sich schon sehr erholt hatte, entwickelte sich plötzlich eine heftige Kniegelenksentzündung. Das linke Knie war dick geschwollen, schmerzhaft, prall und rot; starkes Fieber, große Unruhe und aufs Neue wieder etwas Diarrhöe begleiteten diese Lokalisation des skrophulösen Prozesses. Der Übergang in Eiterung und Gonarthrocace schien unvermeidlich. Aber einige Gaben sil. 12 beschworen schnell auch dieses Übel, und seitdem ging die Genesung raschen Schrittes vorwärts, sodass nach 6 – 8 Wochen das Kind wieder vollkommen munter war und mit gesunden Beinen wieder alleine laufen konnte.

19.48.2. Fall 2

Ein Knabe von 1½ Jahren, von skrophulösen Eltern erzeugt und selbst in hohem Grade skrophulös, an Halsdrüsengeschwülsten, Geschwüren und Augenliderentzündungen leidend, war lange Zeit mit bar-m., dig., con. und roter Präzipitat- und Zinksalbe behandelt worden, und als das alles nicht helfen wollte, erhielt er Calomel in ziemlich starken Dosen und dann Jodine.

Endlich wurde auch mein Rat noch verlangt, und ich fand nun ein wahres Jammerbild, das unrettbar verloren schien. Noch konnte er nicht laufen. Der ganze Hals war mit zum Teil offenen, eine dünne gelbe Feuchtigkeit absondernden, zum Teil mit Aufbruch drohenden skrophulösen Drüsengeschwülsten besetzt, die grindigen Ohren liefen und verbreiteten einen sehr üblen Geruch. Die Augenlider waren aufgetrieben und entzündet, die Kornea getrübt und mit Narben und neuen Geschwüren versehen, den Haarkopf bedeckte ein stinkender Grind, ein arger Speichelfluss quälte den Kranken beständig, und ein heftiges Zehrfieber, verbunden mit einem trockenen Husten, hatte alle Lebenskraft erschöpft und eine große Abmagerung bewirkt.

Unter diesen Umständen konnte ich keine günstige Prognose stellen und riet dem Vater, lieber gar keine Kur weiter anzufangen, sondern alles der Natur zu überlassen. Das wollte dieser aber nicht, und so verordnete ich: Tinctura sulphuris 1 und ließ davon früh und abends 1 Tropfen einnehmen.

Nach längerer Zeit erstaunte ich nicht wenig, als ich hörte, es habe sich allmählich gebessert, die Geschwüre seien nach und nach geheilt und der Knabe jetzt völlig munter. Niemand sähe ihm den vorigen Zustand an. Damit völlig zufrieden, habe man nicht nötig gefunden, noch ferner etwas zu brauchen.

19.49. Spondylarthrocace

19.49.1. Fall 1

Dr. Kämpfer heilte mit Silicea 30. eine Spondylarthrocace (danach Calcium carbonicum 30).

»Langwierige skrophulöse Karies bei Kindern habe ich mehrmals nach einigen Gaben weniger Streukügelchen von Silicea 30 in kurzer Zeit heilen sehen (wiewohl in anderen Fällen auch größere Gaben nötig waren).«

19.50. Stomacace

19.50.1. Fall 1

Aphthen bei einem Kind mit Speichelfluss, Mundgeruch, Schwellung der Drüsen, Diarrhoe, abendlichem Fieber wurden durch eine Gabe Mercurius solubulis in der 2. Potenz geheilt.

19.51. Tonsillen

19.51.1. Fall 1

Ein 8jähriger Knabe hatte nach vorausgegangener, langwieriger Entzündung an beiden Augen so bedeutende Hornhauttrübungen, dass er die Augen grässlich verdrehen musste, um den Weg vor sich zu unterscheiden. Die Lider geschwollen, beim Befühlen knotig. Eitersekretionen der aufgewulsteten Bindehaut der Lider.

Dazu war das Kind infolge der Krankheit taub, die Racheninspektion zeigte voluminöse Mandeln. Ohrenfluss ist vorausgegangen. Das ganze Gesicht ist aufgedunsen, die Nase dick, immerwährender, stinkender Schnupfen, Lippen angeschwollen, die meisten Zähne kariös und die Submaxillardrüsen wie Walnüsse, aber schmerzlos.

`Brom. 6`, alle 48 Stunden brachte in 8 Monaten ein so bedeutende Besserung, dass ihn die Eltern aufs Land schicken konnten. Die Drüsengeschwülste hatten sich verloren. Mit der Abnahme der Mandelgeschwülste verlor sich die Taubheit. Selbst die Hornhauttrübung wich so weit, dass nur die dunkelsten Stellen noch getrübt aussahen. Die Lider kehrten zu ihrer normalen Form zurück. Die chronische Entzündung der Bindehaut und auch ihre Wulstung verloren sich, ebenso der Nasenfluss, wobei natürlich Nasen- und Lippengeschwulst auch abfielen.

19.52. Tumor albus

19.52.1. Fall 1

Ein Mädchen von 15 Jahren, blond, schwächlichem von phthisischem Habitus, noch nicht menstruiert, litt schon seit ihrem 3. Lebensjahr an öfter wiederkehrenden Drüsenanschwellungen. Im 9. Lebensjahr bildete sich ohne bekannte Ursache eine schmerzhafte Anschwellung des linken Ellenbogengelenkes, die durch 3 Jahre in langsamem Wachsen begriffen war und dann in einer schmerzlosen harten Geschwulst und Ankylose des Gelenks endete. Nach 2 Jahren Stillstand stellten sich die Schmerzen von neuem ein, und die Schwellung begann sich wieder zu vergrößern.

Mehrere gegen dieses Leiden angewandte Kuren blieben ohne jedes Resultat. Zuletzt wurden bei der neuen Verschlimmerung warme Umschläge und Einreibungen mit Jodsalbe gebraucht, innerlich Jodkali in großen Gaben. Während dieser zweimonatigen Behandlung bildete sich wieder eine bedeutende Anschwellung der Halsdrüsen rechterseits, die Geschwulst und Schmerzen nahmen zu, das Allgemeinbefinden wurde sehr bedenklich, was die Eltern bewog, sich zur homöopathischen Behandlung zu entschließen.

Krankheitsbild: Patientin ist sehr abgemagert, hat ein blasses Gesicht, umschriebene Röte der Wangen. Verschärftes Atemgeräusch, Perkussion normal. Flüchtige Stiche unterhalb der Schlüsselbeine. Trockenes Hüsteln, leichte Dyspnoe. Der Pulsschlag variierte sehr oft. Fieberbewegungen zeitweilig. Die Halsdrüsen der rechten Seite waren zu einer hühnereigroßen, geröteten, im ganzen

Umfange gleichmäßig fluktuierenden Geschwulst vereinigt. Am Ellenbogengelenk des linken Armes war eine mannesfaustgroße fluktuierende Geschwulst, die das Olecranon zum Teil, den Kondylus des Oberarmknochens aber ganz bedeckte. Der Unterarm war unter einem Winkel von 60 Graden gebogen. Die Nächte waren der vielen Schmerzen halber schlaflos, Stuhl erolgte besonders nachts durchfällig.

Die drohende Entwicklung einer akuten Lungentuberkulose, machte den Zustand sehr bedenklich.

Die Patientin erhielt nun Arsen 15. Dilution täglich 2 Gaben, zu 5 Streukügelchen die Gabe.

Nach 10 Tagen besserte sich auch das Allgemeinbefinden etwas. Arsen wurde noch 8 Tage fortgesetzt, wo die Geschwulst am Gelenke an mehreren Stellen aufbrach und eine Menge dünnflüssigen Eiters und käsige Massen entleerte. Da sich die Brustsymptome bedeutend gebessert hatten, so reichte Silicea 4. Trituration $^1/_{10}$, 2 Gran täglich. Den Arm ließ ich 2mal täglich in einer Abkochung von Heu baden. Dieses Volksmittel ist vielleicht nur seines Kieselgehaltes wegen in skrophulösen Erkrankungen wirksam, wie ich oft zu erfahren Gelegenheit hatte.

Dieses Verfahren wurde ein ganzes Jahr fortgesetzt, in welcher Zeit die vollständigste Heilung des Armes und die Resorption der Halsdrüsengeschwulst bewerkstelligt ward. Durch mehrere Monate erfolgte die Absonderung von käsigen Massen, die zuletzt einer serösen Absonderung Platz machte. Die Öffnungen vernarbten, und außer einer kleinen Anschwellung blieb kein Symptom eines krankhaften Zustandes.

Die Beweglichkeit des Unterarms hat sich gebessert, da der Bewegungswinkel jetzt nur $^1/_{10}$ Grad beträgt. Von der (resorbierten) Halsdrüsengeschwulst ist jetzt keine Spur zu bemerken.

19.53. Unterleibskrophulose

19.53.1. Fall 1

Ein 6jähriger skrophulöser Knabe verfiel nach wegen Würmern erhaltenen immerwährenden Abführungen eine skrophulöse Abzehrung, die allen angewandten homöopathischen Mitteln widerstand, auch der 12. Verdünnung von `calc.`, bis dann auf die 6., mit tausend Armschlägen bereitete Potenz desselben Mittels schnelle und vollständige Heilung eintrat und selbst die Drüsengeschwülste und der harte Unterleib gänzlich schwanden.

19.53.2. Fall 2

Ein dreijähriges Kind, das in seinen ersten Lebensjahren an Crusta lactea und später an einem fieberhaften Zustand gelitten hatte, bot ein dummes, blödes Aussehen, hatte permanente Diarrhoen, zeigte enorme Abmagerung, Ödem der Extremitäten, Aszites, reißenden Appetit, Durst, Fieber.

Arsen 30, 3 Gaben in 12 Tagen verminderte nur das Fieber, den Durst und die Diarrhoe. In den nächsten 8 Tagen erhielt das Kind nichts. Keine Veränderung. Nun Sulphur, in 24 Stunden eine Gabe.

14 Tage später war der kleine Patient nicht wiederzuerkennen; er war geheilt. Die noch zurückgebliebenen triefenden Augen und etwas Verstopfung wichen in einem Monat der Anwendung von Sulphur und Calcium carbonicum, sodass das Kind sich alsdann vollständiger Genesung erfreute.

19.54. Verdickung des Nagelgliedes

19.54.1. Fall 1

Am Ringfinger der rechten Hand bemerkt man das Nagelglied nach der Breite um das Doppelte vergrößert; die Hautdecken an den Nagelrändern sind geschwollen, bläulich-rot und glänzend, an beiden Seiten des Nagels befinden sich kolbenförmige, dunkelblaurote, fleischige Wucherungen von der Länge des Nagels, die mit ihrem breiten, freien Ende fast die Hälfte des Nagels bedecken, während sie mit ihrem dünnen Stiel aus den Seitenwänden der Nagelhaut herauswachsen, sehr leicht bluten und die heftigsten Schmerzen verursachen.

Der Nagel ist seiner ganzen Länge nach mit Eiter unterminiert, fast hohlliegend und beweglich. Bei jeder Bewegung oder Berührung, ja selbst in der Ruhe quälen pulsierende und brennende Schmerzen die Kranke am Tage, in der Nacht werden sie unerträglich, verursachen anhaltende Schlaflosigkeit, wodurch das Aussehen blasser und der Appetit sehr schwach geworden ist.

Die wohltätige Wirkung von Silicea 6 (früh und abends 1 Pulver) zeigte sich bereits in der ersten Nacht, indem die Kranke mehrere Stunden ruhig schlief und beim Erwachen die Schmerzen in hohem Grade gemildert fand. Die Besserung ging sehr rasch vonstatten, nach etwa 6 Tagen waren die Wucherungen welk und zusammengefallen, fast gar nicht mehr schmerzhaft und auch nicht mehr blutend.

Nach weiteren 8 Tagen fing der Nagel schon an zu wachsen, und nach 5 Wochen der ganzen Behandlung war die Heilung vollbracht und ein neuer, glatter, schöner Nagel zierte den krank gewordenen Finger.

Die Frau war seit 3 Monaten in allopathischer Behandlung gewesen, und der Nagel sollte durch eine Operation entfernt werden.

19.55. Warzen

19.55.1. Fall 1

Bei einem 6-jährigen skrophulösen Mädchen, das im Gesicht mit einigen, dem Allgemeinleiden entsprechenden Geschwüren behaftet war, bildeten sich einst über Nacht eine bedeutende Menge kleiner, weicher gestielter Wärzchen am Kinn. Als man mir das Kind zeigte, fiel mir ein, kurz vorher gelesen zu haben, dass Leon Simon in einem ähnlichen Leiden Lycopodium mit Erfolg verabreichte. Ich verordnete Lycopodium 6 früh und abends 2 Tropfen und ließ auch diese epidermoidalen Gebilde mit einer mit Weingeist verdünnten Lycopodium-Tinktur 2mal täglich befeuchten. Nach einigen Tagen verloren sich alle Warzen, und auch die skrophulösen Geschwüre erhielten ein besseres Aussehen.

Fraglich bleibt hier, ob die äußere oder innere Behandlung mehr geleistet hat. Dem Einfluss des Weingeistes allein könnten Skeptiker vielleicht auch einen Anteil zuschreiben, doch ist die Einwirkung des Lycopodium auf die Skrophulose und abnorme Vegetationen schon durch zu viele Erfahrungen bestätigt, als dass sich daran noch zweifeln ließe.

19.56. Wirbelentzündung

19.56.1. Fall 1

Vor dem Ausbruch der Krankheit war die Kranke von Husten und Rückenschmerz gequält. Fieber und Schwäche nötigten sie endlich, beständig das Bett zu hüten. Zwei Monate war sie medikamentös (allopathisch) vergeblich behandelt worden. In der letzten Zeit hatte sie heftige Schmerzen in der Gegend des letzten Hals- und ersten Brustwirbels, welcher bohrender Natur war. Sie fühlte auch ziehende Schmerzen in beiden Schulterblättern und im Verlauf der Wirbelsäule. Sie konnt den Kopf nicht ohne Unterstützung der einen oder anderen Hand aufrecht erhalten.

Status präsens: Hermine B., 16 Jahre alt, von mittlerer Größe, der Körper ziemlich abgemagert. Wangen gerötet. Thorax flach gebaut. Trotz des verdächtigen Hüstelns keine Abnormität der Lunge oder des Herzens nachweisbar. Leber- und Milzdämpfung ebenfalls normal. Bauch aufgetrieben, aber nicht schmerzhaft. Urinsekretion etwas zurückgehalten, ebenso Stuhl träge. Bohrende Schmerzen in der Gegend der letzten Hals- und ersten Brustwirbel. Arme zeitweise eingeschlafen und Schwere des Kopfes. Den ganzen Tag verharrt sie in halbliegender Stellung. Appetit mehr denn je entwickelt. Durst vermehrt. Menstruation seit 2 Monaten ausgeblieben.

Dornfortsätze des 7. Halswirbels und der 3 ersten Brustwirbel ragen bedeutend hervor und lassen durch das Gefühl ein größeres Volumen erkennen, Bei Druck größter Schmerz. In den Morgenstunden Fieber, das abends noch heftiger wird. Handteller heiß. Dabei die Haut trocken. Puls 104. Niedergeschlagene Gemütsstimmung.

Diagnose; Rückenwirbelentzündung

Die Symptome von `calc.` entsprachen den vorliegenden am meisten:

- Melancholie und Niedergeschlagenheit.
- Viel Heißhunger.
- Geringer, harter Stuhl.
- Schmerzhafte Steifheit im Rückgrat, mit Trägheit und Steifheit der Beine.
- Stiche im Rücken; Stiche im linken Schulterblatt.
- Ziehen, Reißen und Schneiden zwischen den Schulterblättern
- Schmerzhafte Rucke in der rechten Rückenseite.
- Stechen in Genick und Schulterblättern.

Endlich wird mit Recht an Dr. Koch's Ausspruch erinnert:

»Die Kalkerde steht in keiner direkten Beziehung zu einem oder dem andern einzelnen Organ, sondern bringt eine krankhafte Einwirkung auf gewisse Systeme hervor, und zwar solche, welche vermöge ihrer organischen Struktur entweder andere Organe überkleiden oder Kanäle und Höhlen bilden, die häutigen und fibrösen. Sie wirkt namentlich auf die Schleimhäute, auf das fibröse und Knochensystem, auf das Nervensystem, auf die serösen Häute, auf das venöse (aber auch auf das lymphatische) System.«

Es ist daher ersichtlich, dass sie eines der wichtigsten Mittel in Reproduktionskrankheiten wird.

Es wurde also verabreicht: `Calc. 3.`, Verreibung, früh und abends 1 Gran.

Jeden zweiten Tag Abwaschungen des ganzen Körpers im Zimmer mit 15 - 18grädigem Wasser und Herumführen der Kranken mit Hilfe ihrer Umgebung.

Bereits nach 14 Tagen war die Besserung eine auffallende. Nicht nur der trockene Husten, sondern auch das Fieber minderten sich von Tag zu Tag. Nach Verlauf eines Monats brauchte der Kopf nicht mehr unterstützt zu werden. Schmerzen im Rücken nur auf Druck. Kann ohne Unterstützung im Zimmer gehen. Geist munterer und reger. Auf dem Oberleib und den beiden Armen, sowie auch im Genick hat sich seit kurzer Zeit ein leichter Ausschlag gebildet, der etwas juckte.

Von nun an `sil. 30`, jeden 2. Tag 5 Körner bis Ende Mai, wo die Patientin wieder ausgehen konnte.

Von der Krankheit blieb nichts, als dass der Kopf etwas gebeugt getragen wird, aber bei energischer Willenskraft von Seiten der Kranken lässt sich annehmen, dass hier auch noch eine Besserung möglich ist.

19.57. Zysten

Geheilt wurden mit `calc.`:

- Drei Zysten des Knies
- Eine Zyste des Fingers
- Eine Zyste des Handgelenks
- Zwei Zysten des Lids
- Eine Zyste an der Brust
- Lipome
- Drei Warzen im Gesicht oder an der Hand

20. Abschlussgedanken

Wenn wir die Grundprinzipien von Gesundheit und Krankheit richtig verstehen, dann arbeiten sie nach den gleichen Prinzipien wie das Entstehen und Vergehen ganzer Universen.

Wir erleben das Wechselspiel der weißen und schwarzen Löcher in uns und sind auf diese Weise eingebunden in das große Entstehen-Sein-Vergehen.

Als Symbol für die Arbeit des weißen Loches lernten wir die Erkrankung Lepra kennen. Hinter der Erkrankung Lepra aber wirkt ein großeres Geschehen seine Netze, die Tsoraat צרעת, die Erkrankung der Raum-Zeit-Werdung des Menschen.

Als Symbol für die Arbeit des schwarzen Loches lernten wir die Erkrankung Pest kennen. Hinter ihr wirkt eine ähnliche Kraft, das Rad des Schicksals, das:

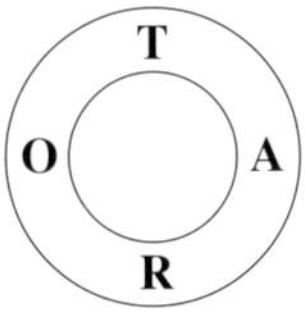

Möge Ihr Schicksal es gut mit Ihnen meinen.

Alles Liebe von uns

Die Gienows

Literaturverzeichnis

[1] FRACASTORO, Girolamo: *Lehrgedicht über die Syphilis.* Harrassowitz, 1993

[2] GIENOW, Peter: *Homöopathische Miasmen: Die Psora.* Sonntag, 2005

[3] GIENOW, Peter: *Homöopathische Miasmen: Die Sykose.* Sonntag-Verlag, 2005

[4] GIENOW, Peter: *Miasmatische Schriftenreihe Band 2 – Mysterien des Ursprungs als Grundlage der Miasmatik.* Peter Irl, 2005

[5] GIENOW, Peter: *Miasmatische Schriftenreihe Band 3 – Die Zeitenwende als Grundlage für Syphilinie und Karzinogenie.* Peter Irl, 2005

[6] GIENOW, Peter: *Miasmatische Schriftenreiche Band 7 – Die miasmatische Behandlung der Syphilinie.* Verlag Peter Irl, 2006

[7] GIENOW, Peter: *Miasmatische Schriftenreihe Band 6 – Die miasmatischen Gesetze.* Verlag Peter Irl, 2006

[8] GIENOW, Peter: *Miasmatische Schriftenreihe Band 10 – Miasmatische Repertorisation.* Verlag Peter Irl, 2007

[9] LAOTSE: *Tao Te King*

[10] SONNENSCHMIDT, Rosina: *Miasmen und Kultur.* Verlag Homöopathie und Symbol, 2007

[11] UYLDERT, Mellie: *Kosmische Zusammenänge.* Hugendubel, 1990

[12] WEINREB, Friedrich: *Die Astrologie in der jüdischen Mystik.* Thauros Verlag, 1982